EUROPAVERLAG

HRSG. VON HANS MACHEMER &
CHRISTIAN HARDINGHAUS

WOFÜR ES LOHNTE DAS LEBEN ZU WAGEN

Briefe, Fotos und Dokumente eines
Truppenarztes von der Ostfront 1941/42

EUROPAVERLAG

»Das Leiden kann einen Sinn haben, wenn es uns so tief erschüttert, dass wir erkennen, dass der Andere, jeder Andere, ist so wie ich selbst.«

Jehuda Bacon (*1929), 3Sat-Interview, 27. Januar 2017

FSC www.fsc.org
MIX
Papier aus verantwortungsvollen Quellen
FSC® C014889

2. Auflage 2018

Umschlaggestaltung: Hauptmann & Kompanie Werbeagentur, Zürich,
unter Verwendung eines Fotos von © Helmut Machemer sr.
Layout & Satz: BuchHaus Robert Gigler, München
Druck und Bindung: Pustet, Regensburg
ISBN 978-3-95890-120-9

INHALT

Briefe II – Stellungskrieg und Rückzug

Briefe III – Drei Monate Kampf um ein Dorf

Briefe IV – Ahnungen

Heldentod

Zu diesem Buch

VORWORT

von Hans Machemer

Können Briefe als Brücke zu der mehr als 75 Jahre zurückliegenden nationalsozialistischen Vergangenheit dienen? Eine Vergangenheit, die wir am liebsten unter einem Mantel aus Trauer und Scham verbergen möchten?

Meine Mutter Erna überlebte den Krieg um 25 Jahre, erzählte aber kaum etwas von ihrer persönlichen Geschichte. Sie war Kriegerwitwe wie viele andere Frauen auch. Ihr Schweigen hat uns drei Söhne ahnen lassen, dass sie eine schwere Last mit sich trug. Nur einmal hatte sie uns auf einen sorgfältig aufbewahrten Briefwechsel zwischen ihr und unserem Vater aus der Zeit von 1929 bis 1942 hingewiesen.

Erst spät entschloss ich mich, für die Familie die bis dahin nur auszugsweise gelesenen Briefe abzuschreiben und zusammen mit Bildern und Urkunden in eine digitale Form zu übertragen. Zwangsläufig führte dies zu einem intimen Kontakt mit den Inhalten und letztlich mit dem Leben meiner Eltern. In ihren Briefen begegnete ich ihnen als Menschen, nicht als Widerstandskämpfern, Helden, Fanatikern oder Verbrechern.

Mein Vater Helmut war ein engagierter junger Wissenschaftler und Arzt, der sich um Politik wenig kümmerte. Dennoch war auch er vom Zeitgeist der Weimarer Republik, insbesondere vom damals herrschenden Patriotismus geprägt. Nach der Machtergreifung der Nazis vertraute er dem Führer, war von 1933 bis 1937 Mitglied der SA, jedoch nicht der NSDAP. Gegen den Angriffskrieg Deutschlands auf seine Nachbarn erhob er keine Einwände. Für uns Heutige reicht allein dieser Umstand oft schon aus, um einen Menschen zu verurteilen.

Die Rassenideologie der Nationalsozialisten hatte aber auch für meinen Vater Folgen. Sein hochgeschätzter jüdischer Chef der Augenklinik in Münster, Professor Aurel von Szily, dem er als Assistent diente, wurde zwangsentlassen. Diesem hatten weder Auszeichnungen im Ersten Weltkrieg[1], noch sein »Atlas der Kriegsaugenheilkunde«, eines der Standardwerke, helfen können. Helmut zog daraufhin 1935 mit seiner »halbjüdischen« Ehefrau ins Münsterland und wurde Assistent eines angesehenen Augenarztes in Stadtlohn. Nachdem dieser seinen Ruhestand angetreten hatte, wurde meinem Vater wegen seiner Frau und der Mitunterzeichnung einer Ehrenerklärung für seinen Münsteraner Chef, Professor Aurel von Szily, die Kassenzulassung verweigert. Seine beruflichen und privaten Schwierigkeiten gipfelten schließlich in dem Angebot meiner Mutter, sich scheiden zu lassen.

In diesem Dilemma meldete sich Helmut freiwillig zur Wehrmacht. Er wollte sich als Arzt und Soldat auszeichnen, seine Familie aus der gesellschaftlichen Isolation befreien und seinen Kindern eine Zukunft schenken.

Helmuts Fronteinsatz war offiziell aufgrund seiner »jüdischen Versippung« nicht zulässig – und wegen seiner Qualifikation als Facharzt auch nicht erforderlich, doch hatten Wehrmachtsstellen diese Verordnungen nicht beachtet. Mein Vater fühlte sich von

1 Badisches Kriegsverdienstkreuz (1916); EK II am schwarz-weißen Band (1920).

seinen Kameraden an der Front gebraucht und menschlich geschätzt.

Das vorliegende Sachbuch umfasst den Briefwechsel meiner Eltern zwischen Front und Heimat über etwa 30 Kriegswochen, von Herbst 1941 bis Frühjahr 1942. Der deutsch-sowjetische Krieg hat bereits einen Wendepunkt erreicht. Wir erleben Helmut als Arzt in einer Panzer-Aufklärungs-Abteilung in der Südukraine. Als Chronist bindet der Historiker Christian Hardinghaus die Dokumente einleitend in den geschichtlichen Kontext ein.

Über diese Generation der Eltern und Großeltern im Dritten Reich wurde bereits viel geschrieben. Die Betroffenen selbst aber sind verstummt. Viele waren vom NS-Regime überzeugt oder zumindest Mitläufer, sind zu Millionen unter oft unsäglichen Umständen gestorben oder als Überlebende des Krieges als sogenannte Mittäter zum Schweigen in Schande verurteilt.

Wir, die Herausgeber, lassen meine Eltern in ihrem Briefwechsel selbst zu Wort kommen. Die Dokumente offenbaren die Verstrickung von Lebens- und Zeitgeschichte. Sie erschüttern durch ihre Nähe zum Geschehen. Aus der historischen Distanz betrachtet, klingt in ihnen ein ewiges Thema an – eine Strophe im immer wieder neu gesungenen Klagelied von Liebe, Schuldigwerden und Sterben des Menschen.

Ich möchte hoffen, dass die vorliegenden Briefe nicht nur mir als Sohn, sondern auch anderen Lesern zu einem ebenso schmerzlichen wie demütigen Verständnis dieser Kriegsgeneration dienen. Richard von Weizsäcker deutet in seiner Rede vom 8. Mai 1985 an, dass Erinnerung Erlösung bedeuten kann. Wenn wir uns im Blick auf das Dritte Reich nicht nur der Verbrechen, sondern auch der betroffenen Menschen erinnern, geben wir diesen ihre Würde zurück.

Hans Machemer, im Januar 2018

VON DER ARZTPRAXIS AN DIE OSTFRONT

Eine historische Beurteilung von Christian Hardinghaus

Im Morgengrauen des 22. Juni 1941 brachen über drei Millionen deutsche Soldaten in 121 Divisionen auf, um ohne Kriegserklärung in die Sowjetunion einzurücken. Adolf Hitler hatte den längsten und grausamsten Feldzug des Zweiten Weltkrieges ausgelöst, der erst mit der Kapitulation Deutschlands am 8./9. Mai 1945 endete und mehr als die Hälfte der insgesamt über 60 Millionen Kriegstoten einforderte.

Auch Helmut Machemer marschierte als Arzt einer Sanitätskompanie in Russland ein. Bei Kriegsausbruch, am 1. September 1939, hatte er sich freiwillig zum Heeresdienst gemeldet. Warum aber wollte ein 36-jähriger Facharzt für Augenheilkunde überhaupt kämpfen, wenn er aufgrund seines Alters und Berufsstandes doch gar nicht hätte müssen? War Helmut ein glühender Nationalsozialist, ein Waffenfanatiker oder war er gar lebensmüde?

All das war er nicht!

Helmuts Schicksal nahm spätestens mit den *Nürnberger Rassengesetzen* vom 15. September 1935, nach denen seine Ehefrau Erna als *Halbjüdin* eingestuft wurde, eine dramatische Wendung. Vom bürgerlichen Werdegang ausgeschlossen und gesellschaftlich geächtet, drohte auch den drei kleinen Söhnen Robert, Hans und Dieter[2] als *Vierteljuden* das gleiche Schicksal. Das wollte Helmut nicht hinnehmen.

Der junge Augenarzt litt schmerzlich unter der gesellschaftlichen Diskriminierung seiner Familie, war er doch selbst Patriot und seiner Heimat tief verbunden. Seine berufliche Laufbahn war durch die *Mischehe* gefährdet. Sich jedoch von seiner Frau zu trennen, schloss er aus.

Eine Ausnahmeregelung in der nationalsozialistischen *Rassengesetzgebung* sollte ihm aus der Not helfen. Als *arischer Reichsbürger* konnte er sich durch besondere Tapferkeitsauszeichnungen eine Arisierung seiner Familie erkämpfen.

So zog Helmut als Unterarzt in den Krieg gegen die Sowjetunion. Ihm war von Anfang an klar, dass er, um seine Ziele zu erreichen, immer an vorderster Linie würde stehen müssen. Und er war bereit, diese Herausforderung anzunehmen. Für Frau und Vaterland und ganz besonders für das Leben seiner Kinder.

Dass der Krieg jedoch ein derart barbarisches Ausmaß annehmen würde, damit hatte er nicht gerechnet. Das verheißungsvolle Morgenrot des russischen Himmels sollte sich schneller als erwartet auf den schneebedeckten Schlachtfeldern widerspiegeln.

Helmut hat seine Kriegserlebnisse detailliert dokumentiert. Sie ruhen seit Kriegsende in über 160 Briefen, über 2000 Fotos und umfangreichem Filmmaterial in den Händen seiner Nachkommen. Sein Sohn Hans Machemer hat diese Dokumente übertragen und gemeinsam mit mir ausgewertet. Wir legen sie jetzt erstmals der Öffentlichkeit vor.

Helmuts bildhaft verfasste und historisch bedeutsame Feldpost offenbart in dieser Form das Schicksal eines Akademikers und seiner *jüdisch versippten* Familie im Zeitgeist des Dritten Reiches.

---

2 Name des Letztgenannten geändert.

Zugleich dokumentiert sie das Leben und Leiden des einfachen Soldaten, des Landsers, an der verheerenden Ostfront – authentisch und ebenso erschütternd wie schockierend. Das plakative Bild des *bösen Deutschen* im Russlandfeldzug, wie es manche Geschichtsbücher zeichnen, entspricht nicht dem, was Helmut und viele andere Soldaten in dieser Zeit erfahren haben.

Nach den anfänglichen Blitzsiegen in der Sowjetunion erlebte Helmut gegen Ende des Jahres 1941 die erste große Gegenoffensive in der Südukraine. Zu einer Zeit, in der nach Hitlers Vorstellungen die Sowjetunion hätte kapitulieren sollen. Doch selbst wenn die Wehrmacht in den ersten Monaten des Krieges strategisch überlegen war, so hatte Hitler einen entscheidenden Feind ignoriert: den russischen Winter.

Gegen Ende 1941 kam der deutsche Vormarsch zum Stehen. Hitler rechnete fest damit, dass seine Soldaten das Weihnachtsfest bereits in Moskauer Wohnhäusern feiern würden. Die Wehrmacht war jedoch keineswegs auf extreme Minustemperaturen von bis zu 50 Grad vorbereitet. Die Heeresführung hatte ihre Soldaten mit Sommeruniformen in den Krieg geschickt. Tausende deutsche Soldaten erfroren schon in ihrem ersten russischen Winter. Erschöpft gruben sie sich zum Schutz gegen den eisigen Wind in Erdlöcher ein, aus denen sie mit Maschinengewehren russische Angriffe abwehrten. Das kommende Frühjahr brachte kaum Erleichterung, denn die Rote Armee hatte den deutschen Stillstand dazu genutzt, um massiv aufzurüsten. Es folgten blutige Panzer- und Kesselschlachten um ukrainische Städte, in denen Helmut, mit Arzttasche und Pistole bewaffnet, für und um das Leben seiner Kameraden kämpfte.

Deutsche wie sowjetische Truppen wurden in diesem Krieg zu Spielbällen der Ideologien ihrer tyrannischen Führer – Adolf Hitler und Josef Stalin.

Hitler verfolgte von Anfang an beharrlich drei strategische Ziele. Er wusste, dass sein Heer für einen langen Krieg auf die Rohstoffe, die in der Ukraine lagen, angewiesen sein würde. Mit der Einverleibung der bedeutenden Ölquellen wollte er letztendlich auch die Engländer beeindrucken und zum Frieden zwingen. Darüber hinaus forderte er eine totale *Germanisierung des Ostens*. Nach seinen Vorstellungen brauchte die *arische Herrenrasse* deutlich mehr Lebensraum, den er im Riesenreich der Sowjetunion zu finden glaubte. Schließlich sollten die *minderwertigen Rassen*, zu denen er die Russen zählte, vernichtet oder unterjocht werden, um den Deutschen zu dienen.

Auf beiden Seiten wurden Soldaten perfide getäuscht. Die deutsche Propaganda hämmerte den Ihren unentwegt ein, dass der Bolschewismus ihr Vaterland vernichten wolle; die russische Propaganda behauptete dasselbe vom Kapitalismus.

Ungefähr 3,5 Millionen Soldaten der Wehrmacht mussten ihr Leben auf dem Schlachtfeld oder in Gefangenschaft lassen und mehr als 11 Millionen Soldaten der Roten Armee. In Deutschland pflegen wir eine Erinnerungskultur, besonders die sechs Millionen jüdischen Opfer des Holocausts betreffend, die in Vernichtungslagern oder durch Erschießungskommandos der Einsatzgruppen der SiPo[3] und des SD[4] ermordet wurden. Als zu grausam haben sich diese und andere Untaten des NS-Regimes herausgestellt, als dass wir – wie es andere Kriegsparteien des Zweiten Weltkrieges mit ihren Veteranen tun – des Schicksals gefallener deutscher Soldaten gedenken, sogar kaum darüber erfahren. Unbestritten ist, dass sowohl Teile der Wehrmacht als auch der Roten Armee in schwere Kriegsverbrechen verwickelt waren. In diesem Buch soll an die Geschichten jener vielen einfachen Soldaten erinnert werden, die

---

3 SiPo: Sicherheitspolizei. Zusammenschluss der Geheimen Staatspolizei (Gestapo) und Kriminalpolizei (Kripo). Unterstellt dem »Reichsführer SS« Heinrich Himmler.

4 SD: Sicherheitsdienst des »Reichsführers SS«. 1931 als Geheimdienst der SS aufgebaut und Reinhard Heydrich unterstellt.

selbst zu Opfern der barbarischen NS-Ideologie wurden und an der Front rücksichtslos gegeneinander gehetzt wurden.

Helmut war ein neugieriger Mensch, kontaktfreudig zu seinen Kameraden und unvoreingenommen gegenüber dem Feind. Zugleich war er ein aufmerksamer Beobachter und Berichterstatter, der seine Gedanken mühelos dem Papier anvertraute. Seine Feldpost gliedert sich in Briefe an seine Familie und in Frontberichte, die Erna und die Verwandtschaft für eine spätere private Veröffentlichung bewahren sollten. Wir haben für dieses Buch 35 Kriegswochen zwischen Oktober 1941 und Juni 1942 mit an die 100 Briefen aus Helmuts Russlandfeldzug samt Antwortschreiben seiner Frau und Kinder ausgewählt und in chronologischer Reihenfolge angeordnet.

Inhaltlich im Original belassen, wurden lediglich die Rechtschreibung aktualisiert und Interpunktionen angepasst. An einigen wenigen Stellen, wo es für den Lesefluss erforderlich schien, haben wir sprachliche Ergänzungen vorgenommen und durch eckige Einklammerung kenntlich gemacht. Fakten und historische Kontexte wurden bei der Auswertung sorgfältig geprüft, Fachbegriffe aus dem Militärjargon und bedeutende historische Ereignisse werden in Fußnoten erklärt.

Von Anfang an wollte Helmut seinen Angehörigen die Realität des Krieges schildern. Das haben sich nicht viele Soldaten getraut. Es ist wohl nur dem Schicksal zu verdanken, dass die meisten Feldpostbriefe und Filmnegative die Heimat auch erreichten und dort den Krieg überdauerten. Und dass jene Heimaturlauber, welche die Dokumente in ihrem Gepäck verstauten, nicht gefilzt wurden. Nach über 75 Jahren steht dieses Material heute den Leserinnen und Lesern zur Verfügung.

Christian Hardinghaus, im Januar 2018

VORGESCHICHTE: GEFÄHRLICHE LIEBE UNTERM HAKENKREUZ

Eine Einleitung von Christian Hardinghaus

Was mich kränkt und was ich auf die Dauer nicht ertrage, ist, dass ich ausgestoßen bin aus meinem Volk. Ich merke es ja immer deutlicher. Wo ich hinkomme, verschließt man die Türen und – schlimmer – die Herzen. Meine Frau ist Halbjüdin, meine Kinder sind Mischlinge. Wie soll man mich da ernst nehmen können?

Am 12. September 1937 verfasst der Augenarzt Helmut Machemer diese Zeilen in einem Brief an seinen Bruder Robert. Er beschreibt damit die ausweglose Lage eines Mannes, der im nationalsozialistischen Deutschland mit einem *Mischling ersten Grades* verheiratet ist, im Volksmund auch als *Halbjude* bezeichnet. Nach den *Nürnberger Rassengesetzen* vom 15. September 1935 gehören dieser geächteten Gruppe jene Menschen an, die mindestens zwei jüdische Großelternteile haben.

Schon am Anfang seiner Beziehung zu Erna machten Familie und Freunde Helmut Machemer darauf aufmerksam, dass seine Freundin doch recht jüdisch aussehe. Helmut bittet sie im Juni 1932, nach dreijähriger Beziehung, um Auskunft. Die damals 23-jährige Erna ist zutiefst erschrocken und fragt ihre Eltern. Ihr

Vater verfasst einen langen Brief, in dem er seiner Tochter bestätigt, dass ihre Mutter jüdischer Herkunft ist. Er habe ihr nichts davon gesagt, um ihr das Leben nicht unnötig schwer zu machen – wohl wissend um den seit Beginn des 20. Jahrhunderts wachsenden Antisemitismus in Deutschland. Zugleich versucht er, sie zu ermutigen:

Wenn Du Dir gedemütigt vorkommst durch das Judenblut in Deinen Adern, so kannst Du ja auf die immerhin 400 Jahre alte väterliche Familie pochen, die doch in gewissem Sinne in der Wertgeltung einen Ausgleich bietet.

Für Erna, die zu dieser Zeit in Kiel Medizin studiert, bricht eine Welt zusammen. Die Aufmärsche der Nationalsozialisten in der Ostseestadt, die offen eine radikale Judenfeindschaft propagieren, sieht sie nun mit anderen, ängstlichen Augen. Ihr wird bewusst, dass sie selbst Schwierigkeiten bekommen werden wird, ihren angestrebten Beruf als Ärztin jemals ausüben zu können. Auch fürchtet sie, dass die Karriere ihres Freundes, der nach bestandener Promotion und Approbation in der Münsteraner Universitäts-Augenklinik arbeitet, in Gefahr ist. Verzweifelt schreibt sie ihm:

Mein lieber Helmut, ich habe nur den einen Wunsch, noch einmal bei Dir zu sein. Der Du mein größtes Glück warst. Komm bald, dann will ich Abschied nehmen, so war's ein Stücklein Leben mit Freude und Leid. Ohne Unrecht, wenn's ein Herrgott betrachtet. Bis dahin will ich versuchen, tapfer zu sein. Leb wohl, Geliebter! Deine Erna.

Doch es sollte nicht das letzte Treffen werden. Helmut bekennt sich zu seiner Erna. Dass sein Wunsch nach einem unbeschwerten Familienleben bedroht ist, nimmt er in Kauf und zugleich den Kampf um die Familie an.

Dass ich Dich immer lieb habe, daran zweifle nicht,

schreibt er und macht ihr einen Heiratsantrag. Der kleine Robert wird zwei Monate nach der Machtübernahme der Nationalsozialisten (30. Januar 1933) geboren. Zunächst erkennt Helmut die drohende Gefahr nicht.

Nach dem Versailler Friedensvertrag von 1919 hatten die Siegermächte Großbritannien, Frankreich, Italien und die USA dem Deutschen Reich die alleinige Schuld am Ersten Weltkrieg zugesprochen. Die Alliierten bürdeten der jungen Weimarer Republik unerfüllbare Reparationszahlungen auf. Deutschland musste das Gros seiner Goldreserven, seiner Handelsflotte und seiner Erträge aus Kohle- und Eisenerzförderung an die Sieger abtreten. Die deutsche Wirtschaft sollte auf diese Weise dauerhaft geschwächt bleiben. Auch die massiven Gebietsabtretungen und die Entmilitarisierung führten zu großem Unmut in der Bevölkerung. Die Deutschen fühlten sich gedemütigt, diskriminiert und ihres Vaterlandes beraubt.

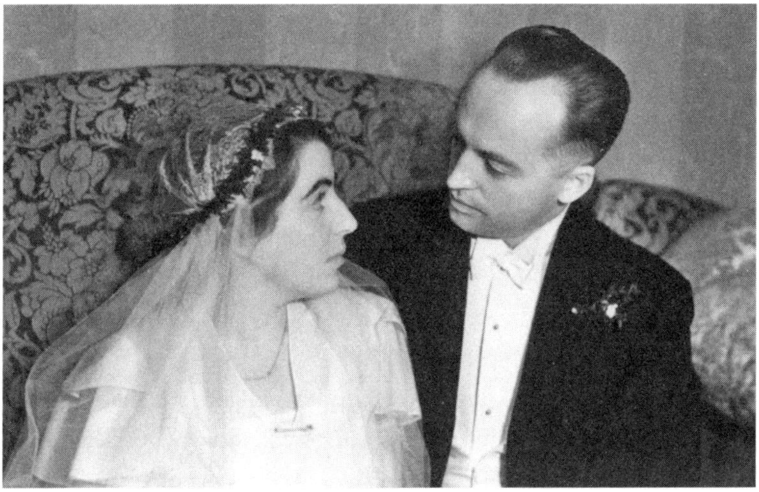

Erna und Helmut heiraten am 29. Oktober 1932.

Durch die Weltwirtschaftskrise kamen ab 1930 Massenarbeitslosigkeit und Hungersnöte hinzu. Die Stunde der Nationalsozialisten hatte geschlagen. Hitler und seine Parteikollegen erhielten wachsenden Zuspruch und versprachen, den Versailler Vertrag nicht länger anzuerkennen. Die Nazis gelobten, Deutschland aus der Krise zu führen, für Arbeit und Wohlstand zu sorgen und den Deutschen vor allem ihren Nationalstolz zurückzugeben.

Auch Helmut sieht im Nationalsozialismus die Chance einer Wiedergeburt des Patriotismus, den er in sich trägt. Er hält den Nationalsozialismus aber weder für originell, noch erkennt er früh genug die Bedrohung für sein Land. An seinen Bruder schreibt er über die neue Bewegung und ihren Führer:

Dieser neue Geist der Anständigkeit, Ehrlichkeit und Herzenswärme, den wir als Nationalsozialismus bezeichnen, er ist im Schützengraben geboren, groß geworden und ausgeprägt. Die Männer, die ihr Leben für ihr Vaterland gelassen haben, sie haben ihn gezeugt. Gewiss, es gab nur einen Mann, der das konnte, und es ist eine sonderbare Tatsache, dass dieser Mann da war, als man ihn brauchte. Aber das, was dieser Mann zu sagen hatte, war nicht neu, das wusste jeder schon vorher.

Die ersten antijüdischen Gesetze treffen die Familie noch nicht. Der zweite Sohn Hans wird 1934 geboren, und die Familie zieht ins ländliche Stadtlohn im Münsterland. Helmut nimmt dort eine Assistentenstelle in einer Augenarztpraxis an und träumt davon, sie einst selbstständig führen zu können.

Spätestens die *Nürnberger Rassengesetze* lassen das junge Ehepaar aber um die Zukunft ihrer Kinder bangen. Nach dem dort formulierten sogenannten *Blutschutzgesetz* sind fortan Eheschließungen und Geschlechtsverkehr zwischen Nichtjuden und Juden verboten, um die *deutsche Rasse* reinzuhalten. Von Anfang an ist der Antisemitismus Kernbestandteil der nationalsozialistischen Ideologie, die Juden als *Untermenschen* und *Arier* als *Herrenmenschen* betrachtet.

Bereits vollzogene Ehen dürfen zunächst bestehen bleiben, doch die jüdischen Ehepartner werden zunehmend vom beruflichen und gesellschaftlichen Leben ausgeschlossen. Viele Ehen werden auf Wunsch des *arischen* Ehepartners oder dessen Familie annulliert. *Mischlingen* wie Erna wird, sofern sie sich zum Christentum und zu deutschen Werten bekennen, die *vorläufige Reichsbürgerschaft* zugestanden. Doch auch sie treffen Restriktionen wie beispielsweise das Verbot, einen akademischen Beruf auszuüben.

Als *Mischling ersten Grades* darf Erna ihr Medizinstudium nicht abschließen[5]. Als Ärztin würde sie nie arbeiten können. Eine Härteprobe für die junge Familie, die durch die *Mischehe* gesellschaftliche Ausgrenzungen über sich ergehen lassen muss. Die dem Volk von Joseph Goebbels, dem Reichsminister für Volksaufklärung und Propaganda, eingehämmerte Ideologie macht keinen Unterschied zwischen *Halbjuden* und *Volljuden* oder sogenannten *Geltungsjuden*, das heißt *Mischlingen*, die sich dem Judentum zugehörig fühlten.

Dadurch, dass radikale nationalsozialistische Stimmen immer wieder fordern, alle *Halbjuden* als *Geltungsjuden* einzustufen und sie somit ebenso zu Opfern von Deportationen in Gettos und Konzentrationslager zu machen, könnte Ernas Situation schnell lebensbedrohlich werden.

Die Zukunft der Kinder Robert und Hans, die nach der nationalsozialistischen Rassentheorie fortan als *Vierteljuden* bezeichnet werden, ist ebenso bedroht. Auch sie würden unter staatliche Vormundschaft gestellt, werden berufliche Einschränkungen erleiden müssen und gesellschaftlichen Diskriminierungen ausgesetzt sein.

---

5 Siehe Dokument im Anhang, S. 445.

Erna bringt 1937 ihren dritten Sohn Dieter zur Welt. Helmut wird aufgrund seiner *jüdischen Versippung* aus der SA[6] ausgeschlossen, der er seit 1933 ohne Parteimitgliedschaft angehört hatte. Aus vaterländischen Gefühlen und der Hoffnung auf eine unangefochtene gesellschaftliche Stellung ist er der Organisation zu einer Zeit beigetreten, als diese im nationalsozialistischen Herrschaftssystem kaum noch eine Rolle spielte. In die SA einzutreten galt vielen Akademikern als willkommene, da weniger politische Alternative zur NSDAP-Mitgliedschaft, die ihnen von staatlicher Seite angeraten wurde. Wer sich nicht im NS-System organisierte, der hatte mit Repressalien zu rechnen.

Spätestens nach der Enttäuschung über seinen SA-Ausschluss erkennt Helmut deutlich, welche Bedrohung der Nationalsozialismus als politisches System für die Gesellschaft darstellt. Die Familie beschäftigt sich mit der Möglichkeit einer Auswanderung nach Brasilien. Doch Helmut gerät in einen Identifikationskonflikt und will nicht akzeptieren, mit seiner Familie vom Vaterland ausgestoßen zu sein.

In deutlicher Distanz zur Parteiideologie schreibt er 1937 an seinen Bruder Robert:

Wir werden einmal sehen, ob die Theorie des Nationalsozialismus zu Recht besteht, dass Mischlinge notgedrungen minderwertig sind!

Es kommt noch schlimmer. Die Kassenärztliche Vereinigung Deutschlands verwehrt Helmut die Zulassung wegen seiner Ehe mit einem *Mischling*[7]. Sein Traum von einer eigenen Praxis scheint damit zerronnen zu sein. Dennoch will Helmut mit Erna und den Kindern in Deutschland bleiben und zu seiner Liebe stehen. Er schreibt weiter:

---

6 SA: Sturmabteilung der Nationalsozialisten. Seit 1934 nach dem sog. Röhm-Putsch politisch entmachtet.

7 Siehe Dokument im Anhang Seite 444.

Die Treue in meinem Leben ist mir stets oberster Grundsatz gewesen.

Helmut meint die Treue zum Vaterland ebenso wie die Treue zu Frau und Familie. Da Adolf Hitler fortwährend von der Wichtigkeit der Treue spricht und den Wahlspruch *Meine Ehre heißt Treue* selbst der SS[8] vorgibt, hofft Helmut sogar auf ein Verständnis der Partei für seine Lage. Er schreibt 1937 an seinen Bruder Robert:

Meinst Du nicht, dass vielleicht sogar ein Adolf Hitler in einer schwachen Stunde für ein solches Handeln ein gewisses Verständnis aufbringen könnte?

Damit spricht Helmut den Gedanken einer tatsächlich existierenden, doch nicht öffentlich kommunizierten Ausnahmeregelung der nationalsozialistischen Rassengesetzgebung an. Ein *rein arischer* Mann hat danach die theoretische Möglichkeit zu erwirken, dass seiner *halbjüdischen* Frau *deutsches Blut* zugesprochen wird, sofern er sich durch besonders hohe Verdienste fürs Vaterland auszeichnet. Das Recht auf die Entscheidung darüber behält sich Adolf Hitler persönlich vor. Obwohl die Aussichten darauf von Anfang an gering sind, klammert sich Helmut an eben diese Hoffnung.

Sein nun erklärtes Lebensziel soll es sein, durch Auszeichnungen für das Vaterland Erna und die Kinder für *deutschblütig* erklären zu lassen. Doch zunächst findet sich dazu keine Möglichkeit. Es zeugt von einer Ironie des Schicksals, dass ihm der Ausbruch des Zweiten Weltkrieges am 1. September 1939 die Chance dazu bieten sollte. Helmut meldet sich freiwillig zum Heeresdienst[9]. Durch Frontbewährungen und den Erwerb von Tapferkeitsauszeichnun-

8 SS: Schutzstaffel der NSDAP.
9 Siehe Helmuts militärischen Lebenslauf, Anhang, S. 443.

gen im Krieg sieht er die einzige und letzte Möglichkeit, seine Familie vor den Folgen der *Rassengesetze* zu schützen.

Zugleich bittet er seine Brüder Robert und Hans, die über politische Beziehungen verfügen, um Unterstützung bei seinen eingeplanten Gesuchen, die *Deutschblütigkeitserklärung* seiner Frau zu erwirken. Er will seine Kriegserlebnisse dokumentieren und regelmäßig Berichte, Fotos und Filme an seine Familie schicken. Ein nicht ungefährliches Unterfangen, denn Helmut wird als geschulter Naturwissenschaftler die Realität des Krieges ungeschönt aufzeichnen. Seine nächsten Kameraden und Vorgesetzten unterstützen ihn dabei. In Feldpostbriefen und über Heimaturlauber gelangen die Briefe, Fotos und Schmalfilme fast vollständig nach Hause. Trotz seiner Distanz zum Nationalsozialismus mit dessen rassenideologischen Grundsätzen ist Helmut Patriot und fühlt sich dazu verpflichtet, sein Land zu schützen. Nach seiner Grundausbildung wird er zum Unterarzt befördert; bei Kriegsausbruch meldet er sich zum Heeresdienst. Seit dem 25. Mai 1940 nimmt er am Frankreichfeldzug teil und operiert als Hilfsarzt Verwundete in einem Feldlazarett des Infanterie-Regimentes 60 der 16. Infanterie-Division. Am Soldatenleben findet er zunehmend Gefallen und will seine Aufgaben gewissenhaft angehen.

Helmut glaubt – wie so viele seiner Kameraden – an einen kurzen und erfolgreichen Krieg. Deutlich wird das auch in einem Brief, den er an seine Söhne in kindlich erklärender Sprache kurz nach der Kapitulation Frankreichs am 30. Juni 1940 schreibt:

Ich bin mit meinen Soldaten mitten in Frankreich, wo die Leute nicht Deutsch sprechen, sondern Französisch, auch die kleinen Kinder. Wir haben schon viele Franzosen gefangen, deshalb ist auch der Krieg schon aus. Ich kann aber noch nicht nach Hause kommen, denn wir müssen erst noch England besiegen. Die Engländer werfen wir alle ins Wasser, weil sie mit den Fliegern Bomben auf Euch geworfen ha-

ben. Sie treffen aber meistens nicht. Vati hat jetzt auch ein Pferd von den Soldaten bekommen, auf dem er reitet, wenn er zu den kranken Soldaten will, um sie wieder gesund zu machen. Wenn Ihr groß seid, müsst Ihr auch Soldaten werden, denn das ist sehr schön.

Während des Aufmarsches im Osten und Aufenthalts im verbündeten Bulgarien denkt Helmut sogar an eine zügige Wiederaufnahme seiner wissenschaftlichen Laufbahn. Am 18. April 1941 schreibt er an Erna:

Wir genießen bulgarischen Wein und türkischen Kaffee, pilgern durch das romantische Nest, von den freundlichen Einwohnern herzlich mit »Guten Tag« und »Heil Hitler« begrüßt, steigen auf das alpine Gebirge und fotografieren und filmen im Übrigen nach Herzenslust. Ich bin nun endgültig von der Truppe zu einer Sanitätskompanie versetzt, habe es hier sehr gut getroffen, nette Kameraden, Ärzte, die Verständnis auch für wissenschaftliche Leistungen haben, darunter zwei Herren, die sich nach dem Kriege ebenfalls habilitieren wollen.[10]

Auch zu Beginn des Russlandfeldzugs, an dem Helmut ab Juli 1941 als Unterarzt der 2. Sanitätskompanie der 16. Panzer-Division und ab Oktober 1941 des Kradschützen-Bataillons 16 teilnimmt, scheint er sich eines deutschen *Blitzsieges* über Russland gewiss. Die deutsche Panzerwaffe überrollt russische Landstriche, und die Rote Armee leistet kaum Widerstand. Helmut eifert weiter seinen Auszeichnungen entgegen, immer aber auch in dem Bewusstsein, dass er sich dafür an vorderster Frontlinie bewegen muss. Am 22. Juni 1941 schreibt er an seine Frau:

10 Einen in eine friedliche Zukunft gerichteten Plan Helmuts enthüllt auch ein Brief vom 15. Jan. 1942 an seine Stationsschwester der Augenabteilung im Stadtlohner Krankenhaus (siehe Anhang, S. 450).

Die Würfel sind also jetzt gefallen, eine große Aufgabe steht vor uns. Wo wir uns befinden, kannst Du Dir wohl vorstellen. Alles ist gepackt und abmarschbereit, wir werden diesmal mittendrin sein. Das war schon immer mein Wunsch, und vielleicht gelingt es mir, durch meinen persönlichen Einsatz das wichtigste Streben zu erfüllen, für unsere Kinder die volle Anerkennung doch noch zu erreichen. Diesmal geht es, das ist offensichtlich, in einen rücksichtslosen Kampf, der auch das Letzte fordert, ums Ganze, Sowjetstern gegen Hakenkreuz.

Mehr als um sein eigenes Leben macht Helmut sich Gedanken um die Bombenangriffe in der Heimat, welche die Engländer vermehrt fliegen und die sich ab Sommer 1941 in flächendeckenden Bombardements gegen die Zivilbevölkerung niederschlagen. Dennoch glaubt er an einen baldigen Frieden mit England, um den sich auch die Nationalsozialisten und Hitler immer wieder auf politischer Ebene bemühen. Mit Russland will man einen gemeinsamen Feind und eine Bedrohung für Europa ausgemacht haben. Helmut notiert:

Der Krieg sieht sich von der Nähe sehr viel gelassener an, nicht so viel Pathos und überschwängliche Gefühle, wie man es in der Heimat darstellt. Meist ist es ganz ruhig und gemütlich. Die Gefahr kommt, wenn sie kommt, ganz plötzlich und ist ebenso schnell wieder vorbei.

Wir haben von den letzten, schweren Bombardierungen gehört, die auch vor allem Münster trafen. Mit Ingrimm muss man sich sagen, dass man vorerst solche Verluste nicht verhindern kann. Wenn erst der Feldzug hier zu Ende ist, der sehr viel Luftwaffe bindet, wird sich der Engländer umsehen müssen. Ich bin allerdings der Meinung, ganz privat, dass wir nach dem Feldzug mit Russland eine Verständigung mit England suchen und auch finden werden. Aber wie lange noch wird er dauern?

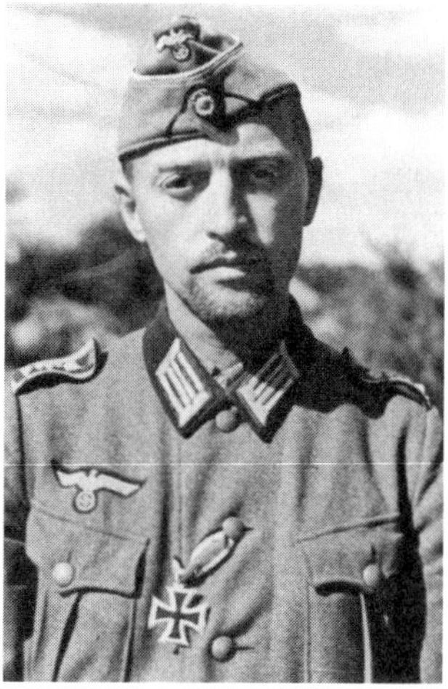

Helmut mit dem EK II im September 1941

Helmut ahnt nicht, wie lange der Krieg noch dauern und wie er zu Ende gehen wird. Nach seiner ersten Tapferkeitsauszeichnung mit dem EK II[11] für den furchtlosen Einsatz für Verwundete sieht er sich seinem Ziel, die Familie aus der Ächtung zu befreien, ein Stück näher gekommen. Doch erst nach seiner Versetzung im September 1941 zur Panzer-Aufklärungs-Abteilung 16 erfährt er hautnah die unvorstellbaren Belastungen und Grausamkeiten eines Winterkrieges in vorderster Linie. Helmut arbeitet nun nicht mehr in der Verwundetenversorgung an den Truppen- und Hauptverbandsplätzen, die mehrere Kilometer hinter der Frontlinie liegen, sondern als Truppenarzt der zweiten Kompanie der Panzer-Aufklärungs-Abteilung 16 mitten in der Schusslinie. Zusammen mit ausgebildeten Sanitätssoldaten obliegt ihm die Aufgabe, Verwundete zu bergen und ihnen Erstversorgung zu leisten, bevor sie über Verwundetennester von Krankenträgern der Sanitätskompanie abgeholt werden können. Es wird nicht nur ein Kampf um das Leben seiner Kameraden, sondern auch einer ums eigene Überleben.

11 EK II: Eisernes Kreuz 2. Klasse.

BRIEFE I
VORMARSCH

05. Oktober 1941

TÖDLICHES TAKTIEREN: SANITÄTER NACH VORNE

Die weiten Räume Russlands bieten nicht nur dem Angreifer Schwierigkeiten. Auch die Verteidigung wird erschwert. Ein Abwehrkampf auf Tuchfühlung ist gar nicht möglich. Immer wieder bieten sich dem Angreifer Lücken, durch die er hindurchstoßen, die befestigten Stellungen umgehen und von rückwärts angreifen oder abriegeln kann. Das macht sich dann besonders bemerkbar, wenn das Verteidigungssystem ins Wanken gerät. Es bilden sich dann einzelne isolierte Gruppen, die sich wohl tapfer wehren können, aber keine Aussicht auf einen taktischen Erfolg haben und früher oder später liquidiert werden.

Das Widerstandsnest von vorvorgestern haben wir einer nachrückenden Division überlassen, und vorgestern und gestern ging der Vormarsch mit erfreulicher Frische vonstatten. Morgens früh auf und fast den ganzen Tag gefahren, auf guten Straßen, bei trockener Witterung, ohne Störung. Mit ungeheurem Schwung drangen die Abteilungen nach Süden vor. Wieder sahen wir Feldbefestigungen von erheblichem Ausmaß, Panzergräben vor den Ortschaften, quer über die Straßen, lang ausgedehnt. Aber auch diese Werke waren noch nicht fertig. Sogar die Holzbrücken, neu erbaut, die die Straße über die Gräben führen, standen noch. Was wollten wir mehr? Hier ist der Gegner völlig überrascht worden.

In dichten Scharen, wie bei einem Sonntagsausflug, kilometerweit strömten die Männer zurück, die gestern noch mit den Arbeiten beschäftigt waren. Der russische »Arbeitsdienst«. Es sind meist ältere Männer, die aus der näheren und weiteren Umgebung zusammengetrieben wurden. In zerlumpter Kleidung, verschmutzt und abgemagert. Soldaten darunter gemengt. Sie machten fröhliche Gesichter, schwatzten und lachten, grüßten wohl auch herüber. Man sah: Die Furcht vor den deutschen Soldaten war gewichen. Überläufer erzählten uns, dass es sich rundgesprochen habe, die Männer würden bei uns weder erschossen noch misshandelt, sondern sogar bald entlassen, soweit sie aus der Ukraine sind. Sie haben es erfahren von Männern, die in die Heimat zurückgekehrt sind. Da war kein Halten mehr. Bei der ersten Gelegenheit entwichen sie ihren Kommissaren[12]. Es sind viele Deutsche unter ihnen, deren Eltern oder Großeltern aus Deutschland zugewandert sind, mit Verwandten noch in Deutschland. Sie kommen und bieten sich als Dolmetscher an, um den Feldzug mitzumachen. Wollte man ihnen Gewehre geben, sie würden mitkämpfen. Aber wir brauchen sie nicht. Sie sollen nach Hause und das Feld bestellen. So gibt es hier in der Gegend ganze Dörfer mit fast nur Deutschen. Man erkennt sie daran, dass es Dörfer ohne Männer sind. Nur Frauen und Kinder stehen an den Häusern und winken schüchtern. Alle Männer von 16 bis 60 Jahren hat man entfernt. Nicht zum Militär, sondern in diese Arbeitskolonnen gesteckt, zum Teil weit weg verschleppt. Sie sind natürlich schlecht verpflegt. Als Monatslohn erhielten sie, wenn überhaupt, 9 Rubel und 8 Kopeken. 1 Rubel sind 10 Pfennige.

---

12 Kommissar: Sozialistischer Politoffizier zur ideologischen Erziehung von Soldaten.

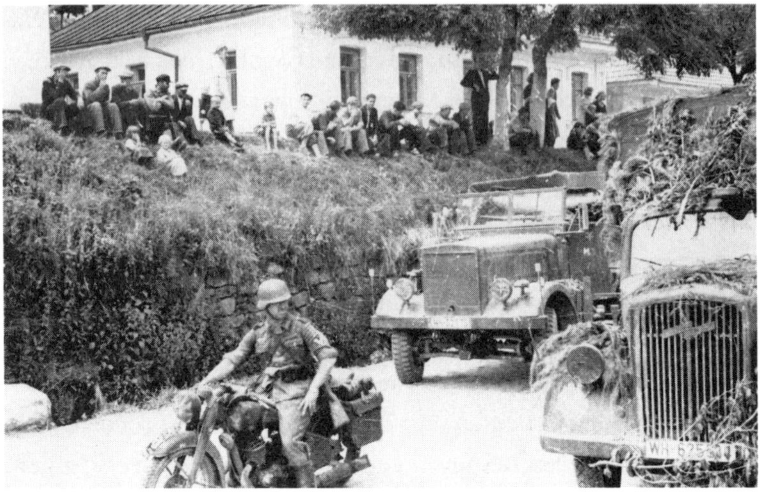

Kradschützentruppe und neugierige Ukrainer

Jetzt geht es ostwärts der Vormarschstraße ab, zu einer Sicherung des Ortes H[13]. Vom Feind ist nichts bekannt. Wir durchfahren einen kleinen Ort. Neugierig stehen die Bewohner vor ihren Häusern, die Kinder winken den Soldaten zu. Auch hier haben die Kinder eine Vorliebe für Soldaten. Nun, hier ist kein Russe. Und wären die Russen da, ließe sich niemand der Bewohner blicken. Das ist das erste, fast immer zutreffende Mahnzeichen. Wir durchfahren eine Mulde, dann die Mulde entlang zum nächsten Dorf. Unterwegs steht rechts ein brennender russischer Lkw. Also hier waren Russen, denn deutsche Truppen sind hier noch nicht gefahren.

Eine Kompanie fährt rechts ab. Die Kompanie von Hauptmann H., der ich zugeteilt bin, fährt in das Dorf ein. Ich hänge mich dem Kompanietrupp an, der die Spitze fährt. Vorweg eine Pak[14], dann

13 Vermutlich Husarka.

14 Pak: Panzerabwehrkanone. Geschütz mit panzerbrechender Munition.

der Wagen des Hauptmanns, einige Meldekräder[15], dann mein Wagen, die Kompanie folgend. So ist gewöhnlich die Marschfolge. Nur, wenn es brenzlig ist, fährt eine Sicherung voraus.

In der Mitte des Dorfes hält der Hauptmann an und lässt rechts ranfahren. Rechts führt ein Weg herunter in eine kleine Mulde und der Damm über diese hinweg zu einem Waldstück. Die Adleraugen des Hauptmanns haben hier einen Wagen mit MG entdeckt und drüben im Waldstück Lastwagen oder Ähnliches. Und nun spielt sich mit Windes Schnelle ein Kampf ab, der zu einem ganz außergewöhnlichen Erfolg führt – so ein rechtes Husarenstück unseres Hauptmanns.

Pak fährt an der Wegegabelung in Stellung und feuert in das Waldstück. Die Züge sitzen ab und gehen in Stellung, langsam nach dem Dorfrand vorziehend. Schützenfeuer, Maschinengewehrfeuer, Kugeln pfeifen über das Haus hinweg, hinter dem ich stehe, kaum begreifend, um was es sich handelt. Das lebhafte Spiel reizt mich, meinen Filmapparat zu holen und einige Szenen zu filmen. Als ich mich an die Kreuzung stelle, ruft man mir zu: »Vorsicht Feindfeuer!« Und ich ziehe mich wieder zurück zu meinem Wagen in Deckung.

Die Schützen sind jetzt wohl bis zum Dorfrand vorgedrungen, als man von vorne ruft: »Sanitäter nach vorne!« Der Sanitäter ist natürlich nicht zu finden, also packe ich meine Tasche und pirsche mich, wie ich das von den Anderen gesehen habe, Deckung suchend von Haus zu Haus nach vorne. Dort finde ich auch einige Kameraden und, hinter einem Strohschober kauernd, meinen Sanitäter. Wo jemand verwundet sei, weiß aber niemand.

»Wo ist denn der Hauptmann?«, frage ich. Der sei mit einigen Schützen bereits vorne im Wiesengrund. Ich beschließe, vorerst einmal hier zu bleiben. Es wird eifrig geschossen. Ganz deutlich unterscheidet man den dumpfen Klang unserer Gewehre von dem

15 Krad: Militärjargon für Kraftrad/Motorrad.

hellen Bellen der russischen Karabiner. Gefolgt von dem singenden »Ssss« weiter vorbeiziehender Geschosse oder dem bösartigen »Tet!« von Kugeln, die dicht an uns vorbeisausen. Ich überlege noch, was ich jetzt tun soll, als ein Melder kommt: »Unterarzt nach vorne, Befehl vom Hauptmann! Sie sollen aber ein Krad nehmen, zu Fuß ist es zu gefährlich.«

Ich schwinge mich also auf ein nahe stehendes Krad, und es geht zum Bach hinunter. Jetzt erst erkenne ich die Lage. Jenseits des Baches auf der Wiese hinter einem Schilfwald steht der Hauptmann. Rechts und links von ihm, nach beiden Seiten schießend, seine Schützen. Am Waldrand, keine 50 Meter weiter, der Feind, im Waldstück eine Anzahl Geschütze. Na, viel Vergnügen! Wir müssen über den lang gestreckten Damm hinweg. Jetzt knallt es drüben recht heftig, der Fahrer zögert.

»Gib Gas, Mensch«, schreie ich ihn an, »damit wir hier herauskommen.« Denn ich weiß, wie schwer schnell bewegliche Fahrzeuge zu treffen sind. Die Maschine macht auf dem holprigen Weg richtige Bocksprünge. Ich halte mich mit aller Kraft fest, um nicht heruntergeschleudert zu werden. Schon sind wir beim Hauptmann. Ich sehe sofort: hier ein Toter. Dort, auf freier Wiese: einer schwer verwundet, ein Dritter leicht verwundet. Der Hauptmann empfängt mich barsch wie immer: »Wo stecken Sie nur? Ich brauche Sie. Sie sehen ja!«

Ich erwidere, dass ich jetzt erst erfahren habe, wohin ich soll. Etwas sanfter fügte er hinzu: »Hier ist es mulmig. Der Russe will uns von zwei Seiten fassen. Ich lasse aber eine Gruppe von oben durch das Dorf gehen. Außerdem habe ich die Panzerspähwagen angefordert. Wo diese verdammten Spähwagen nur bleiben?«

Ärgerlich über den Empfang denke ich: Die Lage ist mir scheißegal. Und verbinde seelenruhig meine Verwundeten. Noch einer ist hinzugekommen. Zu dem auf der Wiese kann ich vorerst nicht heran. Erst als das Geschieße nachlässt, klettere ich hinüber und verbinde auch ihn, allerdings unter erheblichen Schwierigkeiten.

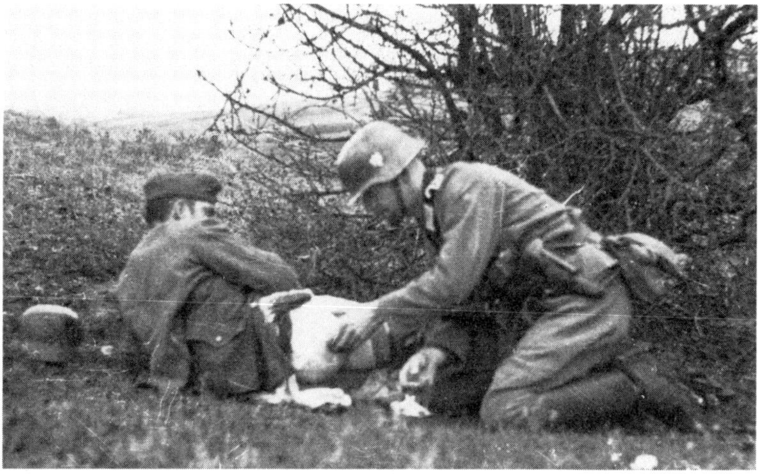

Helmut verarztet einen Verwundeten im Feld.

Bauchschuss leider. Ihm ist doch nicht zu helfen, muss ich feststellen. Traurig klettere ich jetzt wieder zurück, verfolgt von den flehenden Bitten des Verwundeten, ihn mitzunehmen. Was aber jetzt unmöglich und auch sinnlos wäre.

Als ich zurückkomme, finde ich den Hauptmann unruhig, fast nervös, worüber ich mich wundere, denn so kenne ich ihn gar nicht. »Doktor«, ruft er mir zu, »wir müssen hier weg, wenn nicht die Spähwagen kommen. Der Russe hat sich auch da unten festgesetzt.«

Ich blicke zurück und male mir gerade aus, was es geben wird, wenn wir über diese freie Fläche zurückmüssen. Da der Ruf: »Spähwagen oben rechts!«

»Eigener oder Russe?«, ruft der Hauptmann zurück. Ein Augenblick höchster Spannung! Auch der Russe hat gepanzerte Spähwagen, und aus dieser Richtung erwarten wir die eigenen nicht.

»Eigener«, tönt es zurück. »Vorsicht, eigener Spähwagen von rechts«, wird durch die Reihen gegeben.

»Nicht schießen!«

Kurz darauf ein tolles Geknatter von Maschinengewehren und

2cm-Kanonen, die unsere Spähwagen tragen, im Rücken der Russen. Der Russe weicht. Vor Freude heulten wir auf! Gewonnen, entschieden, raus aus der Scheiße!

Nur noch hie und da ein Schuss, dann Ruhe. Wir gehen mit entsicherter Waffe auf den Wald zu, in diesen hinein: Staunen! Was wir da sahen, haben wir nun doch nicht erwartet. Hier steht, dicht beieinander, teilweise schon angespannt an laufende Traktoren, Geschütz an Geschütz. Langrohrgeschütze modernster Bauart, 15 cm, also schweres Kaliber. Zwölf Stück im Ganzen, also vier Batterien, das heißt die Artillerie eines Regiments. Daneben Munition in Mengen, und überall, wo man hinsieht, tote Russen. Hingemäht von unseren MGs[16], zerfetzt von den Pak-Granaten, oder auch sich selbst erschossen. Und nun der Clou vom Ganzen: Ein Geschütz, also 15cm-Kanone, kaum 100 Meter von unserem Standort entfernt, war bereits in Stellung gebracht. Genau dorthin gerichtet, wo wir hinter dem Schilf lagen. Granate stak bereits im Rohr, und die Kartusche lag bereits daneben!

Dabei auch der tote Kanonier. Hätte der Spähwagen nur wenige Sekunden später eingegriffen, so hätte uns alle vermutlich dieser Schuss in Atome zersprengt. Zumindest aber eine Panik ausgelöst, aus der wohl kaum jemand herausgekommen wäre. 15 cm in direktem Beschuss sprengt die stärksten Panzer, allein der Luftdruck kann Bäume umreißen. Müßig darüber nachzudenken. Das ist Kriegsglück. Ich aber kann mir jetzt die Unruhe des Hauptmanns in jener kritischen Minute erklären. Er hat doch einen sechsten Sinn, mit dem er eine Gefahr wittert, ohne sie zu kennen!

Dieser Handstreich war ein großer Erfolg. Wie hätten diese Geschütze unseren Vormarsch stören können, wenn sie wirklich in Stellung gebracht worden wären! Aber nicht das allein. Wir haben

16 MG: Maschinengewehr.

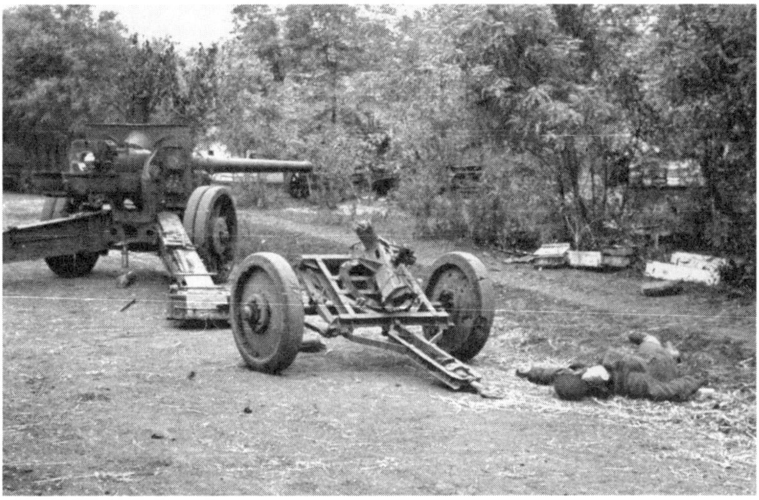

Toter Kanonier neben eroberter 152mm-Haubitze ML 20

anschließend noch das Gelände durchkämmt, und am Abend steht eine Kolonne von nicht weniger als 896 Gefangenen vor uns, die ihren Weg zu dem Dorf antreten, wo wir von der Vormarschstraße abgebogen waren.

Mit herzlichen Grüßen,
Helmut.

06. Oktober 1941

ZERSTÖRUNGSWAHN: DER RUSSE VERBRENNT ALLES

Wir stehen auf einer der letzten Hügelketten des Südens, Meeresluft witternd. Ein herrlicher Tag, schon herbstlich klar, weit schweift das Auge. Auf verschiedenen Wegen ziehen von Norden her unsere Truppenverbände. Man erkennt sie an den wirbelnden Staubfahnen der Kolonnen. Wolkenhohe Rauchsäulen steigen auf, der Russe verbrennt, was er noch verbrennen kann. Wie Stecknadeln auf der Landkarte bezeichnen sie die Linie der russischen Front. Sinnlose Zerstörungswut! Was kümmern uns die Strohschober, an denen er besonders gern seine Wut auslässt? Nicht einmal die brennenden Fabriken schmerzen uns, man wird hier ohnehin zukünftig nur deutsche Industriewaren verbrauchen. Und die Öllager für die Traktoren? Bis zum nächsten Frühjahr werden sie ersetzt sein. Ist es doch auch bisher gelungen, unseren jetzigen großen Spritbedarf ausnahmslos zu stillen. Unaufhörlich ziehen die Versorgungskolonnen, und sogar die Eisenbahn zieht bis dicht hinter unsere Front nach.

Die vor uns liegende Stadt A.[17] wird gerade von den Russen geräumt. Am einen Ende stoßen unsere Panzer in die Stadt, am ande-

---

17 Andrijewka.

ren sperren wir den Ausgang. Mit Pak und MG wird jeder Wagen, der es dennoch wagt, herauszukommen, unter Feuer genommen. Wir erbeuten einen interessanten Lkw mit einer neuen Waffe, die wir hier in diesem Ostkriege zuerst angewendet haben. Jetzt hat sie also auch schon der Russe. Aber er kam nicht dazu, sie anzuwenden. Die Wirkung, jedenfalls unserer Waffe, soll verheerend sein. Wir melden der Division.

Panzer und Aufklärungs-Abteilung sind getrennt marschiert. Pünktlich zur gleichen Stunde stehen sie vor dem befohlenen Ziel: Das ist das Geheimnis des Erfolges. Wir quartieren uns im Dorfe ein. Aber wir wissen, harte Kämpfe stehen uns noch bevor. Der Kessel[18] ist nach Westen geschlossen. Jetzt heißt es, den Kessel zu halten. Südlich von uns ist nur noch unwegsamer Sumpf.

Herzliche Grüße,
Helmut.

18 Kessel: von feindlichen Truppen eingeschlossenes Gebiet.

08. Oktober 1941

TODESERNTE: EIN BILD DES GRAUENS

Was dieser Krieg von seinen Soldaten verlangt, kann nur der ermessen, der Tage und Nächte lang mit ihnen auf den weiten Feldern Russlands gestanden und in den Schützenlöchern gelegen hat. Im Schneegestöber und eisigen Wind, frierend und hungrig, jeden Augenblick den Angriff erwartend. Die Nächte im Halbschlaf durchwachend, um bei Tagesanbruch zu marschieren, zu fahren und zu kämpfen. Wenn es einmal so weit ist, dass einem ein paar warme Füße, eine heiße Tasse Tee und ein warmer Raum als das höchste Glück auf Erden erscheinen, dann ist es so weit, man kennt, was das heißt: Krieg!

Seit drei Tagen und Nächten heißt es für uns: morgens Marsch, mittags und abends Angriff und über Nacht Sicherung. Es ist nicht anders möglich. Höchste Anforderungen an jeden Mann. Wir ertragen es, denn jeder weiß, es kommt jetzt darauf an. Es gilt, die Erfolge unseres Durchstoßes und der damit zustande gebrachten Einkesselung zu ernten. Es ist eine Probe des Willens, wie sie härter nicht gedacht werden kann. Wir wissen: Wir sind abgeschnitten, keine Verbindung nach rückwärts, keine nach seitlich. Ringsum der Feind, der verzweifelt versucht, durchzustoßen, herauszukommen, seine Armee oder wenigstens sein nacktes Leben zu retten.

»Eine verfluchte Schweinerei«, so hört man von den Soldaten. Aber keiner ist mutlos. Die Waffen, die sich diesmal bei uns konzentrieren, sind unüberwindlich.

Ein Feld von etwa 20 Kilometern hat unsere kleine Einheit zu halten. Unmöglich, eine geschlossene Linie zu bilden. So fahren wir des Tags hin und her, erscheinen bald hier, bald dort, um die feindlichen Kolonnen, die immer wieder am Horizont erscheinen, zurückzutreiben. Am schlimmsten aber ist die Nacht. Wir beziehen abends einen Hügel und bilden dort eine Art Igel. Ringsum eingegrabene Schützen und MG-Nester[19], Wagen in der Mitte, so gut es geht, gegen die Kugeln der feindlichen MGs geschützt. Von hier aus werden die Kolonnen, die vorbeiziehenden, beschossen. Einige Wagen gehen in Flammen auf und erleuchten das Feld, sodass ein

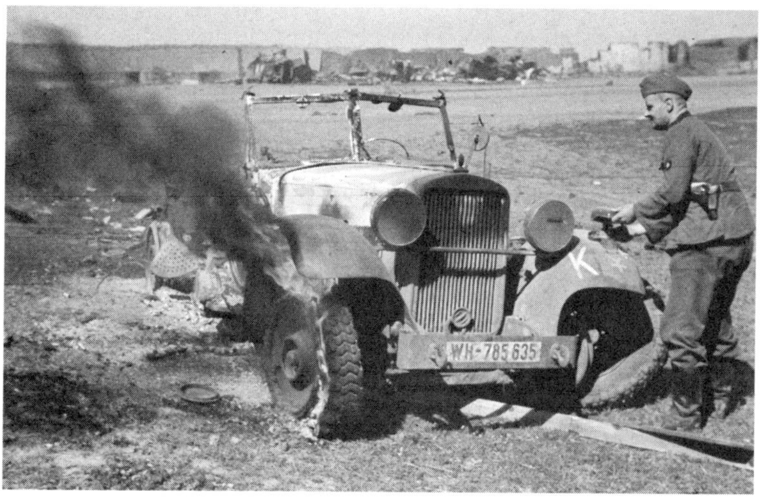

Fahrzeugverluste durch feindliches Feuer

19 MG-Nest (Maschinengewehrnest): Militärjargon für eine Stellung mit Maschinengewehr.

weiteres Durchkommen nicht mehr möglich ist. Es gelingt aber immer noch einigen Wagen zu entschlüpfen.

Kaum 100 Meter von uns liegen bei Tagesanbruch die Wracks. Aber sogar bei Anbruch der Dämmerung versuchen die Russen noch, an uns vorbeizukommen. Unsere gepanzerten Spähwagen stoßen vor. Vernichtung, wo sie hinfahren. Viele zerstörte und ausgebrannte Lkws rings im Gelände sprechen von ihrem Wirken, die toten Russen liegen noch dabei. Bei Tagesanbruch versucht eine Schwadron Reiter, von Westen nach Osten durchzubrechen. Im Galopp, weit ausgeschwärmt, jagen sie über die Ebene, die bespannten Panjewagen[20] hinterher. Zwei Panzerwagen lösen sich aus unserem Verband, eine Sperre von Schützen tut das Übrige. Nur vereinzelten Reitern ist es gelungen, hier durchzukommen. Sich zu retten?

Nein, denn hinter uns liegt eine zweite Sperre einer anderen Division. Das Feld ist übersät von toten Pferden und Russen. Herden lediger Pferde grasen auf den Feldern. Das ist die wirkliche Vernichtung einer Armee! Ich bin am Nachmittag durch dieses Gebiet mit dem Krad gefahren, weil ich zu einer Augenoperation in die nächste Stadt gerufen wurde: ein Bild des Grauens ringsum. Niemand bekümmert sich um die Leichen der Russen und um deren Verwundete. Wir haben dazu noch keine Zeit.

Die vorherige Nacht lagen wir in langer Kette zur Sicherung mit anderen Einheiten. Wir erwarteten einen russischen Gegenangriff großen Stils, der aber nicht kam. Dagegen konnten wir nicht verhindern, dass im Schutze der dunklen Nacht eine Kolonne von über 100 Lkws zwischen unseren Linien durchgefahren ist. Etwa um 3 Uhr wurde eine Gruppe links neben uns von Russen überfallen. Wir hörten im Halbschlaf das heisere »Horräh« der Russen, wickelten uns aus unseren Decken, griffen zu den Waffen und

---

20 Panjepferd: Osteuropäische Pferderasse, die im Zweiten Weltkrieg in Landwirtschaft und Militär eingesetzt wurde.

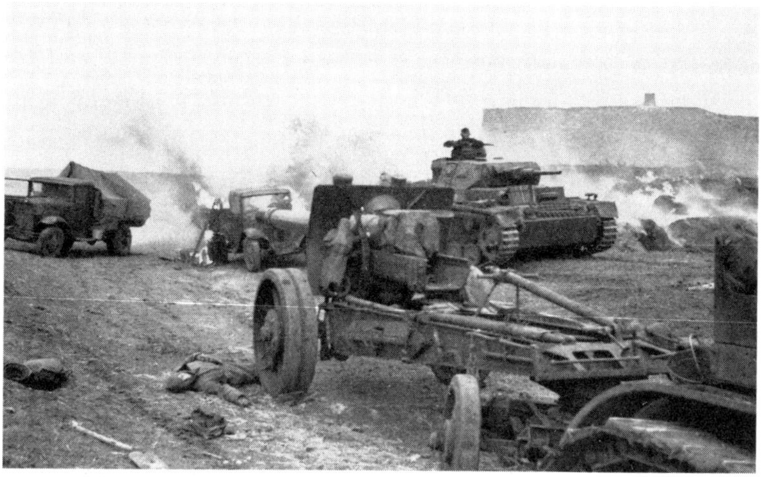

Verwüstung: Ein deutscher Panzerkampfwagen III passiert russischen Tross.

sprangen aus den Wagen. Doch alles totenstill, nur noch vereinzelte Schüsse, dann nichts mehr. Beim Hellwerden fanden wir die Kameraden der vorderen Sicherung erstochen, zum Teil tot oder schwer verwundet. Offenbar waren sie aus Übermüdung eingeschlafen, von den Russen überrascht und niedergemacht worden. Die Erbitterung der Kameraden ist groß. Wir fangen in der Gegend noch einige Russen am Morgen, sie werden mit Gewehrkolben erschlagen und dann erschossen.

Am Vormittag kommt Befehl, das nördlich liegende Dorf A.[21] anzugreifen. Das Dorf liegt in einer Senke lang ausgestreckt. Unbemerkt gelangen wir an den Dorfrand. Dann stoßen zwei Panzer, die uns begleiten, an den Rand der Höhe vor und schießen in das Tal. Dort Brände, Explosionen. Unsere Schützen schwärmen aus und greifen von zwei Seiten an. Die Russen haben eine hervorragende

21 Vermutlich Anadol.

Verteidigung in den Gräben des Ortes und des bewaldeten Wiesengrundes. Ich ziehe mit den Schützen über den Grund zum gegenseitigen Hang hinauf. Nach einer halben Stunde ist der Kampf beendet. Wieder ein großer Erfolg. Neun schwere moderne Geschütze sind erbeutet mitsamt Munition und Traktoren. Ihr Ausfall wird sich im weiteren Kampf bemerkbar machen. Nördlich des Ortes treffen wir auf die Vorposten der nachrückenden Division: Die Verbindung ist hergestellt. Das Tal aber ist übersät von toten Russen. Wir haben zwei Kameraden verloren, zwei der besten Unteroffiziere.

Heute Nachmittag war ein weiterer Angriff gegen den Feind, diesmal in westlicher Richtung. Mehrere Regimenter haben sich beteiligt. Ein deutscher Flieger zeigte uns die Stellung des Feindes, indem er dort mehrfach kreiste, von unten lebhaft beschossen. Auch Flak[22] war dabei. So verrieten die Russen ihre Stellung und Bewaffnung. Unsere Artillerie setzte ein und legte ihr Feuer in den Talkessel, der von hier nicht einzusehen war. In breitester Front griffen die Regimenter an. Wir standen bereit, wurden aber nicht mehr benötigt und haben uns daher wieder auf unseren Igel zurückgezogen. Noch lange war Kampfeslärm, dann wurde es ruhig. Die Regimenter gingen aufrecht über das Feld zurück. Der Feind war niedergekämpft. Geflohen ist niemand.

Wir glaubten, nunmehr eine Ruhe im Quartier verdient zu haben. Aber der Befehl heißt: Sicherung für die Nacht. Da muss man Spaß verstehen! Aber wir sehen den Erfolg vor Augen, es kann nicht mehr lange dauern. Also nochmals ins Schützenloch oder sitzend im zugigen Wagen geschlafen!

Es grüßt Euch herzlich
Helmut.

---

22 Flak: Flug(zeug)abwehrkanone.

10. Oktober 1941

GEFANGENE: VORSICHT HANDGRANATE!

Die Sonne sinkt, und es wird ruhig auf dem Felde, das vier Tage hindurch ein Schlachtfeld gewesen war. Schlachtfeld ist eigentlich nicht ganz richtig, denn die letzten beiden Tage war es mehr ein Kesseltreiben, wo, wie bei einer Treibjagd, das Wild hin und her gejagt wird, bis es irgendwo verendet. Einigen Kolonnen ist es gelungen, nach Osten zu entkommen, aber viele, viele sind hier gescheitert.

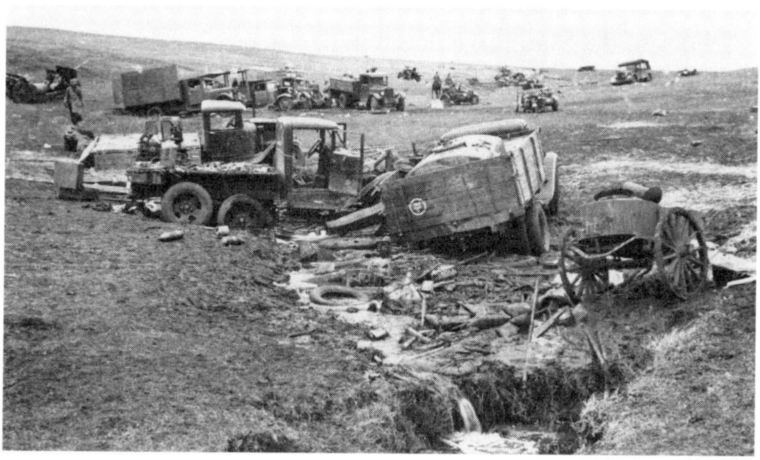

Ein hinterlassenes Schlachtfeld

Ich setze mich auf das Krad, während sich unsere Abteilung sammelt, und sehe mir die Bescherung an. Lastwagen stehen herum, mit und ohne Beuteinhalt, Panjewagen mit angeschirrten toten oder noch lebenden Pferden. Ledige Reitpferde – eine ganze Herde – und vor unseren MG-Nestern tote Reiter so dicht, dass man vorsichtig hindurchfahren muss. Hier ist das Tal, über das unser Aufklärer kreuzte, um uns den Stand der Russen zu zeigen. Ein kleiner Bach, kaum einen Meter breit, aber auch einen halben Meter tief eingeschnitten und mit versumpftem Grund, ist hier den Russen zum Verhängnis geworden. Sie konnten den Bach nicht umfahren, weil wir an der Höhe lagen, und hinübergekommen sind nur wenige. Ein kleines Dünkirchen[23]! Mit der Nase im Dreck, umgekippt, zerbrochen, gerammt stehen sie dicht aneinandergereiht.

Mit großer Hartnäckigkeit hat man immer wieder versucht, über tote Pferde und zerbrochene Wagen, über Kisten, Artilleriemunition und Gerät einen Steg zu schlagen. Selbst schwerste Traktoren stehen hier. Und rings herum tief eingegrabene Stellungen. Man wollte den Ort verteidigen, aber es kam nicht mehr dazu. Mit einer bewundernswerten Präzision hat unsere Artillerie hier hineingeschossen, die Einschläge liegen mitten unter dem Gedränge. In dem Chaos ist der Russe anscheinend stiften gegangen.

Immer noch kommen lange Reihen russischer Gefangener. Sie kommen ohne Begleitung. Aber man muss vorsichtig sein. Erst gestern geschah es, dass, als einer unserer Panzerspähwagen einen Trupp Gefangener machte und sich zur Rückfahrt anschickte, einer der Gefangenen plötzlich in die Tasche griff, eine Handgranate zog und diese durch die Turmluke in den Spähwagen warf. Ein Offizier wurde schwer verwundet, der Spähwagen brannte aus. Die Kampf-

23 Im Frühsommer 1940 konnten die Briten aus der nordfranzösischen Stadt Dünkirchen 330.000 ihrer eingeschlossenen Soldaten evakuieren.

weise des Russen ist hinterlistig. Ich fahre daher nie ohne meine Maschinenpistole, eine gefährliche Waffe!

Herzlichen Gruß,
Helmut.

11. Oktober 1941

VERTREIBUNG: UKRAINER NACH SIBIRIEN!

In der Südukraine gibt es zahlreiche deutsche Dörfer mit deutschen Namen. Man erkennt sie an ihrer Bauart: keine Lehmhütten, sondern Backsteinhäuser mit Steinfensterrahmen, zum Teil sogar mit einer einfachen barockartigen Verzierung. Man erkennt sie aber vor allem daran, dass in diesen Dörfern alle Männer fehlen oder dass sie – wie hier – völlig menschenleer sind! Anfang Oktober begann man hier, die Männer zusammenzurufen und führte sie in mehreren Transporten ostwärts. In Tagesmärschen von 50 bis 60 Kilometern, unter militärisch strenger Bewachung und nur einem Stück Brot als Nahrung. Sie durften nicht einmal Wasser trinken unterwegs, wer versuchte zu fliehen oder sich nur der Flucht verdächtig machte, wurde erschossen, desgleichen, wer entkräftet zurückblieb. Nur Wenigen gelang es zu entkommen, wenn der Marsch sich einmal bis in die Dunkelheit erstreckte. In den großen Bahnhöfen, wie Charkow, Stalingrad, Mariopol, wurden die Transporte, die dann zu etwa 1000 Mann angelaufen waren, in die Bahn verfrachtet. Es sollte nach Sibirien gehen zu Erd- und Kanalarbeiten. Kaum waren die Männer weg, so begann man – hier seit dem 5. Oktober etwa – die Frauen und Kinder sowie die Greise zusammenzutreiben und mit der Bahn nach Sibirien zu führen. Einige solcher Transporte wurden von unseren Soldaten unterwegs abgefangen, andere blieben stecken, weil die Gleise durch Bomben zerstört waren. Soweit sie durchgekommen sind, führten sie – so sagt man hier – in den sicheren Tod, denn keinerlei Vorbereitungen wurden getroffen, die Transporte zu ernähren, und die Kleidung war dem in Sibirien zu erwartenden Klima nicht angepasst. Wir finden die verwaisten Häuser hier vor, als seien die Familien gerade ausgegangen, so steht alles geordnet beisammen, die Betten, die Küche und so weiter. Es wurde den Vertriebenen also keine Zeit gelassen, ihre wichtigsten Sachen mitzunehmen. Das ist Sowjetrussland!

Man hat hier die Sowchose eingeführt, das heißt, alle Einwohner arbeiten als bezahlte Arbeiter auf dem Staatsgut. Für ihre Arbeit erhalten sie ein in Einheiten gezähltes Anrecht auf Brotzuteilung, das sie im Übrigen bezahlen müssen. Sie erhalten täglich 40 Kopeken, das sind vier Pfennige. Ein Betrag, der kaum ausreicht, das Brot zu zahlen. Steuern sind aber noch außerdem abzuliefern. Sie müssen aus Nebenverdiensten gezahlt werden, wie aus dem Verkauf von Milch oder Butter der einzigen Kuh oder des Schafes, das zu halten ihnen erlaubt ist, sowie von Eiern oder Schweinen. Um diese zu füttern, hat der Ukrainer ein kleines, aber nicht eigenes Landstück. Außerdem muss er sich Kleidung aus diesen Nebenverdiensten beschaffen. Er kann sie – soweit sie dort gerade vorhanden sind – in der staatlichen Kooperative kaufen oder zu dreifachem Preis in den jüdischen Basaren. Was verkauft wird, ist durchweg Schund, wir finden es in den genannten Geschäften. Es ist zu minderwertig, als dass sich unsere Landser[24], die sonst für alles Verwendung haben, dafür interessieren. Überall, wo es zu verdienen gibt, besonders an den verwaltenden Stellen, sitzen die Juden. Sie sind

24 Landser: Militärjargon für einen »einfachen« Soldaten. Abgeleitet von Landsknecht (Lanzenträger).

dem Volke verhasst. Die ersten waren sie, die unter großem Zetergeschrei geflohen sind. Daran erkannten die Bewohner, dass die Deutschen kamen.

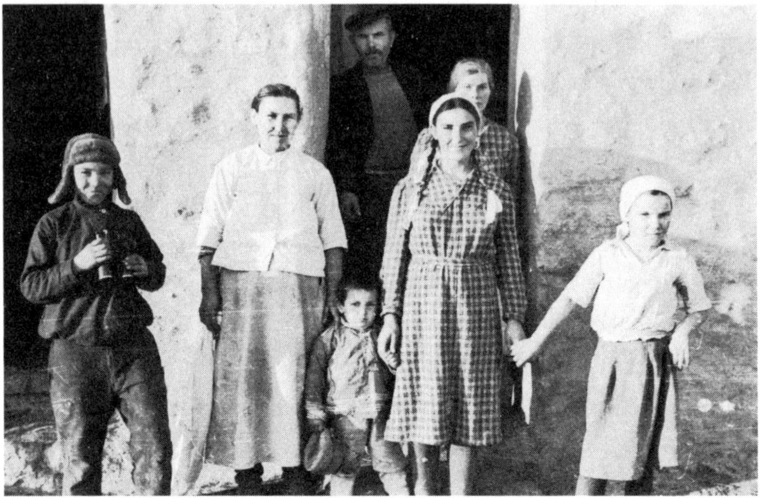

Ukrainische Dorfbewohner

Man hatte dem Volke eingeredet, dass die deutschen Soldaten alles verbrennen und erschießen würden. Darum ist die Bevölkerung, wenn wir kommen, ängstlich und verbirgt sich. Denn sie glauben, was man ihnen sagte. Wenn wir aber einige Stunden hier sind, werden sie – auch die Russen – zutraulich. Die Frauen waschen uns die Wäsche und kochen und braten, soweit sie etwas haben. Ihre Zimmer und Betten, auf welch letztere wir aber verzichten, stellen sie uns zur Verfügung. Aber sie können es noch nicht glauben, dass wir nichts Böses gegen sie im Sinne haben. Solches erzählte mir ein Deutscher, der aus einem Transport geflohen zurückkehrte und seine Familie vertrieben fand.

Helmut.

14. Oktober 1941

MARSCH DURCHS VERDERBEN: SIE ERSCHIESSEN DIE PFERDE

Vormarsch sondergleichen! In den letzten drei Tagen fast 300 Kilometer ostwärts! Wir sind als Vorausabteilung jetzt Spitze der Division. Früh bei Morgengrauen geht es los. Fertigmachen in wenigen Minuten, gewaschen wird nicht, gefrühstückt während der Fahrt. Aufklären, wo der Feind sitzt, Lage sichern, in kurzen Gefechten den Weg freimachen, das ist unsere Aufgabe. Immer die gleiche Landschaft: ausgedehnte Hügelketten, bedeckt mit Getreidefeldern oder Steppe, Wasserläufe in tief eingeschnittenen Tälern, bald versumpfend. Sonderbare Landschaft, diese grenzenlose, fruchtbare Ebene ohne jegliches Gestein, geologisch ein ganz junges Land, da die Wasserläufe noch nicht einmal die Humusschicht abgetragen haben. Nur ganz vereinzelt kommt in den Tälern oder auf einer Hügelspitze das Urgestein (Granit, Quarz) zum Vorschein. Wie mag diese Landschaft wohl zustande gekommen sein? Und immer das gleiche Bild der Ortschaften: weit ausgedehnte Wohnbezirke mit strohbedeckten Lehmhütten, ärmlich und oft im Zerfall begriffen. Dazwischen die groß angelegten Kolchosbetriebe[25] mit ihren

25 Kolchos: landwirtschaftlicher Großbetrieb in der Sowjetunion.

leeren Ställen und zerbrochenen Maschinen. Brennende Getreideschober, wie Fremdkörper im Gelände anmutende Fabriken in amerikanischem Stil, zumeist zerstört, gesprengte Eisenbahngleise und -brücken. Und schließlich immer die gleichen Bewohner, ärmlich, zerlumpt, sklavenhaft.

Zeitweise geht es voran wie das wilde Heer, über die schlechten Wege oder querfeldein, steile Hänge hinauf oder hinab über schwache, zusammenbrechende Brücken oder durch die Bäche, die endlose Wagenkette der Division nach uns ziehend. Meist ist das Gelände völlig frei von Russen, was uns wundert, denn bald sind wir mitten im Industriebezirk. Wird aber der Feind gesehen, dann wird er gestellt, und es dauert nicht lange: Wieder ist der Weg frei. Wir bekümmern uns nicht weiter um ihn, mögen die nachfolgenden Regimenter ihn vernichten, falls er sich wieder sammelt. Wir haben unser weit gestecktes Marschziel zu erreichen. Hie und da schwenkt ein Zug oder eine Kompanie seitlich ab, eine Ortschaft am Wege nach Feind zu durchsuchen, ihn zu vernichten oder gefangen zu nehmen, um sich dann wieder der Marschkolonne einzugliedern. Es sind meist nur kleine zersprengte Trupps vom zurückweichenden Feind, die einen ernsteren Widerstand nicht wagen. So geht es unaufhaltsam, und weit hinten am Horizont sehen wir die benachbarte Marschkolonne, die uns gleich auch nach Osten drängt.

Der Russe bezeichnet seinen Weg durch Feuersäulen. Er zieht kurz vor uns her oder versucht, seitlich zu entkommen. Gelegentlich fährt ein Geschütz in Stellung, feuert uns ein paar Granaten vor die Nase, ehe auch es zu entkommen sucht. Es ist kein geordneter Rückzug. Wagen auf Wagen bleibt zurück, mit leerem Tank, mit gebrochener Achse, mit erschossenem Fahrer oder im Sumpf festgefahren. Kisten werden abgeworfen, weil sie zu schwer sind. Pferde erschossen, die nicht mehr weiterkönnen. Traktoren bleiben reihenweise am Weg zurück. Auch große Viehherden, die nicht

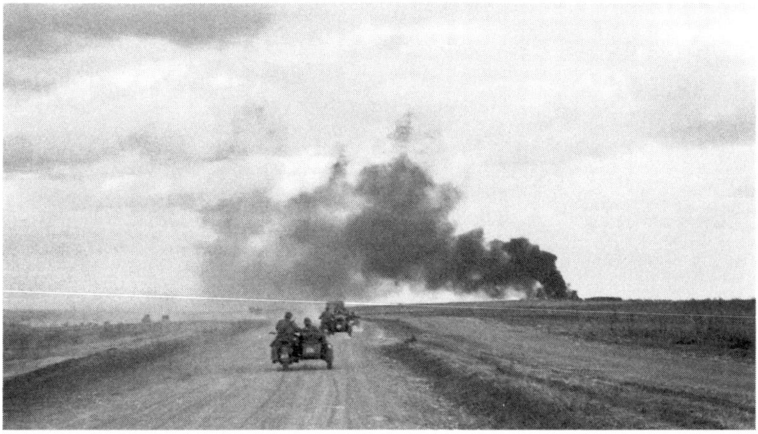

Fahrt durch Feuersäulen

mehr weiter mitgeführt werden können, stehen abgemagert, hungernd und frierend am Wege.

Jetzt haben wir die Aufgabe, einen Brückenkopf[26] über den kleinen Fluss bei K.[27] zu bilden. Der Fieseler Storch[28], der »sture Heini«, wirft eine Meldung ab: Folgen Sie, ich führe Sie zur Brücke. Wir schwenken links ab und sehen bald unter uns die einzige Brücke liegen. Die Gegend ist feindbesetzt. Man vermutet sogar stärkere Kräfte. Wir halten hinter der Höhe und schwärmen aus. Dann beginnt der Angriff in breiter Front. Jetzt kommen von links über die Höhe unsere Panzer, ungezählte Stück, und von der anderen Seite ein Infanteriebataillon. Woher sie kommen, wer weiß es? Auf einmal sind sie da, pünktlich zum Angriff. Der Russe packt seine Klamotten und geht stiften bei diesem Anblick gesammelter Kraft. Fast ohne Kampf wird diese wichtige Stellung genommen. Ein kurzer Gruß seiner Artillerie, hartnäckig auf leere Stellen im Gelände gesetzt, dann verschwindet er im Norden.

26 Befestigung zur Sicherung eines Flussübergangs.
27 Kumakove.
28 Fieseler F 156 Storch: propellerbetriebenes, deutsches Schnellstartflugzeug.

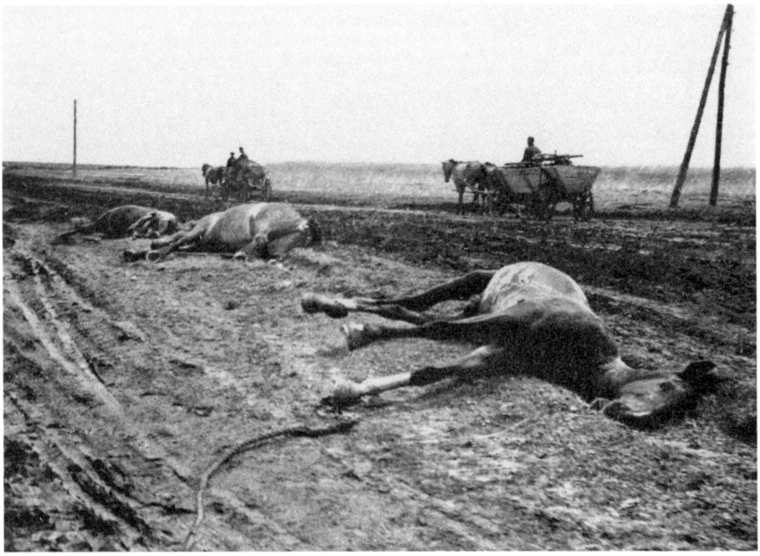

Erschossene Pferde am Wegesrand

Wir sammeln auf dem gegenüberliegenden Ufer, aber nicht zur Ruhe. Ein neues Ziel für uns, 50 Kilometer weiter. Am Abend kommen wir, nach Überwindung erheblicher Schwierigkeiten im Gelände, am bezeichneten Ort an. Wir beziehen Quartier. Die Nacht ist warm. Das Wetter schlägt um, es regnet in Strömen. Kein Weg ringsum. Verbindung nach hinten abgeschnitten.

Kosakenregimenter[29] tauchen um uns auf. Wir sichern unsere Stellung und bilden wieder einen Igel. Wagen, die von hinten kommen, werden überfallen und müssen herausgehauen werden.

Auch heute Nacht kann man mit einem Angriff rechnen. Die Züge liegen alarmbereit. In der Ferne einzelne Artillerieschüsse von uns und vom Russen. Nachtflieger sind jetzt zahlreicher beim Russen, wahrscheinlich Amerikaner[30]. Sie brummen umher und werfen ver-

29 Kosaken: Freie russische und ukrainische Krieger in Reiterverbänden.
30 Amerikanische Flugzeugtypen.

einzelt Bomben. Man gewöhnt sich auch an solche Situationen und lässt sich die Nachtruhe nicht stören. Morgen früh soll es weitergehen! Hauptsache, das Wetter ist wieder gut, die Wege sind wieder fahrbar, es friert.

Mit herzlichem Gruß,
Helmut.

16. Oktober 1941

ES GEHT MIR GUT

Liebe Erna,
beiliegend das Abzeichen eines russischen Kommissars im Offiziersrang, von mir erbeutet, bitte aufbewahren! Außerdem Wassermelonenkerne, die wir einmal selbst zu pflanzen versuchen wollen.

Es geht mir gut. Zwar haben wir fast täglich Gefechte, aber unsere Verluste sind gering. Der Russe hat anscheinend nur noch ganz jung ausgebildete Armeen zur Verfügung, die sehr tapfer kämpfen, aber wenig geübt sind. Heute Morgen haben sie unseren Vormarsch südlich des Industriegebietes[31] dank eines starken Angriffs aufhalten wollen, an dem auch Kavallerie beteiligt war. Bei der starken Bewaffnung, die wir mit uns führen, war der Angriff erfolglos und hat sie schwere Verluste gefordert. Nur die Flieger sind noch zahlreich, aber ihre Qualität lässt nach. Neuerdings sind einige Amerikaner dabei, aber die machen die Suppe auch nicht fett. Wir rechnen mit baldigem Kriegsende, wenigstens soweit es Russland betrifft.

Euch herzliche Grüße,
Euer Helmut.

31 Um Stalino (= Donezk).

18. Oktober 1941

SINNLOS: DIE INFANTERIE GREIFT MIT SÄBELN AN

Hätte uns der Abmarschbefehl, wie er eigentlich sollte, eine Stunde früher erreicht, wir wären vielleicht in eine schwierige Lage geraten. Irgendwo musste der Widerstand der Russen ja einsetzen, wollten sie nicht das ganze Industriegebiet hier unten einfach preisgeben. Dass er aber erst so spät hier unten, erst nördlich der Hafenstadt Taganrog, beginnen werde, überraschte uns doch. Hier hatte der Russe einen U-förmigen Hinterhalt gestellt, gehalten von starken Infanteriekräften. Als wir in das Tal vorgefahren waren, erhielten wir plötzlich von allen Seiten starkes Feuer von eingegrabenen Schützen und MGs, die wir nur schlecht ausmachen konnten. Die Kugeln pfiffen in allen Tonarten von vorn, rechts und links. Auch schwerste Artilleriekräfte und Paks mischten sich ein. Die Lage war zunächst brenzlig.

Aber, wie gesagt, wir waren verspätet aufgebrochen, und ganz dicht hinter uns kamen die Hauptkräfte der Division: motorisierte Infanterie, Panzer und Artillerie. Die Panzer fuhren sofort bis dicht an unsere Stellungen vor, schützten außerdem die Flanken und eröffneten ein gut liegendes Feuer auf die Stellungen der Russen. Gleichzeitig fuhren die Reihen der Artillerie auf und setzten ihre

Granaten immer dorthin, wo die Russen sich ansammelten, um einen Stoß auszuführen. Man sah bald, einer solchen Kräftekonzentration konnte der Russe nicht standhalten. Ein Geschütz nach dem anderen, eine Pak nach der anderen verstummte. Ich lag etwa in der Mitte des Kessels und konnte alles recht gut beobachten.

Plötzlich erschien über dem Hügel, der die linke Seite begrenzte, eine russische Infanterieschwadron, Attacke gegen unsere Mitte reitend mit geschwungenem Säbel. Eigentlich ein schönes Bild. Mit dem Fernglas konnte man Einzelheiten sehen.

Man wurde an Schlachtbilder aus dem 70er Krieg[32] erinnert. Aber welch ein Unsinn, diese Attacke! Zwar waren wir hier wohl etwas schwach durch Schützen gesichert und ich holte für alle Fälle meine Maschinenpistole aus dem Wagen – aber die Panzer! Sie machten seelenruhig nur eine kleine Schwenkung nach links, dann ein paar MG-Garben[33], und in wenigen Sekunden lösten sich die

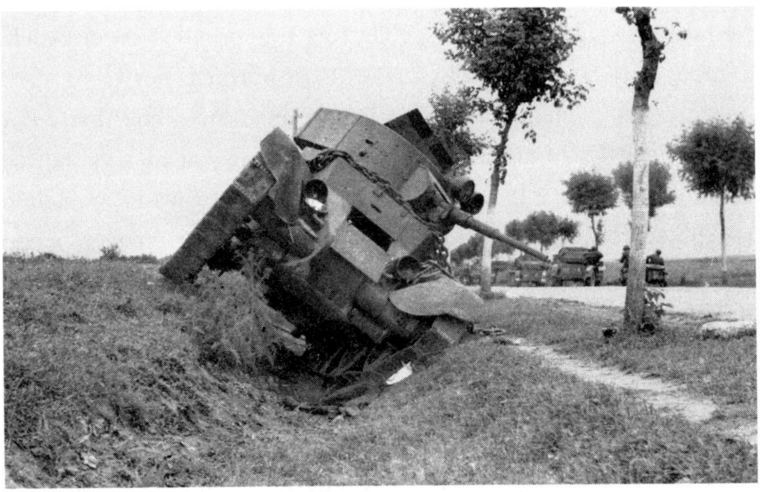

Ein vom russischen Rückzug liegengebliebener Panzer BT-7

32 Deutsch-Französischer Krieg zwischen 1870 und 1871.

33 Garbe: Feuerstoß.

Reihen auf. Die Reiter stürzten von den Pferden, und nur noch ein wirrer Haufen strömte zu Fuß über den Hügel zurück. Aber auch ohne Panzer hätten wenige MGs die Reiter aufgehalten. Wir fanden die übrig gebliebenen Pferde später im Gelände weidend. Nach zweistündigem Kampf sahen die Russen ein, dass sie nichts ausrichten konnten, und zogen sich zurück. Sie haben viele Tote und Verwundete liegen lassen müssen.

Wie wir durch Gefangene erfuhren, waren es ganz neu aufgestellte Regimenter, die hier ihre Feuertaufe erhielten, erst zwei Monate unter Waffen. Sie haben sich fürs Erste blutige Nasen geholt. Wir aber haben kaum nennenswerte Verluste gehabt, nur einige Verwundete. Unsere Kompanie kam sogar ungeschoren heraus. Wir schließen, dass der Russe über bessere Truppen nicht mehr verfügt. Auch hören wir, dass der Russe bereits damit beginnt, im Industriegebiet Sprengungen auszuführen. Also gibt er es schon halbwegs verloren. Die nächsten Tage werden es zeigen.

Die Witterung ist uns bis jetzt günstig geblieben, und zwar kühl aber trocken. Heute hatten wir sogar einen richtig schönen, warmen Herbsttag.

Es grüßt herzlich,
Helmut.

19. Oktober 1941

UKRAINISCHE HÄUSER: WO LIEBE, DA GLAUBE

Nur fünf Kilometer sind wir am folgenden Tag marschiert, eine nördliche Sicherung am Orte Gr.[34] zu übernehmen. Am frühen Mittag kamen wir an, gingen zunächst in Stellung außerhalb des Ortes. Bezogen aber dann, als vom Feinde nichts mehr zu sehen war außer kleinen versprengten Trupps, im Orte selbst Quartier, einige Züge als Sicherung zurücklassend.

Gr. ist ein kleiner Ort abseits von Bahn und Straße. Außer den Lehmhütten gibt es dort kaum Bauten, insbesondere keine Fabriken und Kolchosbetriebe, wenigstens nicht in der Nähe des Ortes. Dagegen ragt eine große Kirche Dom-artig auf dem Marktplatz empor, kündend von vergangener Zeit. Ihr Glockenturm ist, wie überall, abgetragen. Das Gewölbe des Schiffes steht aber noch, wenn auch verfallen. Und innen ist die Kirche völlig geleert, weiß übertüncht und durch Zementmauern in einzelne Kammern geteilt. Diese sind mit Getreide, Sonnenblumensamen und Rapssamen gefüllt. Nur an der Decke des Gewölbes sehen, ernst und verständnislos, die Heiligenbilder herab, die man offenbar nicht

34 Vermutlich Grekowo-Balka.

erreicht hatte. Sonst ist mit Sorgfalt alles entfernt, was an eine Kirche erinnern könnte.

Wir haben die Kirche der Bevölkerung geöffnet, und diese hat sofort damit begonnen, in Säcken, Schubkarren und Wagen die Getreideschätze für den eigenen Bedarf herauszuholen. Der Hauptmann bestimmte für sich und die Kompanietruppe ein größeres Gebäude, ich wählte ein kleineres Bauernhaus für mein »Aspirin-Geschwader«. Die Züge lagen anschließend. Alles musste ja dicht beieinanderliegen für den Fall des Alarms.

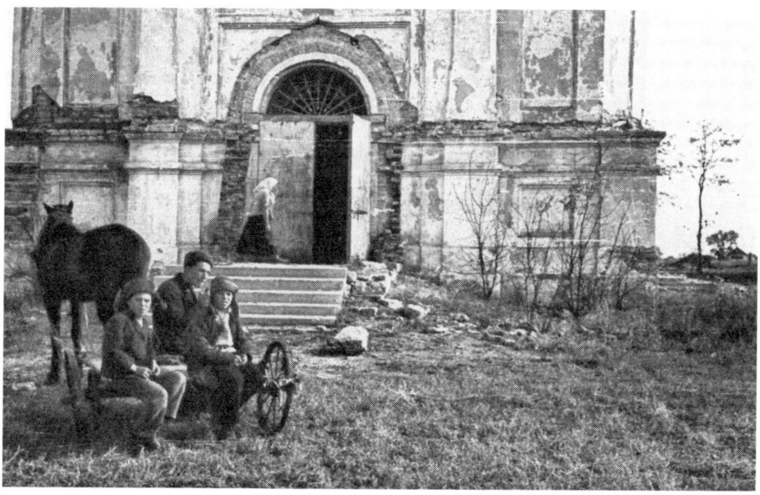

Dorfbewohner versorgen sich mit Vorräten aus der Kirche.

Es war noch früh am Tag, und voraussichtlich würden wir an diesem Tag in Ruhe bleiben. Also beschlossen wir, uns erst einmal gründlich zu waschen, und dann sollte ein Festmahl bereitet werden. Feuer war im Lehmherd schnell (mit Stroh) angezündet, das hier neben Sonnenblumenstielen fast ausschließlich zur Feuerung dient, für den Winter backt man es mit Erde und Kuhdünger zu backsteinförmigen Klötzen zusammen. Wasser wurde aufgestellt, und dann begann die Generalreinigung. Allerdings mussten wir zuvor mehrmals unseren Gastwirt nebst seiner Frau, Töchtern und Kindern aus dem Zimmer werfen, die sich immer wieder neugierig herandrängten, und schließlich den Türrahmen mit einer Zeltbahn verhängen. Eine Tür war nicht vorhanden. Auch den Raum haben wir erst einmal von den zerlumpten Kleidern und Mänteln ausgemistet und vor allem die als Matratzen über den Stahlbetten liegenden Strohgeflechte und Lumpen, sowie Leinen und Decken entfernt.

An der Wand fiel uns ein Engelsbild auf mit der Aufschrift: »Wo Liebe, da Glaube, wo Glaube, da Friede.« Wir erfuhren, dass dieses Bild, sowie auch ein Spiegel, eine Uhr und wohl auch eine Schubladenkommode aus dem deutschen Nachbardorf stammten. Die Einwohner dort, Männer, Frauen und Kinder, sind von den Russen restlos verschleppt worden. Ihre Wohnungen wurden dann von der russischen Bevölkerung geplündert. Sie sagten sich wohl, dass von ihnen kaum jemand zurückkehren werde.

Nun hatten wir uns von Kopf bis Fuß gewaschen und frische Wäsche angezogen. Endlich hatte man auch wieder warme, trockene Füße, kurz: Man fühlte sich wie neugeboren. Ein Bad mit fließendem warmem Wasser kann nicht so schön sein wie eine solche Wäsche über dem Eimer. Die schmutzige Wäsche haben wir dann sofort in den Eimer gesteckt und zusammen mit einem Stück Seife der Dame des Hauses in die Hand gedrückt, die sich auch, wie selbstverständlich, sofort ans Waschen begab. Bis zum Nachmittag war die Wäsche schon trocken und auch gebügelt.

Ich aber hielt mit meinen drei Kumpanen Ratschlag, was jetzt zu tun sei. Das warme Mittagessen holten wir uns jetzt noch aus der Feldküche, denn das pflegte immer sehr gut zu sein. Für das kargere Abendmahl wollten wir uns einen Braten machen. Am nahen Bach hörten wir Gänsegeschnatter. Also die Maschinenpistole geschultert und an den Bach gepilgert. Dort saßen sie, vielleicht 50

Stück, herrenlose Kolchosgänse. Ich suchte mir die zwei fettesten heraus und erlegte sie, eine für uns und eine für unsere Wirtsleute. Sie zu schießen war leicht, aber dann mussten wir noch an das andere Ufer, die Gänse holen. Die einzige Brücke war vermint, durchwaten konnte man nicht. Es blieb uns nichts übrig, als einen Umweg von einer halben Stunde zu machen, um über einen Steg die 30 Meter von uns liegenden Gänse zu holen.

Ich habe übrigens bei dieser Gelegenheit gesehen, was ich schon wusste, dass ich kein Jäger bin. Es macht mir keine Freude, Tiere zu schießen. Ich hätte sie lieber laufen lassen, wenn wir nicht einmal gern gut gegessen hätten. Andere Kameraden zogen aus, eine Gans zu schießen, kamen aber mit vieren zurück, die sie gar nicht gebrauchen konnten, nur aus Lust am Schießen. Kein guter Jäger sein heißt aber – das glaube ich beobachtet zu haben – kein guter Soldat zu sein. Krieg und Jagd sind einander ähnlich. Es gibt Kameraden, die sind so leidenschaftlich im Kampf wie auf der Jagd. Es sind die besten Soldaten, draufgängerisch und furchtlos, und sie leisten sich die tollsten Stückchen, an die unsereiner gar nicht denkt. Furchtlos bin ich auch, aber ich spiele Soldat aus Pflichtgefühl, und jeden Augenblick würde ich gern die Pistole tauschen mit dem chirurgischen Messer des Arztes.

Die Frau rupfte uns die Gans, meine Kumpane schälten Kartoffeln, und schon am frühen Nachmittag gab es ein Brutzeln und Schmurzen in allen Pfannen, dass einem das Wasser im Munde zusammenlief. Und dann die Speisekarte: gebratene Gänseleber vorweg, dann – eine Stunde später – Ganssuppe mit Einlage, Brot mit Gänsefett und schließlich der Gänsebraten.

Mein Fahrer, der gesprächige Kraus aus Bonn, seines Zeichens Friseur, der aber auch Gedichte schreibt, erwies sich als fabelhafter Koch, indem er nicht allein das Brutzeln versteht, sondern auch auf der Skala der Gewürze – Zwiebel, Paprika, Pfeffer usw. – zu spielen weiß. Als wir vom Mahl mit triefenden Händen aufstehen, Teller hatten wir nicht, Besteck auch nicht mehr, ist die Gans alle, die Bäuchlein aber wohl gefüllt. Und wir gedenken, einen tiefen Schlaf zu tun. Da es schon um 5 Uhr dunkel ist, liegen wir bereits um 7 Uhr in sämtlichen Betten, das heißt ich auf der leeren Stahlmatratze und meine Genossen auf Strohlager auf der Erde.

Leider haben wir uns schwer getäuscht. Dass es in dem Raum, der sich nicht lüften lässt, weil alle Fenster fest eingebaut sind, unangenehm heiß war, wäre nicht das Schlimmste gewesen. Der viel benutzte Ofen nahm nämlich die halbe Wand des Zimmers ein. Auch nicht, dass die vielköpfige Familie aus der Küche, wo sie alle schliefen, bis herüber stank. Aber dieses Ungeziefer! Schon vieles bin ich gewöhnt. Allein ein dutzend Wanzen und Flöhe auf meiner Decke und am Körper fangen zu müssen, geht über die Gemütlichkeit. Wann ich auch meine Taschenlampe anknipste, immer fand ich ein oder zwei von diesen niedlichen Tierchen. Wo die nur herkamen? Bis etwa um 3 Uhr des Morgens habe ich kein Auge zugemacht. Wie schwierig die Jagd ist, wenn man in voller Garnitur im Bett liegt – wir hatten ja Alarmquartiere – kann man sich vorstellen. Dann muss ich doch noch eingeschlafen sein, war aber froh, als wir um 6 Uhr zum Aufstehen geweckt wurden. Ehe wir dann abrückten, habe ich mir doch noch das Bettgestell genauer betrachtet. Kein Wunder! In den wenigen Gelenken und Vertiefungen des Eisengestells saßen, dicht gedrängt, massenweise die Wanzen und Flöhe samt ihren Eiern als gemütliches Stillleben. Da floh der Gast mit Grausen!

Mit herzlichem Gruß,
Helmut.

21. Oktober 1941

RESIGNATION: ENTWAFFNET UND ZURÜCKGESCHICKT

Wir beziehen Quartier im Dorf. Dorf kann man es kaum nennen, denn es sind nur ein paar dürftige Hütten, darunter einige Steinhäuser, wohl deutschen Ursprungs, aber nach russischem Geschmack umgebaut: Hühnerstall vor dem Eingang, Fenster zugemauert und innen Dreck über Dreck. Alles verwanzt, verlaust. Nun, wir beziehen dieses Quartier, räumen heraus, was herausgeworfen werden kann und reinigen die Zimmer so gut es geht. Draußen regnet es, und ein kalter Wind bläst durch die herbstliche Landschaft. Da ist es doch besser in diesen Löchern menschlicher Behausung.

Kaum sind die Wagen untergestellt, da pfeifen die Kugeln durch das Gebüsch. Von einer kleinen Anhöhe kommen die Schüsse. Zunächst einmal Deckung hinter den Häusern. So sehen wir uns das Spiel eine Weile an. Die Störung ist nicht ernstlich, aber es ist eine Störung. Die Kompanie tritt zum Angriff an. Weit ausgeschwärmt geht die Schützenreihe langsam gegen die Höhe vor. Aus der Dorfecke feuert unsere Flak über die Höhe. »Köpfe weg«, heißt das dort oben. Dann setzen von links unsere schweren MGs ein und bestreichen ebenfalls den Höhenrand. Das feindliche Feuer hört jetzt auf.

Zum Überfluss rücken jetzt auch noch unsere gepanzerten Spähwagen in die Reihen der Schützen und befeuern jedes Nest, wo sich ein Russe zu zeigen wagt, mit ihren MGs. Ein mustergültiger Angriff! Ich gehe als Arzt, etwa 100 Meter von der Linie abgesetzt, mit vor, kann aufrecht gehen, denn es schießt kaum noch. Jetzt sind die ersten Schützen in die feindlichen Linien eingedrungen, Handgranaten platzen, Pistolenschüsse. Dann Rufen und Winken: Einzeln und zu zweit und zu dritt kommen die Russen hervor aus ihren Löchern, mit erhobenen Händen. Sie werden entwaffnet und zurückgeschickt.

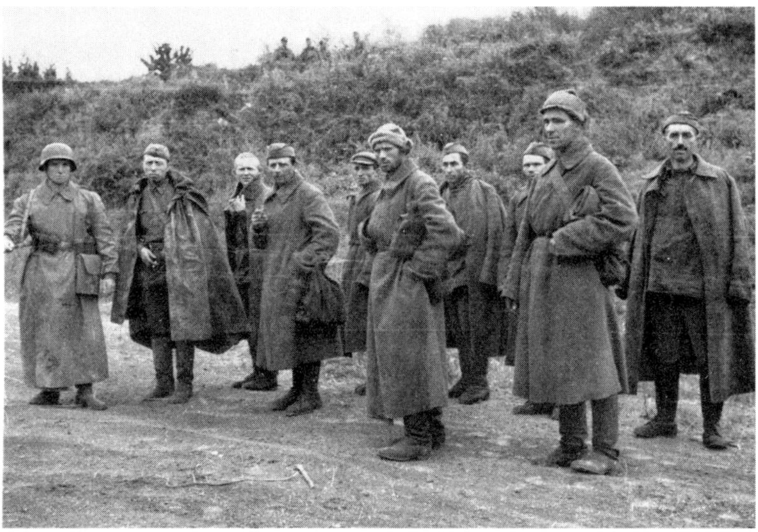

Entwaffnete Soldaten des Feindes

Als sie sehen, dass ihnen nichts geschieht, kommen immer mehr hoch, schließlich sind es über 50 Mann mit mehreren MGs. Sie lagen gut getarnt unter Strohbündeln in ihren Löchern. Einzelne sind noch hochgekommen, als unsere Schützenreihen bereits vorbei waren. Wenige Meter vor mir standen sie urplötzlich auf.

Wie hätte man diese Höhe verteidigen können! Aber es ist kein Kampfgeist mehr bei den Russen. Wir haben keinen einzigen Verwundeten.

Herzlichen Gruß,
Helmut.

23. Oktober 1941

UNGEZIEFER: SIE STECHEN, WANN IMMER SIE HUNGER HABEN

Flöhe, Wanzen, Läuse und nun auch Krätze! Es ist ja auch nicht zu verwundern. Kommt man endlich an einem Ort zur Ruhe, und es werden einem Quartiere zugewiesen, ob für Stunden oder für Tage – man weiß es nicht – dann kann man nicht lange wählen. Die Orte sind klein, die Männer zahlreich, der Bezirk, der zugewiesen wurde, eng begrenzt, das Wetter kalt. Man selbst hungrig, man kriecht unter, wo man irgend kann.

In der vermieften Stube liegen in der einen Ecke die Bewohner auf ihren vor Dreck starrenden Betten. Man wirft sie hinaus mitsamt Betten und Decken, der Boden wird notdürftig ausgekehrt, Stroh drauf und hingehauen! Oder wir kommen bei tiefster Dunkelheit und längerer Irrfahrt in einem Kolchoshof an, ziehen dort ein, weil es keinen Sinn hat weiterzufahren. Es ist nur ein Haus da (für den Kommandeur) und die Ställe. Lange wählen darf man nicht, sonst kommt man zu spät bei etwa 800 Mann! Also Stroh in eine Ecke, Gummimantel darüber, in eine Decke gewickelt und geschlafen.

Denn vor Tagesanbruch geht es weiter. Wir stehen ungetarnt dicht am Feind. Man liegt so eng aneinander, dass man sich kaum

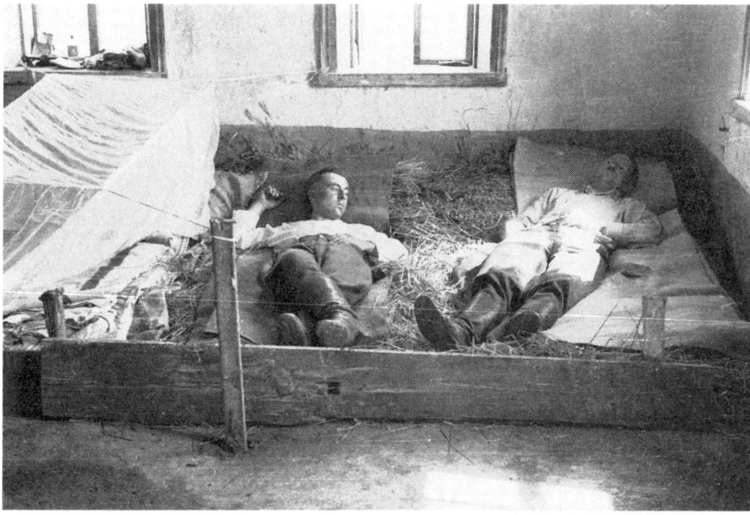

Verflohtes Landser-Nachtlager

rühren kann, und hat es doch noch besser als die Kameraden, die draußen in Wind und Wetter ihre Wache stehen müssen.

Da ist es gut, Regeln der Hygiene aufzustellen. Allmählich aber sicher verfloht, verwanzt, verlaust, verkrätzt, einer nach dem andern, die ganze Truppe. Man findet sich damit ab! Früher – es ist schon Wochen her – habe ich mit der Taschenlampe in der Hand nach jedem Ungeziefer höchstpersönlich gesucht. Mit dem Ergebnis, einige Dutzend Wanzen und Flöhe vernichtet, die Nacht aber auch kaum geschlafen zu haben. Jetzt lasse ich sie stechen, ich kann's nicht hindern. Wenn sie genug gestochen haben, werden sie von selbst wieder aufhören. Man gewöhnt sich an alles. Glücklicher Umstand noch, wenn man des Morgens genügend Zeit hat, eben Hemd und Hose nachzusehen und auszuschütteln. Meist aber heißt es morgens: Aufstehen, fertigmachen, aufsitzen, abfahren. Kaum bleibt einem Zeit übrig, die Klamotten zusammenzupacken. Russland!

Man kann es nicht bestreiten: Es kommt diesen kleinen Tierchen, wenn man sie näher kennt, ein gewisser Persönlichkeitswert zu (gerade hole ich dieses Musterexemplar eines Flohs, beigeklebt, aus meiner Unterhose). Der Floh zum Beispiel, das temperamentvollste Tierchen der Sammlung ist allgegenwärtig. Ob Tag oder Nacht, ob warm oder kalt, ob du dich in einem Zimmer oder im Freien auf der Erde oder im Krad niederlässt, immer ist er bereit, dich mit seinem Besuch zu beehren. Er klettert dann mit List und Tücke am Kragen, am Gürtel, an den Schuhen in die Kleidung und bekundet seine Gegenwart durch einen brennenden Stich bald hie bald dort, der rasch zu einer schönen Quaddel anläuft. Man kann, wenn man aufmerksam ist, genau verfolgen, wo er herumwandert. Ihn aber auch, wenn man Zeit dazu und Gelegenheit hat, an dieser Stelle leicht fangen, denn er krabbelt meist und springt nur dann, wenn er erschreckt wird. Also vorsichtig, schleichend auf die Jagd gegangen und, schwupp, hast du ihn. Aber wenn er genug gestochen hat, dann hört er von selber auf, verkriecht sich in einer Falte oder springt auch wieder ab, fängt sonst aber am nächsten Tag wieder zu stechen an, wenn er Hunger hat. Im Übrigen ist er harmlos, man kann sich mit ihm befreundet. Kratzt man an den Stichen nicht herum, sind sie in einem Tag verschwunden, jucken überhaupt nur eine viertel Stunde lang.

Anders die Wanze! Sie scheut, wie ein Dieb, das Licht des Tages, um nur des Nachts aus ihrem Versteck hervorzukriechen. Man braucht zum Beispiel nur das Licht des Nachts brennen zu lassen, und keine anständige Wanze wagt sich hervor. Sie kann es sich nicht erlauben, ist zu groß, zu unbeholfen. Außerdem ist sie faul. Sie sticht nur dort, wo die Haut freiliegt, an Händen, an Hals und Gesicht und an den Füßen und Beinen. Nur ausnahmsweise wagt sie sich in die Kleidung hinein. Am Körper bevorzugt sie die glatte, unbehaarte Haut, weil sie ihren schweren Körper durch das Gestrüpp der Haare schlecht schieben kann. Fühlst du an den Fingern, den Zehen, den Handgelenken oder am Hals einen intensiv juckenden Stich, dann kannst du beruhigt feststellen: Es ist eine

Wanze. Knipst man dann eine Taschenlampe an, dann kann dieses Tierchen mit bewundernswerter Schnelligkeit davonlaufen. Aber doch nicht schnell genug, um es nicht noch – falls du flink genug bist – zu erwischen. Ist man aber nicht flink genug, dann hat sie sich vor dem Lichtschein verkrochen, ehe man sich die Augen ausgerieben hat. Und daher kommt es, dass die meisten meiner Kameraden abstreiten, jemals von Wanzen befallen worden zu sein. Der Wanzenstich hat die unangenehme Eigenschaft, tagelang als geröteter, verhärteter Quaddel zu halten und von Neuem zu jucken, wenn man daran herumkratzt.

Aber auch das Wänzlein ist ein harmloses Tierchen. Es ist geradezu belustigend, sie in ihren Brutstätten, zum Beispiel in den Winkeln der Bettgestell-Unterseiten aufzusuchen, wo sie dicht gedrängt mit zusammengesteckten Köpfen beieinander hocken und hilflos hin und her krabbeln, wenn sie das Licht des Tages unversehens überflutet.

Wieder anders die Laus. Man sieht sie nicht, man spürt sie kaum, und doch ist sie da. Abends und besonders des Nachts juckt einem das Fell an allen nur denkbaren Stellen, nicht viel, eben merklich, aber es juckt. Sieht man nach, dann findet man auf der Haut einen Herd von kleinsten, punktartigen Stichen. Und hat man sehr viel Glück, dann findet man an der entsprechenden Stelle, in den Maschen des Hemdes, beziehungsweise der Unterjacke oder -hose verkrochen und versteckt die kleine, schmale, durchsichtige, unbewegliche Laus. Dort sitzt sie vergnüglich und holt sich hie und da einen Tropfen Blut aus der Haut. Daher nie ein einzelner Stich, sondern immer gleich viele beieinander.

Eine Schwalbe macht keinen Sommer, aber eine Laus die Verlausung. Denn in 14 Tagen legt sie 3000 Eier, und theoretisch hat sie demnach in vier Wochen 90.000 Nachkommen, also eine Läusegroßstadt. Viele merken die einzelne Laus nicht, sondern erst die Nachkommen und wundern sich, wenn plötzlich alles wimmelt.

Leider hat die Laus als Überträger des Fleckfiebers eine ominöse Nebenwirkung. Aber wie soll man sich vor der Laus schützen, wenn die Kameraden, alle, ohne Ausnahme, mit denen man Seite an Seite schläft, verlaust sind. Bis jetzt sind mir aber noch keine Fleckfieber-Fälle in meiner Umgebung bekannt geworden.

Und schließlich die Krätze (Scabies). Die wird durch Milben hervorgerufen, die sich, mikroskopisch klein, in die Haut eingraben. Weiß der Teufel, wo diese herkommen, aus dem Stroh oder dem Boden oder sonst woher. Wenn der ganze Körper anfängt zu jucken, besonders des Abends, wenn man sich schon warm eingewickelt zur Ruhe legt und wenn sich kleine Pickel überall ausbreiten, dann ist es so weit. Was hilft es, sich fast täglich abzuseifen, wenn die einzig wirksamen Medikamente allmählich ausgehen!

Ich habe nun dies alles persönlich kennengelernt. Vielleicht gehört es dazu, zu einem Krieg in Russland.

Es grüßt herzlich
Helmut.

23. Oktober 1941

MENSCHENLEERE: NUR TOTE KÜHE UND SCHWEINE

Wir fahren in ein Dorf ein. Die breite, gerade Dorfstraße ist – welch ein ungewohnter Anblick in Russland – auf beiden Seiten von einem gepflasterten Bürgersteig begrenzt und von hohen, alten Pappeln und Birken eingerahmt. Wohlgeordnet reihen sich die Häuser zu beiden Seiten an, davor Obstgärten mit Apfel-, Pflaumen- und Aprikosenbäumen, sauber abgegrenzt durch Zäune aus geschichteten Steinen. Die Häuser selbst sind ebenfalls großenteils aus behauenen Steinen gebaut, schindel- oder ziegelgedeckt, mit Dachrinnen, verzierten Fensterrahmen und gestrichenen Läden. Tritt man in ein Haus, so erkennt man sofort die ungewöhnliche, stabile Bauart: Hohe große Räume, geölte Holzfußböden, gestrichene Decken über schweren Holzbalken, saubere Wände, gut gezimmerte Betten und Schränke, ja, sogar ein Harmonium[35] steht in der Stube. Und hier der Wandspruch: »Was Du tust, soll in Liebe geschehen.« Kurz, es ist ein deutsches Dorf, das wir betreten, hier weit in Russland dicht an der Süd-Nord-Ölleitung. Über dem Giebel des Hauses steht: »J. Weker, 1909«.

---

35 Ein Tasteninstrument des 19. Jahrhunderts mit schwingenden Metallzungen.

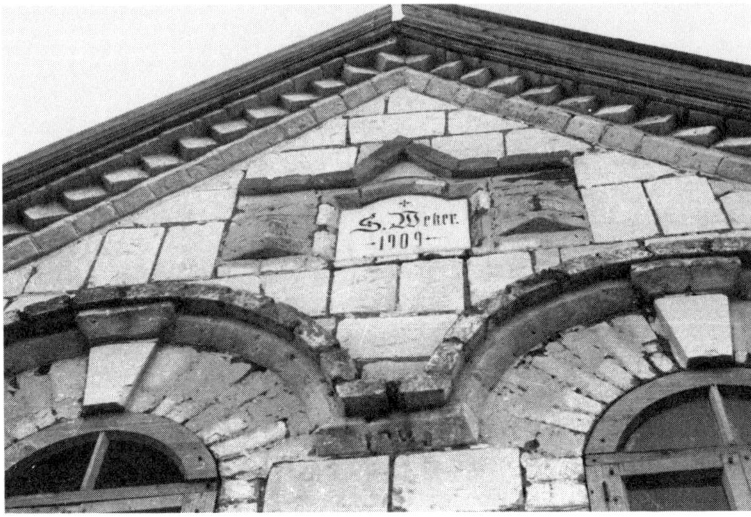

Haus eines deutschstämmigen Ukrainers

Ich gehe in eines der anderen Häuser. Es ist von außen ähnlich anzusehen. Große Scheune, ein Pferdezwinger und die zahlreichen Ställe für Pferde, Kühe und Schweine, die dem Gehöft angebaut sind, zeugen davon, dass man es hier zu Wohlstand gebracht hat. Ein tiefer, gemauerter Brunnen steht sauber mitten im Hof. Weiter unten steht eine große, lichte Schule mit der Jahreszahl 1907. Sie hat Doppelfenster, Holzfußböden, große Öfen und bezeugt, dass für die Erziehung der Kinder der kleinen Siedlung gesorgt war.

Aber im Innern ist alles verwüstet. Die Öfen sind zerstört, die Herdplatten herausgerissen, aus den meisten Häusern sämtliches Inventar entfernt, das Übrige kleingeschlagen. Und das ganze Dorf ist wie ausgestorben. Kaum ein Mann, kaum eine Frau, keine Kinder sind mehr da, kein Pferd, keine Kuh, kein Huhn. Der alte, ehemalige Kuhhirt, ein Russe, erzählt: Mitte September seien Kommissare gekommen und hätten zuerst die Männer, später alle Frauen und Kinder fortgeführt – nach Sibirien! Nur wenig hätten sie mitnehmen können.

Er führte mich an den nahen Bach. Dort lagen verendete Kühe und Schweine in Reihen. Das sei der Rest des verirrten Viehes, das zurückgeblieben und ohne Pflege zugrunde gegangen sei. Alles andere habe man weggetrieben. So, wie hier die Kühe liegen, sagte er, so werden in Sibirien die Männer, Frauen und Kinder liegen, denn bei der Kälte, ohne Winterkleidung und Nahrung, seien sie alle dem sicheren Tode ausgeliefert. Kaum einer werde zurückkehren. Man wisse nicht, wohin sie getrieben seien. Männer, Frauen und Kinder in verschiedene Gegenden. Kaum waren die Deutschen weg, so sagte er weiter, da seien die russischen Bauern gekommen aus den umliegenden Dörfern und haben die Wohnungen geplündert, ausgeraubt bis auf das Letzte.

Ich gehe durch die Häuser. Die meisten sind tatsächlich leer und verwüstet. Sogar die Herdplatten hat man von den Öfen gerissen und die Kamine verwüstet, die Getreidevorräte ins Freie geschüttet, soweit man sie nicht mitnehmen konnte, das Geschirr zerschlagen. Ein Bild sinnloser Verwüstung. Nur einzelne Häuser sind in ihrer Einrichtung erhalten geblieben, die von russischen Familien, welche sich hier schnell eingenistet haben, bewohnt werden. Sie haben ein schlechtes Gewissen – man sieht es – und halten sich scheu in Deckung. Dieses Dorf, aufgebaut in generationenlanger Arbeit: ein Bild des Grauens!

Dass man die Männer entfernte, mag noch verständlich erscheinen, dass man aber auch Frauen und Kinder verschleppte, um sie dem sicheren Tode preiszugeben, ist durch nichts zu begründen. Es ist der Ausdruck dieser sadistischen asiatischen Gesinnung, die an den Ohnmächtigen Rache übt, weil sie unseren Waffen nicht gewachsen ist. Sie gönnt den deutschen Familien nicht die Freude, auf die sie seit Jahrzehnten hofften: deutsche Soldaten einziehen zu sehen!

So wie hier, ebenso ging es allen deutschen Dörfern bis hinauf zur Wolga. Nichts ist von unseren Landsleuten übrig geblieben. Mit Ingrimm und Wut durchschreiten unsere Landser die leeren Stätten einst blühender deutscher Kultur. Hätten wir noch eines Ansporns bedurft – wir fänden ihn hier! Doch werden wir unsere deutschen Brüder je wiederfinden? Dreißig Millionen Verbannte soll es in Sibirien geben. Sie werden einst unseren Kampf gegen den Bolschewismus[36] bis zum letzten Bolschewisten weiterführen.

Es grüßt Euch herzlich,
Helmut.

36 Bolschewismus: von Lenin begründete marxistische Ideologie, die den Kommunismus als russische Staatsform forderte.

23. Oktober 1941

SOWJET-PROPAGANDA: MORDE UND VERGEWALTIGUNGEN

Heute Morgen kam hier ein Leiterwagen an, darauf zehn Männer: Zehn der verschleppten Volksdeutschen[37] sind zurückgekehrt. Unter ihnen befindet sich auch der Alexander Weker, in dessen Haus wir wohnen. Er ist sehr niedergeschlagen, denn seine Frau und drei Kinder sind von den Russen, wie alle andern, verschleppt worden. Aber sie hoffen, sich noch einmal wiederzusehen. Wir bestärken ihn in der Hoffnung, da viele Eisenbahnlinien von den deutschen Bomben zerstört sind, vielleicht, dass der Transport nicht durchgekommen ist.

Am Abend sitzen wir zusammen, und der Volksdeutsche erzählt uns. Am 15. September haben sich alle Männer melden müssen, wie man sagte, für den Militärdienst. Sie wussten aber, dass sie nach Sibirien verschickt werden sollten. Dann wurden sie in Eisenbahnwagen verladen, in jeden Wagen 150 Mann! Der Wagen wurde verschlossen und rollte ab, wohin, wurde nicht gesagt. So kamen sie mit der Bahn bis Rostow. Dort wurde der Transport gesammelt, es

37 Volksdeutsche: Bis Kriegsende eine Bezeichnung für Deutsche, die außerhalb der 1937 definierten Grenzen des Deutschen Reiches lebten.

waren 15.000 Mann, fast nur Deutsche. Einige Bessarabier[38] waren auch darunter. Dann lud man sie wieder in die Waggons. Aber der Transport ging überraschenderweise nicht östlich weiter, sondern nach Westen und Norden bis vor Kiew. Sie sollten sich bei den Schanzarbeiten um Kiew betätigen. Offenbar ist die Bedrohung Kiews unterdessen akut geworden. Als sie in einem Bahnhof von Kiew ankamen, war gerade ein Fliegerangriff der Deutschen. Unzählige Bomben seien in der Nähe des Bahnhofs gefallen, einige davon in einen Munitionszug.

In der daraufhin entstehenden Panik seien die 15.000 Mann auf das freie Land auseinandergelaufen. Aber es sei den Russen gelungen, sie am folgenden Tag nochmals zu sammeln. Kaum waren sie wieder beisammen, als ein neuer Fliegerangriff einsetzte. Jetzt ließ sich der Transport nicht mehr halten. Jeder floh, wohin er wollte, möglichst weit weg in die umliegenden Dörfer. Denn sie sagen sich: Bald müssen die Deutschen kommen. Tatsächlich kamen die deutschen Truppen bald von allen Seiten. Einzeln und in kleinen Trupps ist es ihnen gelungen, sich in die deutschen Linien durchzuschlagen. Nur wenige sind bei der Flucht erschossen worden. Von den deutschen Landsleuten wurden sie freudig empfangen und zum ersten Mal richtig verpflegt. Denn von den Russen erhielten sie nur eine Scheibe Brot und einen kleinen Fisch nebst Wasser täglich. Seit nunmehr 14 Tagen sind sie bei den Deutschen und haben sich, teils von ihnen mitgenommen, teils zu Fuß oder auf Pferdewagen, langsam bis in ihr Heimatdorf durchgeschlagen. Sie seien die Ersten, die Anderen würden allmählich noch kommen.

Nun finden sie ihr schönes Dorf verwaist und verwüstet, das Vieh vertrieben und getötet, die Erntevorräte geraubt. Aber sie sind guten Muts. Mithilfe der deutschen Soldaten werden sie das

38 Bessarabien: zum Schwarzen Meer hin gelegene historische Landschaft in Südosteuropa. Heute in Moldawien und der Ukraine liegend.

gestohlene Gut aus den Nachbardörfern wieder zusammensuchen. Wenn sie nur ihre Frauen und Kinder wiederfänden! Die Frauen und Kinder hat man, so haben sie von den Zurückgebliebenen gehört, 14 Tage später fortgetrieben. Die Kommissare hätten ihnen vorgetäuscht, man wolle sie zu ihren Männern nachbringen, die seien im Osten bereits neu angesiedelt. Zum Schein – denn man fürchtete offenbar einen offenen Aufstand – hat man eine genaue Schätzung des Gutes und der Habe vorgenommen: das Haus 20.000 Rubel (2000 Mark), eine Kuh 75 Rubel (7,50 Mark) und so weiter. Und den Frauen eine Quittung darüber ausgehändigt. Als man sie dann alle beisammen hatte, ließ man sie des Nachts in Wagen, die man aus der ganzen Umgebung zusammengezogen hatte, abfahren unter militärischer Bewachung. Die Quittungen werden natürlich niemals eingelöst. Selbst kranke Leute, Greise und Säuglinge mussten mitziehen. Eine Frau weigerte sich hartnäckig, sie wurde erschossen.

Auch russische Einquartierung hat das Dorf gesehen. Es waren Reste eines Reiterregimentes, an die 50 Mann. Sie erzählten, wie sie sagten, weinend, dass man sie gezwungen habe, vor einigen Tagen mit geschwungenen Säbeln gegen deutsche Panzer Attacken zu reiten. Die Kommissare hätten sie mit vorgehaltener Pistole dazu gezwungen. Die Verluste seien furchtbar gewesen, das Regiment sei fast vollständig vernichtet worden bis auf die 50 Mann, die hier einzogen. Siehe da, alte Bekannte! Es mussten also die Reiter sein, die am 16. Oktober gegen uns Attacke ritten. Ich habe den Angriff ja beschrieben, über den wir uns noch lustig gemacht hatten. Es war in der Tat heller Wahnsinn!

Interessant ist, was uns Weker über den Kommunismus erzählt. Bis 1930 waren sie verhältnismäßig ungeschoren, wenn auch im Juli 1924 schon viele von ihnen, auch sein Bruder und Vater, nach Sibirien in die Verbannung geschickt wurden. Aber sie hatten noch ihr Eigentum, das sie sich in drei Generationen erworben hatten, ihre eigene Schule mit deutscher Sprache und eigenen Lehrern und ihren Gottesdienst in kleinem Kreise.

1930 wurde die Kollektive in der gesamten Ukraine eingeführt, so auch in ihrem Dorf und dem Nachbardorf – Marienburg – das ebenfalls rein deutsch sei. Alles wurde ihnen genommen: Land, Vieh, Getreidebestände. Sie behielten nur noch ihr Haus, wenig Land für das Notwendigste und eine Kuh. In den Kolchosbetrieben arbeiteten sie als Tagelöhner, besser gesagt als Knechte. Als Lohn erhielten sie Getreide, knapp für das tägliche Brot bemessen, und als Lohn 200 Rubel im Jahr. Ein Paar Schuhe jedoch kosteten schon 60 Rubel, vom Lohn mussten sie aber noch Kleidung und Steuer zahlen. Auch die Kuh musste versteuert werden, außerdem jährlich 150 Kilogramm Milch und 35 Kilogramm Fleisch abgegeben werden. Es ist ein Wunder, dass die Familien überhaupt sich über Wasser haben halten können. An Neuanschaffungen auf dem Markt (den Basaren) sei überhaupt nicht zu denken gewesen, da die Preise dort dreifach so hoch wie in den staatlichen Kaufhäusern seien. In diesen aber seien die eigentlichen Kommunisten immer zuerst versorgt worden. (Daher also die einheitlich verlumpte Kleidung der gesamten russischen Bevölkerung). Noch schlechter sei die Lage der Industriearbeiter geworden, denn diese mussten sich alles kaufen. Ihr Lohn betrug jedoch nur 200 Rubel (20 Mark) pro Monat.

Die Stimmung der Arbeiterbevölkerung sei auch ganz eindeutig schlecht. Sie wird durch drakonische Maßnahmen zusammengehalten. Wer zum Beispiel nur 10 oder 15 Minuten zu spät zum Arbeitsplatz kommt, verliert seine Arbeit und sein Quartier, er wird nach Sibirien verschickt. Täglich sollen hunderte Verschickungen in den größeren Städten sein. Jetzt, da die deutschen Soldaten kommen, sagt auch der Russe, würde es besser bei ihnen werden. Die russische Bevölkerung bestaunt die deutschen Soldaten: Diese Sauberkeit, diese Ordnung, diese Disziplin und diese Ausrüstung haben sie noch nicht gesehen. Sie begreifen, dass sie belogen worden sind von ihrer Propaganda. Nichts von Terror, nichts von Verwüstungen durch die deutschen Soldaten, keine Vergewaltigung der Frauen, kein Kindermorden, kein Nase- und Ohren- und Beine-Abschneiden! Auch bei den russischen Soldaten hat es sich herumgesprochen, dass er in der Gefangenschaft gut behandelt wird. Er ist gewillt überzulaufen, wenn er immer Gelegenheit dazu hat. Seine Ausrüstung wurde immer schlechter. Regimenter hätten auf zehn Mann nur ein Gewehr, dann fehlt es an Munition, dann an Kleidung oder Stiefeln.

Weker erzählte noch, dass der Ertrag der Felder seit der Bolschewisierung stark zurückgegangen sei. Ein Feld, das früher 180 Pud[39] Getreide ergeben habe, ernte jetzt noch 100, aber davon gingen noch 40 bei der Ernte verloren, also 180 zu 60! Das ist das Paradies der Arbeiter und Bauern!

Mit herzlichem Gruß,
Helmut.

---

39 Pud: alte russische Maßeinheit. Ein Pud entspricht 16,38 Kilogramm.

27. Oktober 1941

IM TROMMELFEUER: BRÜCKE HALTEN UND SICHERN!

Obwohl – oder vielleicht weil – bekannt war, dass am folgenden Tag ein größerer Angriff angesetzt ist, haben wir gestern Abend so richtig geschlemmt. Marketenderwaren[40], die lange erwarteten, waren angekommen: Rotwein, Sekt, Weinbrand und Likör, für jeden Mann eine kleine Portion. Viel war's ja nicht, aber ausgezeichnete französische Marken. Es ging alles drauf, nicht eher war Ruhe. Ich hatte meine Bedenken – so vieles durcheinander – aber meine mahnende Stimme wurde nicht gehört. Ein Soldatenmagen müsse alles vertragen. Ich hielt mich auch tüchtig ran, wer wollte auf seine Portion verzichten? Aber dann musste ich doch feststellen, dass mein Magen noch kein richtiger Soldatenmagen war. Es gab eine unruhige Nacht, auch für die anderen, wie ich befriedigt feststellte, und am nächsten Morgen habe ich als Frühstück gefastet. So bestens vorbereitet geht es zum Angriff.

Wir brechen früh auf, vor Hellwerden, um 4 Uhr. Auf unseren Fahrzeugen geht es zur Ausgangsstellung zum Dorf hinaus auf eine

40 Marketender: aus dem Mittelalter stammende Bezeichnung für einen Händler, der militärische Einheiten mit Lebensmitteln und anderen Gebrauchswaren versorgt.

Höhe hinter Strohschober. Unsere Aufgabe ist es, über zwei Höhen hinweg in eine Ortschaft, die noch vom Feind besetzt ist, sodann wieder über Hügel zu einem Fluss vorzustoßen, der in Nord-Südrichtung ziehend sich unserem Vormarsch in den Weg legt. Ihn in Floßsäcken zu überqueren und jenseits einen Brückenkopf zu bilden, damit die Division nachziehen kann. Rechts und links von uns gehen andere Einheiten vor. Wir sehen das Gelände in der Morgendämmerung vor uns, es dehnt sich weit aus, etwa 15 Kilometer lang ist der Weg. Nebel liegen in den Niederungen und verbergen auch uns den Blicken der Russen. Ein paar russische Flieger kreuzen über uns, aber auch sie erkennen uns nicht.

Nun geht es zu Fuß in langen Reihen über das gemähte Getreidefeld. Ich habe meine Sanitätstasche umgehängt, meine Maschinenpistole in der Hand und wetze mit. Jetzt schwärmen wir aus. Ein paar Schüsse fallen, vorne sind die feindlichen Sicherungen erreicht und überrumpelt, einzelne Gefangene gehen an uns vorbei nach hinten. Es sind asiatische Gesichter, fremdartig, finster. Aber sie sind sehr ängstlich, vor jedem deutschen Soldaten erheben sie erneut die Hände. Ich winke ihnen lächelnd zu, weiter nach hinten zu gehen, wo unsere Trossfahrzeuge[41] stehen. Einen überrenne ich fast, er liegt noch in einem Strohhaufen, völlig bedeckt. Er erhebt sich erst, als ich ihn mit dem Fuß anstoße. Wer wohl im Augenblick mehr verdutzt war, er oder ich, lasse ich dahingestellt.

Nun geht es abwärts zu dem Dorf. Einer felsigen Schlucht entlang, die hier von einem kleinen Wasser ausgewaschen ist. Eine seltene Erscheinung in diesem stein- und felsenarmen Gebiet. Nun muss uns der Feind einsehen, der auf der gegenüberliegenden Höhe und im Dorf noch mit stärkeren Kräften sitzt. In der Tat, kaum dringen wir in die nur schwach bewaldete Schlucht ein, als uns ein

41 Tross: Rückwärtige Teile einer Militäreinheit, die vor allem Versorgungs- und Transportaufgaben übernehmen.

heftiges MG – und Gewehrfeuer empfängt. Es ist aber verhältnismäßig leicht, von Deckung zu Deckung springend, sich dem Kugelbereich zu entziehen. An der Spitze gehen unsere eigenen MGs in Stellung und erwidern das Feuer. Es gibt ein ziemliches Geknalle in der engen Schlucht. Nun geht die erste russische Granate auf der Seitenhöhe der Schlucht hoch. Dort ist niemand, aber bald werden sie sich eingeschossen haben und dann wird's in der engen Schlucht brenzlig.

»Wir müssen nun schnell weiter, ehe die Artillerie sich eingeschossen hat«, sagt der Hauptmann und geht selbst mit seinen Leuten weiter vor. Ich bleibe etwas zurück, um die Kompanie erst durchzulassen, und halte mich in einer Bodenvertiefung in Deckung. Einige Aufnahmen werden indessen gemacht, das Artilleriefeuer liegt schon näher.

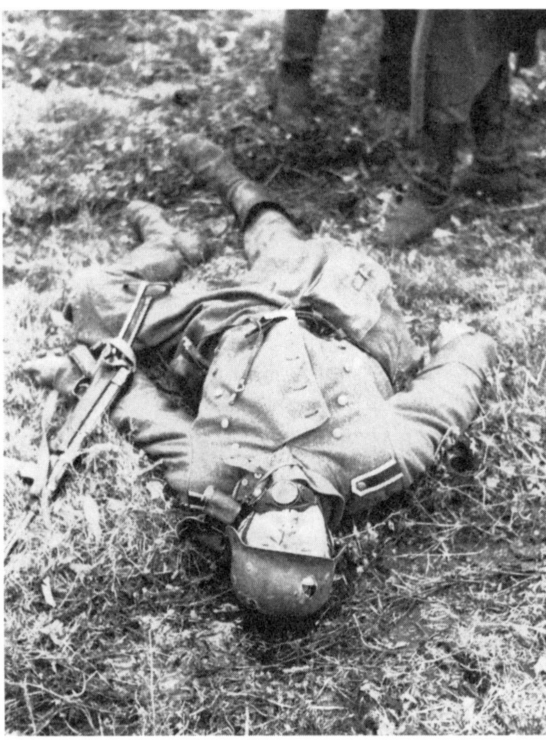

Gefallener Kamerad

Jetzt ein donnerndes Krachen, dicht hinter mir, eine Granate ist in der Nähe einiger Schützen im Talgrund krepiert. Einer ist schwer verwundet, ein anderer leicht. Ich springe hinüber, ziehe den Schwerverletzten hinunter in das Bachbett in Deckung. Schon gingen weitere Granaten in der Umgebung hoch. Ich suche den Verletzten zu verbinden, er hat eine große Wunde im Rücken, aber er stirbt mir unter den Händen. Mehrfach muss ich in Deckung gehen, da jetzt ein regelrechtes Trommelfeuer in der Schlucht liegt. Als ich um mich sehe, bemerke ich, dass ich mit dem Toten allein bin, die Kameraden sind schon weit vor. Ich stecke den Spaten des Gefallenen in die Erde und stülpe den Helm darüber, damit man ihn wiederfinde, und springe dann in kurzen Sätzen, in jeder Vertiefung anhaltend, die Schlucht entlang nach vorne.

So komme ich an den Dorfrand, aber niemand ist zu sehen. Verödet und leer liegen die Straßen, in denen jetzt ebenfalls einige Granaten bersten. Der Russe verlegt also jetzt das Feuer nach vorne, es heißt, weiter voranzukommen. Er hinkt mit seiner Artillerie, wie so häufig, unserem Angriff nach, aber allmählich kommt er nach. Ich entdecke drei Kameraden, die sich in ein Loch verkrochen haben. Sie wissen auch nicht, wo die Truppe ist. Sie meinen, bei diesem Artilleriefeuer könne man nicht vorgehen, ich rate ihnen aber, es möglichst bald zu tun, denn der Segen würde nur noch ärger werden.

Ich bin nun über die Dorfstraße weg und luge hinter einer Mauer hervor, ob ich nicht die Truppe entdecken kann. So allein durch das noch vor kurzem besetzte Dorf zu laufen, ist nicht ganz ungefährlich. Man weiß nicht, wo durchgekämmt wurde. Aber nun kommen tatsächlich die drei Vorsichtigen hinter mir her. Vorne wird noch geschossen, dorthin arbeiten wir uns weiter vor. Hie und da zischt eine Kugel durch das Gebüsch, aber die Artillerie liegt jetzt weiter hinter uns im Ausgang der Schlucht. Dort mag es jetzt reichlich ungemütlich sein. Wir ziehen durch Gehöfte, über Mauern, durch Gärten mit Obstbäumen, dann über freies Gelände. Dann wieder zu Gehöften, immer der Schussrichtung nach. Und richtig: Jetzt haben wir unsere Truppe wieder. Sie liegen bereits am Ortsausgang und bekämpfen die letzten MGs.

Hier wird erst einmal verschnauft und gegessen. Die vor uns liegende Höhe, die vom Dorf aus steil ansteigt, ist erheblich befestigt und kann daher nicht ohne weiteres von uns angegriffen werden. Aber während sich die Herren noch unterhalten, was am besten zu tun sei, stellen wir fest, dass die Höhe von einem Nachbarbataillon von der Flanke angegriffen wird und die Russen bereits beginnen, ihre MG-Nester und Granatwerferstellungen zu räumen. Diese Beobachtung wird freudig begrüßt, denn die Höhe hat uns doch einiges Kopfzerbrechen gemacht.

Wir brechen daher sofort auf, denn unser Hauptziel ist die Überschreitung des Flusses jenseits der Höhe. Aber es ist nicht leicht, auf den Berg hinaufzukommen. Ein breiter Sumpf, mit dichtem Gestrüpp umgeben, dehnt sich am Fuße des Berges aus. Wir müssen ihn erst in mühsamem Vordringen, zeitweise bis zum Stiefelrand im Wasser stehend, umgehen. Aber schließlich ist auch das geschafft, und wir erklettern die steile Anhöhe. Jetzt erst sehen wir, wie stark diese befestigt war. Tiefe Löcher und mannshohe Gräben zeigen uns, dass ein frontaler Angriff sehr verlustreich gewesen wäre. Der Russe hat wohl gefürchtet, umgangen zu werden, und deshalb die Höhe frühzeitig geräumt. Da wir oben sind, ist das Schwierigste überwunden. Als wir über die kilometerweite Fläche des Bergrückens, zum Angriff entwickelt, hinziehen, wird eine plötzlich aus der Flanke auftauchende Gefahr durch schlagartiges Zupacken unserer Artillerie, die uns dicht folgt und ihre Beobachter mit uns vorgehen lässt, beseitigt. Eine feindliche Kompanie wird, noch ehe sie zum Angriff ansetzt, durch gut liegenden Artilleriebeschuss auseinandergesprengt.

Bald nähern wir uns den Niederungen des Flusses[42], den wir zu überqueren haben. Nochmals schlägt uns MG-Feuer entgegen und zwingt uns, Deckung zu nehmen. Aber jetzt sind wir im Vorteil, denn wir liegen auf der Höhe und können das Gelände vor uns weit hin mit unseren Gewehren bestreichen. Da tauchen jenseits des Flusses Mius Panzer auf. Ein Augenblick höchster Spannung. Sind es eigene oder Russen?

Ja, es sind eigene. Weiße Leuchtraketen gehen hoch. Die Panzer haben in überraschendem Angriff die einzige Brücke in diesem Gebiet genommen, und damit ist auch unsere Tagesaufgabe erfüllt. Wir säubern noch das diesseitige Gelände von den wenigen Russen, die noch übrig geblieben sind. Sammeln uns dann an einer Holzbrücke, die von den Russen im Abrücken noch stark beschädigt, aber doch nicht ganz zerstört worden ist, klettern hinüber, steigen auf unsere Panzer und lassen uns in die Stadt[43] fahren, wo wir Quartiere beziehen.

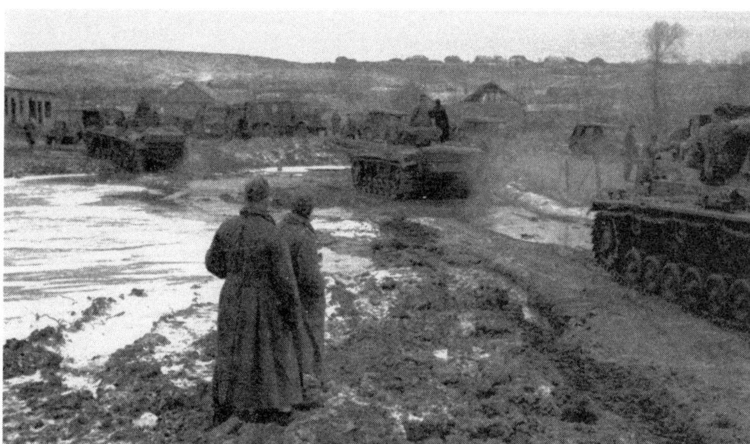

Mit Panzern auf Quartiersuche

42 Mius.
43 Vermutlich Maleveew-Kurgan.

Endlich haben wir jetzt einen warmen Raum, und endlich gibt es jetzt etwas zu essen. Bald brutzelt es in allen Pfannen. Selten bin ich so müde, aber noch nie so hungrig gewesen als an jenem Abend, habe ich doch den ganzen Tag freiwillig-unfreiwillig gefastet. Nun, meinen Durchfall war ich auf diese Weise los, und umso besser schmeckte das Abendessen: Ein gebratenes Huhn, das unsere Wirtin allzu gleich zu rupfen begann – ob mehr aus Gastfreundschaft oder aus Angst, lasse ich dahingestellt.

Es grüßt Euch herzlich,
Helmut.

30. Oktober 1941

KAMERADENGRÄBER: EINER NACH DEM ANDEREN GEHT

Das Grab ist aufgeworfen, die Kompanie angetreten. Der Hauptmann spricht ein paar Worte, drei Salven krachen. Der Grabhügel wird aufgeworfen. Wir haben wieder einmal Abschied genommen von einem Kameraden. Unsere Verluste in den Kämpfen sind nicht sehr groß, aber durch die fast ununterbrochenen Gefechte werden die Lücken merklich.

So einer nach dem andern verabschiedet sich. Heute ist es dieser, morgen der. Häufig sind es die besten Kerle der Kompanie, die wir hier zurücklassen. Manchen Strauß haben sie schon durchgefochten, in Frankreich und hier in Russland, bis es sie einmal doch erwischte. So schmilzt das Häuflein der alten Stammkompanie zusammen, der Ersatz füllt die Lücken schnell auf. Es ist wie ein stillschweigendes Abkommen, über diese Verluste, so lieb uns auch der Kamerad war, kaum zu sprechen. Man rührt nicht gern an den Tod, wenn man ihm täglich ins Auge sehen muss. Nur für sich, im Stillen, trauert man in sich hinein. Aber als etwas Besonderes empfindet man es nicht, wenn einer fällt. Es ist der selbstverständliche Tribut des Krieges. Das Menschenleben wiegt nicht viel auf dem Schlachtfeld, man nimmt sich auch selbst nicht allzu wichtig.

Unser Kamerad Nagel, den wir heute beerdigt haben, war einer unserer besten und zuverlässigsten Melder, immer vergnügt, immer zum Dienst bereit, intelligent und verschlagen. Er hat seinen Auftrag stets erfüllt und fand – oft mutterseelenallein in der weiten Landschaft herumschwirrend – immer doch wieder zur Truppe zurück. Da er einen guten Riecher und offene Ohren hatte, konnte er manche interessante Nachricht mitbringen. Hauptmann H. nannte ihn, ich weiß nicht warum, stets »Oberst Nagel«.

Dass er nun sterben musste, war übrigens ganz unnötig, ein Unglücksfall eher. Wir schossen ein Russenflugzeug ab, das dicht über unseren Stellungen, kaum 20 Meter hoch, dahinflog, aber das Pech hatte, gerade über unsere Flakstellung zu kommen. Einige wohlgezielte Schüsse und die Flammen schlugen aus dem Rumpf, der Flieger ging zur Bauchlandung nieder und setzte den Kasten auch noch richtig ab, sprang heraus, ehe hohe Flammen und Rauch das Flugzeug einhüllten. Wir nahmen ihn dann gefangen, er hatte nur eine kleine Kopfwunde und Gesichtsverbrennungen, ein junger Russe

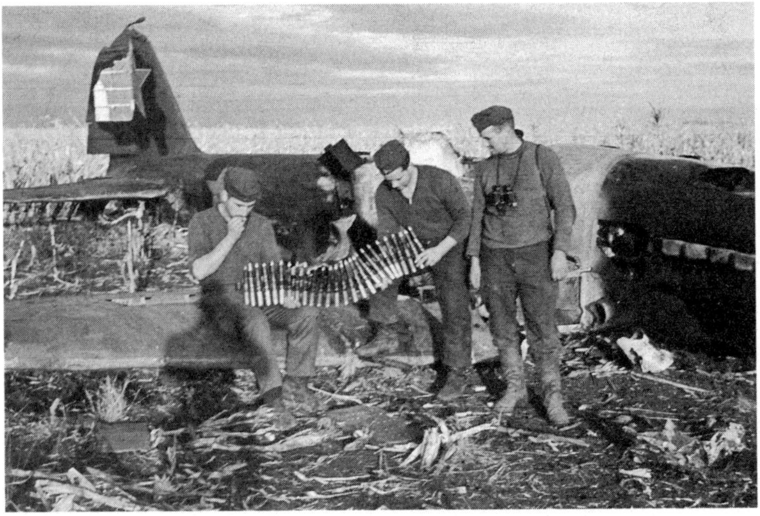

Ein abgeschossenes Kampfflugzeug Iljuschin II

übrigens, kaum 20 Jahre alt. Nun strömten von allen Seiten die Landser heran, sich das Schauspiel eines brennenden Flugzeugs anzusehen. Ich war zufällig in der Nähe und machte ein paar Aufnahmen. Wir kamen immer näher an das Flugzeug heran. Plötzlich eine Detonation, der gepanzerte Benzintank war explodiert. Dann rief man auch schon: »Arzt nach hier!« Ich sah unseren Melder Nagel, stark blutend aus dem Unterleib, liegen. Ein großer Splitter aus dem Tank hatte ihm den Bauch aufgerissen, das Blut quoll aus dem großen Gefäß, in wenigen Sekunden war er tot. Nagel war nicht einmal nahe am Flugzeug heran gewesen, aber ihn hatte es getroffen. Laut jubelnd waren wir zum Flugzeug hingelaufen, still und gesenkten Kopfes gingen wir jetzt zurück. Auch dieser Erfolg war zu teuer erkauft. Wenn es eben treffen soll, so trifft es.

Ob Nagel das gefühlt hatte, dass es so weit war? Es war mir aufgefallen, dass er in den letzten Tagen unnatürlich ausgelassen war, was ich gar nicht an ihm kannte. Jetzt erinnerte ich mich daran und auch, dass ich mir darüber Gedanken gemacht hatte. Viele fal-

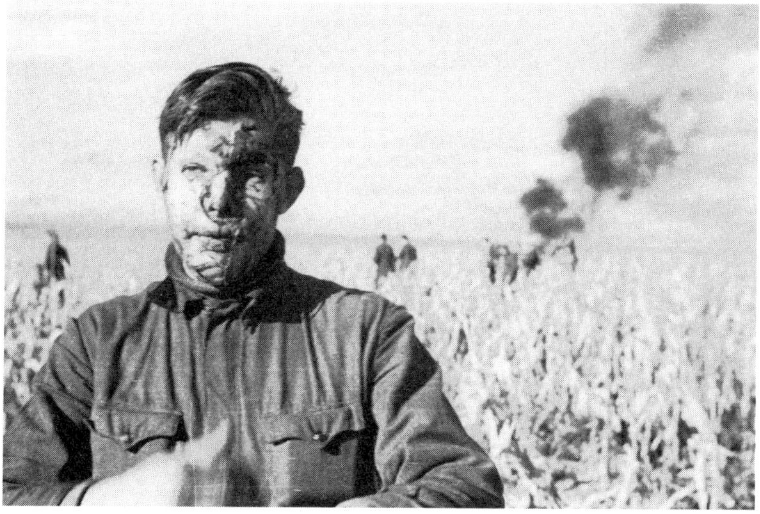

Verletzter russischer Pilot

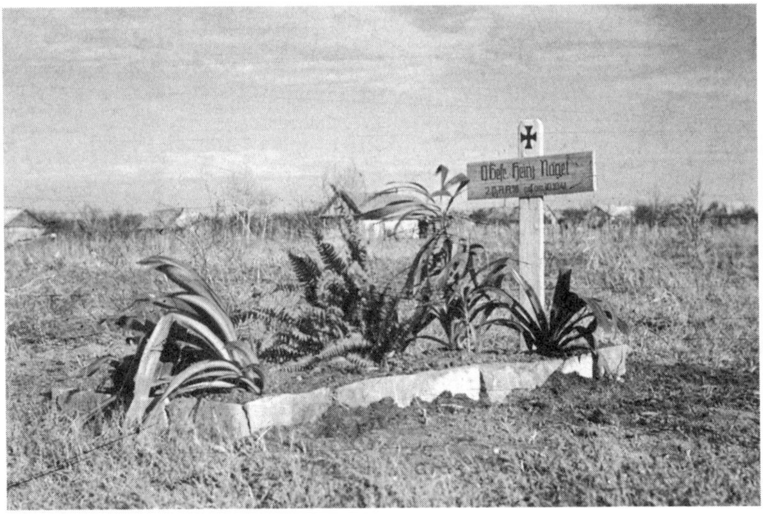

Grab des gefallenen Obergefreiten Nagel

len, urplötzlich, wenn sie es am wenigsten erwarten. Aber manche haben so etwas wie Ahnungen im Voraus. Unser Feldwebel Kopp zum Beispiel, der sich im Frankreichfeldzug als hervorragender Soldat bewährt hatte und deshalb wegen Tapferkeit vor dem Feind zum Feldwebel befördert worden war, war in letzter Zeit nur beim Tross zu finden. Als er dann zur kämpfenden Truppe versetzt worden war, meldete er sich krank wegen einer alten Verletzung an der Hand. Er könne kein Gewehr halten. Ich konnte dies nicht anerkennen und wies ihn ab. Am nächsten Tag kam er noch einmal mit der Frage, ob er nicht in die Heimat versetzt werden könne. Wieder musste ich ihn abweisen. Beim Gefecht am folgenden Tag traf ihn ein Splitter einer Granate am Kopf, noch auf dem Rücktransport ist er gestorben.

Herzlichen Gruß,
Helmut.

01. November 1941

TODESFAHRT: VIER GUTE KAMERADEN GEHEN DRAUF

Wechselndes Soldatenglück! Der Tag fing so gut an, und welch ein Missgeschick brachte er noch. Wir wussten, heute Morgen sollte ein kleiner Angriff stattfinden, um im Rahmen weiterer Angriffe rechts und links den Brückenkopf zu erweitern und zu befestigen. Aber dann kam überraschend früh das Kommando: »Alles schnellstens fertigmachen!«

Und schon ging's davon. Der Russe räumt die Stellung vor uns, daher: Verfolgung, ehe er sich wieder festsetzt. Ausgeschwärmt fahren wir querfeldein in schneidigem Tempo. Man fühlt es so recht: Die Kradschützen sind die moderne Kavallerie. Auf den Hügeln vor uns wird es lebendig.

Hier und dort tauchen Russen auf, sie verlassen ihre Stellungen, erst langsam, dann in wilder Flucht, wie irrsinnig durcheinander rennend. Kein Widerstand, wir erreichen die befohlene Höhe im Handstreich. Zum Teil sind die Russen abgeschnitten und werden gefangen genommen. Wir ziehen über unser Ziel hinaus in das unten liegende kleine Dorf und beziehen Quartier. Wir sind bester Stimmung, zumal wir hier Eier, Butter, Kartoffeln und so weiter in reichlicher Menge vorfinden. Die Russen haben das Dorf fluchtartig verlassen, das fertige Mittagessen steht noch warm auf dem Herd.

Auf der nächsten Höhe sehen wir noch die Russen in Massen abziehen. Leutnant Credi bittet, mit einer Gruppe die Russen noch verfolgen zu dürfen.

»Aber wagen Sie sich nicht zu weit vor«, sagt noch der Hauptmann. Aber leider wurde diese Warnung in den Wind geschlagen. Der deutsche Soldat ist vorsichtig in der Verteidigung, aber im Angriff waghalsig, manchmal leichtsinnig, einfach nicht zu halten. So auch diesmal. Die Gruppe hatte sich regelrecht vorgearbeitet, als ein russischer Lkw, der zurückgeblieben war, etwa 200 Meter vor ihnen auftauchte. Ein Unteroffizier verfolgte den Lkw mit dem Krad, zwei weitere Kräder folgten ihm – eine wilde Jagd!

Vergeblich suchte man sie zurückzurufen. Immer weiter ging die Jagd in die russischen Stellungen hinein.

Plötzlich drehte das dritte Krad scharf ab, hielt und warf eine Handgranate. Sie hatten ein russisches MG-Nest überfahren und erledigt. Aber jetzt ging die Hölle los. Ein Krad ging in Flammen auf, das andere wurde zerschossen, nur das letzte kam zurück. Von den vier vorderen Fahrern haben wir nichts mehr gesehen. Ob sie sich noch zu uns durchschlagen? Wahrscheinlich sind sie von den Russen ermordet worden. Wir sind sehr bedrückt, es sind vier unserer besten Leute. Und dieser Verlust war unnötig! Starkes Artilleriefeuer liegt jetzt auf diesen Wegen. Wir können nicht daran denken, sie herauszuhauen.

Herzlichen Gruß,
Helmut.

03. November 1941

FLIEGERANGRIFFE: ES KOMMEN IMMER NEUE

Wir liegen wieder einmal ganz vorne. Rechts von uns, links von uns und vor uns der Russe. Hinter uns kilometerweit nichts. Erst weit drüben stehen die Gebirgsjäger. Sie haben ebenfalls einen Brückenkopf gebildet, wurden gestern jedoch von erheblicher russischer Übermacht angegriffen – man sagt von einem aktiven Regiment – und zurückgeworfen. Dann haben sie erneut angegriffen und die Russen wieder herausgeschmissen über ihre alten Stellungen, aber es war eine harte Arbeit. Man musste sie einzeln in ihren Löchern totschlagen.

In einem kleinen Ort haben wir Quartier bezogen. Eng liegen wir hier beieinander, kaum dass wir Platz auf der Erde finden. Aber noch lieber hier in der kleinen Bude als bei der Masse der Division im hinter uns liegenden Ort. Dort haben sie sehr unter den Fliegerangriffen zu leiden. Tagsüber kommen die Russen und nachts die Engländer[44] mit ihren großen, tief fliegenden Nachtbombern. Das Einzige, was die Russen noch in beträchtlicher Menge aufweisen, diese Flieger. Ganze Geschwader ziehen über uns hinweg. Gestern

---

44 Britische Flugzeugtypen.

ging es fast ununterbrochen den ganzen Tag hindurch. Die Reihen hoch aufsteigender Rauchsäulen zeigen die Einschläge der schweren Kaliber, noch hier bebt die Erde von ihrer Explosion. Ein wildes Geknatter und Geschieße antwortet aus der Tiefe. Wir sehen vier Flieger fallen, aber es kommen immer neue. Gut, dass sie schlecht werfen, die Verluste sind verhältnismäßig gering. Des Nachts wird der Angriff fortgesetzt, sie werfen erst Leuchtschirme und dann ihre Bomben. Fast die ganze Nacht hindurch ging es so. Wir traten vor unsere Hütte und beobachteten das Schauspiel, fast wie ein Feuerwerk anzusehen, wenn von allen Seiten her die Kette der Leuchtspurgeschosse aufsteigt. Gut, dass wir aus diesem Feuerzauber heraus sind.

Am nächsten Tag stiegen endlich unsere Jäger auf, die lang entbehrten. Da war denn eine Zeit lang Ruhe, aber zwischendurch wagt sich doch immer noch ein Russe auf unser Gebiet. Uns lassen sie aber zunächst ungeschoren, es lohnt sich wohl nicht, diese kleine Abteilung mit einem Angriff zu beehren. Aber wenn sie – versehentlich – beim Rückflug, meist recht tief, unser Dorf überfliegen, empfängt sie der Kugelhagel aus hundert Gewehren. Mit pendelndem Flügel suchen sie schnell das Weite.

Nun haben wir andere Sorgen. Ein Überläufer berichtet uns, drüben bei den Russen sei eine frische Division eingetroffen mit 12 Tanks[45] dabei. Sie beabsichtigten einen Angriff diese Nacht von zwei Seiten. Vorsichtig wird der Gefangene ausgefragt. Ist es Wahrheit, oder versucht er sich nur wichtig zu machen? Seine Angaben sind nicht ohne Widersprüche. Immerhin, wir treffen unsere Vorbereitungen, denn bei einem starken Druck wäre unsere Lage zumindest heikel. Wir verbringen eine Nacht halb wachend, halb schlafend. Aber es geschieht diesmal nichts. Nur ein kurzes Artilleriefeuer gegen Morgen, sonst bleibt alles ruhig. Am Morgen rollen

45 Tank: veraltet für Panzer, vgl. englisch: tank.

erhebliche Verstärkungen in unser Dorf, wir rücken noch enger in unseren Quartieren zusammen. Keine Frage, ein großer Angriff steht bevor, bald wird es losgehen. Man spricht davon, es sei vielleicht die letzte große Offensive in diesem Herbst.

Es grüßt Euch herzlich,
Helmut.

07.November 1941

TOTALVERLUST: WO IST LEUTNANT CREDI?

Während unsere Truppen im Süden bereits dicht vor Rostow kämpfen, sammeln wir uns, um im kühnen Vorstoß gegen Osten und Süden diese Stadt von Osten her zu umschließen und dann gemeinsam mit jenen Truppen zu nehmen. Es ist uns bekannt, dass dieses ganze Gebiet noch von erheblichen Kräften verteidigt wird und uns deshalb ernste Kämpfe bevorstehen. Aber gleichzeitig verlautet, dass es wohl der letzte Einsatz in diesem Herbst sein wird und dass vielleicht sogar unsere Division dann aus dem Kampfe gezogen wird, um in die Heimat, wenigstens aber in die Nähe der Heimat zu kommen.

Heimat! Das Wort wirkt wie ein Zauberwort. Wir stellen uns vor, wie es sein wird, wenn wir wieder in ordentlichen Betten liegen, ein Bad nehmen können, an einem schön gedeckten Tisch sitzen, ein Glas deutsches Bier trinken – die Westfalen sprechen von »Dortmunder« – saubere Wäsche tragen, die nicht wieder gleich verlaust, und was dergleichen märchenhafte Dinge sind! Wir ahnten nicht, dass schon am nächsten Tag neue Lücken in unsere Reihen gerissen würden, die uns besonders schmerzlich sein würden.

Wir hatten länger in dem kleinen Ort U.[46] gelegen als wir gedacht. Immer wieder wurde der Angriff verschoben, warum war eigentlich unbekannt. Sicherlich wurde die Aktion sorgfältig vorbereitet. In wieweit noch andere Gründe maßgebend waren, entzog sich unserer Beurteilung. Wir wurden ungeduldig. Denn der Russe hatte zu viel Zeit, sich wieder festzusetzen, wenn sich die Pläne unseres Angriffs überhaupt so lange geheim halten ließen. Aber das Schlimmste: Tage schönsten Herbstwetters verstrichen ungenutzt. Lange wird es ja nicht mehr dauern, und der gefürchtete Dauerregen setzt hier ein, der dann plötzlich in Schnee und große Kälte überzugehen pflegt.

Am 4. November abends endlich kam der Befehl zum Angriff, und am folgenden Morgen sammelten wir uns im Raum um U. zum Vormarsch. Ein anderes Bataillon hat den Auftrag, die vom Feinde stark besetzte Höhe östlich U. zu nehmen. Wir sollen sodann über diese Linie hinaus vorstoßen und als Spitze der Division bis zu dem Marschziel dieses Tages, einem Ort mit Flussübergang[47], vordringen und dort einen Brückenkopf bilden. Dieser Plan ist dann auch mit mathematischer Präzision ausgeführt worden.

Als unsere Abteilung am frühen Morgen antrat, lag ein dichter herbstlicher Nebel über der Landschaft. Günstig für uns, denn der Feind konnte vom Aufmarsch nichts erkennen. Als dann der Nebel stieg und sich zu Wolken ballte, kamen in stolzem Fluge unsere deutschen Stukas[48] und kreisten über uns, um uns zu sagen, dass sie da sind. Ein solcher Anblick wirkt erfrischend und ermutigend. Gleichzeitig zogen in endloser Kette unsere Panzer am Horizont nach vorne, eine trotzige Silhouette. Punkt sieben, zur befohlenen Zeit, begann der Angriff der Nachbartruppen, erkennbar am fer-

46 Vermutlich Uspenska.

47 Vermutlich Saposnikawo.

48 Stuka: Militärjargon für Sturzkampfflugzeug. Ein leichter, meist einmotoriger Bomber für den punktuellen Angriff im Sturzflug.

nen Gefechtslärm. Obwohl der Russe, wie wir von Gefangenen hörten, unseren Angriff erwartete, war er doch überrascht. Es verging kaum eine Stunde, und die Höhe war genommen. Nun rückten wir vor, und bald schlängelte sich die lange Kette der Wagen und Kräder durch das hügelige Gelände, vorneweg unser gepanzerter Spähwagen. Hinter uns schlossen sich die Panzer an, zeitweise einige hundert Meter ins Gelände seitlich fahrend, um dort eventuell gefestigte Feindstellungen auszuheben. So vollzieht sich der Vormarsch einer Division. Rechts und links von uns marschierten in einigen Kilometern Abstand unsere Nachbartruppen. So wurde eine breite Bresche geschlagen, die dann durch weiter seitlich nachziehende Infanterie gegen Flankenstöße des Feindes gesichert wurde. Welche Vorbereitungen, welche Disziplin gehören dazu, einen solchen Angriff planmäßig abrollen zu lassen!

Wir kamen gut voran. Die feindliche Artillerie, die noch wenige Tage vorher uns viel zu schaffen gemacht hatte, blieb stumm, sei es, dass sie nicht genügend Sicht hatte, sei es, dass sie schon abgehauen war. Vermutlich hatte der Russe einen Angriff nach Norden erwartet und dort seine Kräfte konzentriert. Bei unserem linken Flügel war erheblicher Gefechtslärm zu hören, er kam nur langsam weiter. Verirrte Kugeln pfiffen über unsere Köpfe. Ich fuhr diesmal im Wagen des Hauptfeldwebels ziemlich weit hinten in der Kolonne, weil mein eigener Wagen zur Reparatur wegen Federbruchs nach hinten gebracht worden war. Nun kam auch der erste Verwundete, er hatte einen Steckschuss in die Brust bekommen von jenen verirrten Kugeln und war ziemlich am Jammern, obwohl die Verletzung unbedeutend war.

Als wir noch ein Stück weiter gefahren waren, kam ein Melder entgegen und meldete, dass Leutnant Credi gefallen sei. Ich fahre sofort nach vorne zum Hauptmann, der an einer kleinen Höhe lag und den Feind beobachtete, um hier Näheres zu erfahren. Der Hauptmann wusste noch nichts davon, ihn traf die Nachricht wie ein Kolbenschlag. Leutnant Credi war der beste und mutigste Zugführer unserer Kompanie. Wir konnten uns diesen Verlust gar nicht erklären, denn wir hatten ja noch keine Feindberührung. Aber da kam ein Feldwebel, der uns Näheres sagen konnte. Leutnant Credi war ohne Befehl mit einer Gruppe seitlich abgefahren, um nach den beiden Krädern und den vier Kameraden zu suchen, die wir vor zwei Tagen bei einem Spähtrupp-Unternehmen an dieser Stelle verloren hatten. Sie waren, wie ich bereits schrieb, an dieser Stelle bei der Verfolgung eines russischen Lkws in die russischen Stellungen geraten und dort gefangen genommen oder erschlagen worden, ohne dass wir ihnen Hilfe bringen konnten.

Leutnant Credi glaubte jetzt, ohne Gefahr in dieses Gebiet fahren zu können, zumal unsere Panzer bereits durchgefahren waren, wie man an den Spuren erkennen konnte und auch unweit einer Anhöhe standen. Er fuhr in seinem Kübel[49] voraus, drei Kräder folgten. Genau an der gleichen Stelle, wo die Kameraden überfallen worden waren, erhoben sich plötzlich russische Schützen aus ihren tiefen Löchern, in denen sie sich vor den Panzern verborgen hatten und feuerten auf den Pkw mit MG und Gewehr. Leutnant Credi sank sofort tot von seinem Sitz, offenbar durch Brustschuss. Sein Fahrer sprang aus dem Wagen, wurde aber im gleichen Augenblick durch Kopfschuss ebenfalls getötet. Den beiden Insassen der Hintersitze des Wagens, ein Feldwebel und ein Dolmetscher, gelang es, sich zunächst in Deckung zu bringen, indem sie sich flach auf die Erde warfen. Die beiden nachfolgenden Kräder waren gezwungen umzudrehen, weil sie starkes feindliches Feuer erhielten. Unterdessen richtete der Russe sein MG, das kaum zehn Meter entfernt war, auf die beiden noch vorne Liegenden und hätte sie sicher beide erschossen, wenn der Dolmetscher sich nicht aufgerichtet und in Russisch gerufen hätte: »Nicht schießen, ergebt Euch!«

49 Kübel (Kübelwagen): Geländefahrzeug der Wehrmacht.

Überrascht, in Russisch angesprochen zu werden, erhoben sich die vier Russen am Maschinengewehr aus ihren Löchern mit erhobenen Händen und gaben sich gefangen. Aber noch schossen die seitlich liegenden Schützen. So war es nicht möglich, nochmals an den Wagen zu gelangen. Sie[50] retteten zunächst ihr eigenes Leben.

Ich habe mir überlegt, ob es nicht möglich wäre, den Leutnant doch noch herauszuholen, vielleicht, dass er doch nur verwundet und nicht tödlich getroffen war. Gab aber diesen Plan auf, nachdem man mir versicherte, dass er unmöglich noch am Leben sei. Nachdem alle aus dem Wagen gesprungen waren, habe das russische MG noch zahlreiche Schüsse in den Wagen gejagt. Dagegen bestehe noch Aussicht, den kostbaren Wagen zu retten, man wollte ihn nicht in die Hände der Russen fallen lassen.

Der Schirrmeister[51] und der Hauptfeldwebel machten sich daher auf, auf ihrem Krad in Begleitung eines Panzers den Wagen abzuschleppen. Sie kommen in die Nähe des Wagens, werden aber so stark beschossen, dass sie unverrichteter Sache wieder umkehren müssen. Eine Granate schweren Kalibers krepiert dicht neben dem Panzer, der also beinahe vernichtet worden wäre. Der Kradfahrer wird verletzt, und der Hauptfeldwebel bekommt einen Splitter ins Auge und muss ebenfalls ins Lazarett transportiert werden, das beschädigte Krad aber muss zurückgelassen werden. Ich erreiche, dass er mit dem Flugzeug nach Deutschland gebracht wird. Wir versuchen noch am Abend mit einer Gruppe, die beiden Fahrzeuge zu bergen, aber auch dies misslingt. Drei Tote, darunter unser Leutnant, vier Vermisste, zwei Verwundete, darunter der tüchtige Hauptfeldwebel, nebst zwei Fahrzeugen sind unsere Verluste an dieser einen verfluchten Stelle. Wir können nicht einmal die Leiche

50 Die hinteren Insassen des Wagens.

51 Schirrmeister: ausgebildeter Kfz-Meister einer militärischen Einheit.

des gefallenen Credi bergen. Wir müssen warten, bis die Gegend von unserem Nachbarregiment gesäubert ist. Vom Wagen wird dann allerdings nichts mehr übrig geblieben sein. Und dies alles war unnütz, allein verursacht durch die leichtsinnige Verfolgungsjagd des russischen Lkws!

Inzwischen zieht unsere Abteilung weiter. Nachdem der erste Widerstand gebrochen ist, gelangen wir in ein nur schwach besetztes Gebiet. Wir ziehen auf dem Rücken der etwa 80 Meter hohen Hügelkette entlang nach Osten. Jetzt hat uns auch die feindliche Artillerie erspäht. Auf einer kurzen Strecke werden wir tüchtig beschossen, aber ohne Verluste. Es ist sehr schwer, über flache Geländeerhebungen hinweg die Entfernung genauer zu schätzen. Die meisten Geschosse gehen 100 Meter zu kurz, nur wenige kommen in unsere Nähe. Dann wird das Wetter wieder schlechter, die Wolken hängen tiefer herab, und ein leichter Regen fällt. Noch behindert er unser Fortkommen nicht. Es ist bewundernswert, mit welcher Sicherheit die Führung unserer Kolonne den vorgeschriebenen Weg findet. Bald geht es links, bald rechts, bald müssen wir einen Taleinschnitt umfahren. Aber wir befinden uns schon tief in der russischen Front. Manchmal kommt von links oder rechts ein russischer Lkw oder Panjewagen und ist erstaunt, auf Deutsche zu treffen und einkassiert zu werden.

Wir sind bis gegen 1 Uhr gefahren und nähern uns dem Tagesziel, einem Ort in einem quer verlaufenden Tal, wo es einen Brückenkopf zu bilden gilt. Der Ort ist von Russen dicht besetzt. Ein schlagartiger Überfall mit MG, Pak und Artillerie. Große Verwirrung unten, schnell sind die Straßen besetzt. Der Russe kommt gar nicht zum Widerstand und gibt sich gefangen, etwa 150 Mann.

Sofort werden Sicherungen zu allen Seiten ausgestellt, ein Versuch, auch in den Nachbarort einzudringen, misslingt, da hier eine starke Besetzung ist, die bereits alarmiert wurde. So verzichten wir darauf

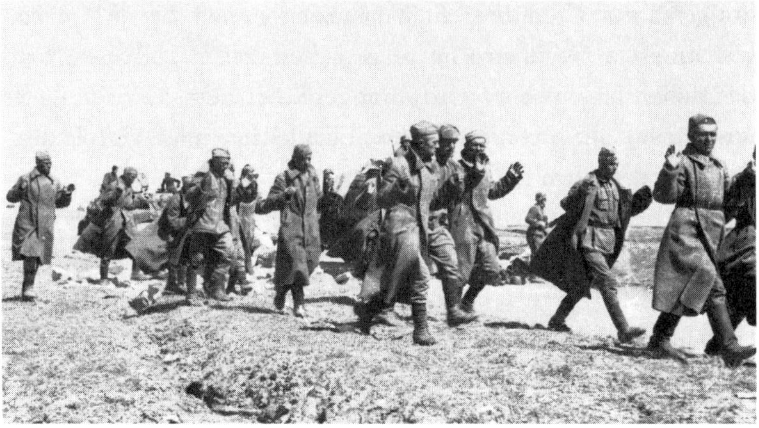

Russische Soldaten gehen in Gefangenschaft.

und überlassen das Weitere den nachfolgenden Truppen. Während wir Quartiere beziehen, kommen die übrigen Reste der Division an, zuerst die Panzer, die einen Umweg nach hier gefahren sind, dann dass Schützenregiment und die Kraftwagenkolonne. Am Abend ist der Ort überfüllt von deutschen Soldaten.

Am nächsten Morgen soll es weitergehen. Aber noch, ehe wir angetreten sind, erscheinen über einer der Nachbarhöhen im Westen drei russische Panzer und feuern in unseren Ort hinein. Hinter den Panzern rücken russische Infanteristen nach, um den Ort anzugreifen. Wir stehen vor unserer Haustür und beobachten das Schauspiel wie auf dem Exerzierplatz. Es ist natürlich ein Wahnsinn, diesen von Truppen und Panzern überfüllten Ort anzugreifen. Kaum haben sich die Russen über der Höhe sehen lassen, als sie von einem wahren Segen von MGs bedacht werden. Sie strömen bald hierhin, bald dorthin und flüchten schließlich zurück. Ein Dutzend unserer Panzer rückt aus, die beiden Russenpanzer abzuschneiden. Sie fahren auf etwa 200 Meter heran, halten aber dann. Es ist uns nicht ganz klar, warum unsere Panzer nicht weiter angegriffen haben. Wir hören später, dass es sich um die neuen amerikanischen Panzer von etwa 50 Tonnen gehandelt haben soll. Christie-Panzer[52], die erheblich schwerer bestückt und bepanzert, als die unseren sind, sodass unsere Panzer nichts dagegen ausrichten können. Einen Treffer durch Pak habe ich selbst auf den einen Panzer gesehen, offensichtlich aber ohne Wirkung, es war auch wohl zu weit geschossen. Erreicht haben die Panzer kaum etwas, aber immerhin, durch den Angriff wurde unser Abmarsch behindert. Als die Panzer schließlich abgezogen waren, war es für diesen Tag zu spät, und wir blieben in dem Quartier. Am folgenden Tag aber regnet es fürchterlich, sodass an einen Abmarsch nicht zu denken ist. Der Russe hat also zwei Tage Zeit gewonnen. Es wird ihm trotzdem nichts nützen.

Herzlichen Gruß,
Helmut

52 Christie: Ein in den 1920er-Jahren vom amerikanischen Ingenieur John Walter Christie konstruiertes Laufwerk für Panzer.

BRIEFE II
STELLUNGSKRIEG
UND RÜCKZUG

09. November 1941

EIN BRIEF AN DIE KINDER

Lieber Robert, Hansi und Dieter!
Ihr habt mir schon so viele schöne Briefe geschrieben, dass ich Euch auch wieder einmal schreiben will. Dieser Brief wird lange Zeit gebrauchen, bis er bei Euch ankommt. Viele Sonntage werden unterdessen vorübergehen, denn er hat eine sehr weite Reise zu machen. Wenn Vati zu Euch im Auto fahren dürfte, müsste er eine Woche lang immerzu fahren, bis er bei Euch ist. So weit ist Russland von Stadtlohn entfernt. Aber Vati darf jetzt gar nicht von hier wegfahren, denn es sind noch nicht alle Russen totgeschossen oder gefangen. Aber es dauert sicher nicht mehr sehr lange.

Hier sind sehr viele deutsche Soldaten, und wir haben viele Kanonen, Tanks und Flieger. Wenn Vati erst wieder bei Euch ist, wird er Euch viel erzählen und viele schöne Bilder und Filme zeigen.

Seid ihr auch recht folgsam und lieb zu Mutti? Ihr müsst jetzt sehr brav sein, damit Vati sich keine Sorgen um Euch machen muss. Ihr könnt stolz sein auf Vati, weil er im Felde ist, aber Vati möchte auch gerne auf Euch stolz sein. Seid ihr auch recht fleißig in der Schule?

Seid recht herzlich gegrüßt von Eurem Vati.

10. November 1941

BEUTE-SCHALLPLATTEN: EINE SCHLECHTER ALS DIE ANDERE

Wir fangen an, ungeduldig zu werden. Es ist ja auch zum Aus-der-Haut-Fahren. Wir liegen nun schon wieder seit Tagen fest, wir kennen das Angriffsgebiet. Ja, Einzelheiten des Angriffs liegen fest, aber er startet nicht. Das Wetter war regnerisch-stürmisch, wurde besser, jetzt regnet es wieder. Man spricht davon, dass der Nachschub nicht gesichert sei; deshalb geht die Division noch nicht weiter vor. Das Bedauerliche ist nur, dass der Russe allmählich über unsere Ansichten unterrichtet ist; dann ist ein Angriff erheblich schwerer.

Während wir hier von Tag zu Tag wartend in unseren Quartieren liegen und vor Langeweile nicht wissen, wie wir uns die Zeit vertreiben sollen, können wir uns vorstellen, wie ein Winter in Russland aussehen wird. Dürftige Quartiere, in denen man einen Kleinkrieg gegen Ungeziefer führt, in denen die Kameraden eng zusammengepfercht zu wenig Pflichten und zu viel freie Zeit haben, kein Lesestoff, kein Radio. Netzstrom gibt es nicht und Batterien sind noch rarer, nur hie und da eins der dürftigen russischen Beute-Grammophone mit ihren russischen Platten, eine schlechter als die andere, ein Geräusch von sich gebend – als Musik nicht mehr zu bezeichnen, aus dem man nur mit Mühe und gutem Willen eine Art Melodie erkennen kann. Schlechter als unsere ältesten Grammophonmodelle! Berge von Platten findet man, Tanzmusik nach deutschem und englischem Muster, wahrscheinlich Kopien, Operettenmusik und vor allem: immer wieder endlose Reden Stalins in Dutzenden von Plattenserien. Dazu wird der russische Winter noch andere Überraschungen haben. Wir erwarten in den nächsten Tagen die Kälte und den Schnee.

Und trotzdem werden auch wir dies alles, wenn es nötig ist, auf uns nehmen, wie es auch unsere Väter haben ertragen müssen. Niemand, der hier in Russland gekämpft hat, zweifelt daran, dass dieser Krieg notwendig und unvermeidbar war. Und dass er hier ausgefochten worden ist, ist ein unendliches Glück für unser Volk. Wir wollen gerne die Beschwerden dieses Landes auf uns nehmen, da die Heimat von den Schrecken dieses Kriegen verschont geblieben ist. Da gibt es im ganzen deutschen Heer nur eine einzige Meinung.

Aber abkürzen möchten wir ihn gern, und deshalb werden wir ungeduldig, hier zu liegen. Greifen wir aber erst an, dann kann er in unserem Abschnitt nicht mehr lange dauern.

Helmut.

13. November 1941

EISESKÄLTE: NIEMAND HAT AN EINEN WINTERKRIEG GEGLAUBT

Der Winter ist eingebrochen. Man kann von einem Einbruch sprechen, denn über Nacht wurde es hier eisig kalt. Pünktlich zu der vorausgesagten Zeit – die Volksdeutschen sagten uns: zwischen dem 12. und 15. November. Es klarte gegen Abend auf und wurde kalt, sodass der Matsch gefror. Dann kam in der Nacht ein eisiger Nordsturm, und am Morgen fanden sich Eisblumen am Fenster. Das Thermometer zeigt -17 Grad. Ein solcher plötzlicher Temperaturwechsel lässt einen die Kälte doppelt empfinden. Wir sind jetzt damit beschäftigt, die Wintersachen in Ordnung zu bringen. Leider habe ich keinerlei wollene Unterwäsche und nur dünne Hemden.

Wer hatte an einen Krieg bis in den Winter geglaubt? Meine warmen Sachen sind fast alle von Bulgarien nach Hause geschickt worden. Nun, wir helfen uns, so gut es geht, und was fehlt, wird requiriert. Einige der Kameraden sind kaum noch von Russen zu unterscheiden: Pelzmütze, russische Steppjacke, Überhose und Filzstiefel. Ich habe noch ein besonderes Pech: Mein Wagen, der in der Werkstatt-Kompanie zur Reparatur war, ist seit zehn Tagen überfällig. Ist er den Russen in die Hände gefallen?

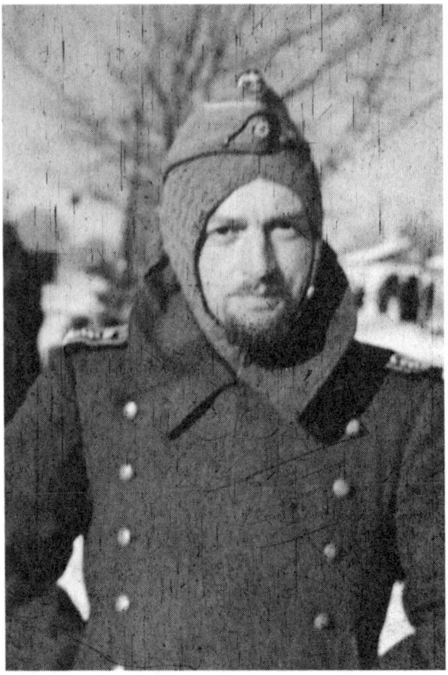

Helmut in Winterkleidung

Die Russen sind kürzlich in unsere Vormarschstraße mit Panzern eingefallen und haben eine Reihe von Trossfahrzeugen vernichtet. Wenn mein Wagen darunter ist, habe ich keine Aussicht, von den Sachen, die sich darin befanden, etwas wiederzusehen: ein Koffer mit Wäsche und Filmen nebst Kinoapparat sowie die so dringend benötigten Medikamente.

Man muss sich mit solchen Verlusten abfinden können.

Vielleicht steht aber der Wagen irgendwo bei einer anderen Truppe und wird durch irgendeinen Zwischenfall dort festgehalten.

Gestern Abend haben zwei Offiziere von uns, die auf Spähtrupp mit wenigen Mann vorgegangen waren, einen guten Fang gemacht. Es gelang ihnen, einen russischen Verbindungsoffizier gefangen zu nehmen, der wertvollste Befehle und Karten mit Einzeichnungen der russischen Stellungen bei sich trug und ahnungslos einen kurz vorher von uns einkassierten russischen Beobachtungsposten aufsuchen wollte. Das vorgefundene Material gab darüber Auskunft, dass sehr starke, bis jetzt noch nicht eingesetzte Kräfte uns gegenüberstehen, die sich auf die Verteidigung dieser Stellung seit 14 Tagen eingerichtet haben. Nichtsdestoweniger soll der Angriff, jetzt in etwas abgeänderter Form, in den nächsten Tagen stattfinden. Es wird ein harter Kampf werden. Die Kälte kommt noch dazu.

Herzlichen Gruß,
Helmut.

15. November 1941

VERWIRRTER SOLDAT: WO IST EIGENTLICH DIE FRONT?

Ich schrieb Euch kürzlich von dem Tode unseres Leutnants Credi sowie davon, dass es uns nicht möglich war, den Wagen oder auch nur die Leiche aus dem Feuer herauszuholen. Jetzt sind einige Kameraden zu uns nach vorne gekommen, die Weiteres berichten konnten. Dieses Feld in der nächsten Umgebung einer Höhe, die hier meist mit trigonometrischen Punkten zur Landesvermessung versehen sind, war mehrere Tage heiß umkämpft und ist erst jetzt vom Feinde endgültig gesäubert worden. Man fand dabei auch den Wagen und das letzte Krad – mein Sanitätskrad übrigens. Beide waren ausgeraubt, das Krad aber war nur wenig zerstört und konnte wieder repariert werden. Der Wagen war vollständig ausgebrannt. Von der Leiche Credis fand man nur noch einen verkohlten Rest, an dem nur noch das EK I auf der Brust kenntlich war.

Am gleichen Tag, da unsere Spitze über die Höhe durchgestoßen war, versuchte eine längere Kolonne für Spritnachschub zu folgen. Sie wurde auf der Höhe von einem Dutzend russischer Panzer und begleitender Infanterie in der Flanke angegriffen. Gleichzeitig erfolgte ein Angriff aus der Luft durch Ratas[53], dem die Kolonne

53 Rata: Militärjargon für das russische Jagdflugzeug Polikarpow I-16.

ebenfalls fast wehrlos ausgesetzt war. Die Kolonne fuhr in eine kleine Mulde, saß dann aber dort fest, da der Boden infolge des vorausgegangenen Regens sumpfig geworden war. Von den Panzern und den Schützen bedrängt, gab der Alte den Befehl, die Fahrzeuge zu verlassen und jeder auf eigene Gefahr sich in Sicherheit zu bringen. Viele haben sich auf abenteuerlichen Wegen, teilweise von russischer Kavallerie verfolgt, noch zur Truppe durchschlagen können oder die Verbindung zurück gefunden, andere sind vermisst. Eine große Anzahl von Wagen unserer Kolonne wurde von den Panzern vernichtet. Als man sie aus dem erwähnten Sumpf herausziehen wollte, fand man die verbrannten Überreste.

Ein nettes Stückchen erzählte uns der als Sonderführer, Dolmetscher und Fachmann für Landwirtschaft tätige Gauleiter A. (aus Rumänien-Banat) von der gleichen Affäre. Obwohl russische Kavallerie von vorne gemeldet worden war, entschlossen sich doch drei Wagen der Kolonne, darunter auch er, weiterzufahren, um wenigstens dem Tankangriff zu entgehen. Er ist auch durchgekommen, und von russischer Kavallerie hat er nichts gesehen. Dagegen traf er an einer Wegkreuzung auf einen Trupp von 20 russischen Soldaten, geführt von einem Unteroffizier. Beide waren von dem Zusammentreffen gleichermaßen verdutzt. Er stieg aus – wohlgemerkt in deutscher Uniform – ging auf den russischen Unteroffizier zu und frug in russischer Sprache: »Wo wollen Sie denn hin?«

Dieser antwortete: »Weiß der Teufel, ich suche die Front!« »Dann müssen Sie dort hinaus!«, rief er ihm zu, setzte sich in seinen Wagen und fuhr weiter. Die noch vollständig bewaffneten Russen setzten sich in entgegengesetzter Richtung in Bewegung. Ein merkwürdiger Krieg! Allerdings, man weiß meist nicht, was vorne und was hinten ist.

Es grüßt herzlich,
Helmut.

18. November 1941

EINKAUFSZETTEL IN DIE HEIMAT

Liebe Erna,
ich habe heute eine Gelegenheit, einem Kameraden, der mit Flugzeug in die Heimat zurückfährt, einen Brief mitzugeben. Ich beeile mich daher, noch ein paar Zeilen zu schreiben. Vor allen Dingen will ich Dir die vielen Päckchen bestätigen, die in den letzten Tagen massenweise hier ankamen, zu lebhafter Freude meiner Kameraden. (Ich habe aber dann vieles geteilt). Leider habe ich vergessen, die Päckchen zu zählen; sie trugen auch keine Nummer, und so kann ich nicht sagen, wie viel angekommen sind. Es werden an die 20 Stück sein, darunter 2x Schmalz, 2x Margarine, mehrmals Bonbons, 2x Zigarren einzeln, sechs Zigarren im Karton, Pulswärmer, Zigaretten, das große Paket mit Hemd und Unterhose, 2x Fotos, 2x Briefpapier und mehrfach Gebäck und Keks. Alles ist in gutem Zustand angelangt; das Essbare wurde sofort verzehrt, nachdem das Gebackene nochmals kurz im Ofen aufgebacken wurde und dann wie frisch schmeckte.

Sehr erfreut haben mich auch die Kinderfotos, aus denen man nicht allein entnimmt, dass die Sprösslinge in Ordnung sind, sondern dass auch die Fotografin dazugelernt hat. Also weitermachen!

Sämtliches Fotomaterial bleibt vorerst in Stadtlohn. Ich bin vorerst versorgt damit. Und hast Du die Zeitung im Koffer entdeckt sowie das Aquarell? Bitte beides einfach rahmen lassen.

Nun von mir! Hier ist seit acht Tagen der strenge Winter eingebrochen, mit starker Kälte und zunächst ein wenig Schnee. Für die Kälte bin ich vorbereitet, da wir genügend Wintersachen erhalten haben. Nur dicke Unterwäsche könnte ich noch eine Garnitur gebrauchen, da der Läuse wegen eine oft gewechselt wird. Wir stehen zurzeit vor starken Kämpfen um R.[54]. Der Russe hat hier noch erhebliche Kräfte zusammengezogen, die uns zurzeit zu beunruhigen suchen. Wenn Rostow eingenommen und diese Truppenteile noch zersprengt sind, gibt es wohl etwas Ruhe hier. Es könnte dann sein, dass unsere Division herausgezogen und in die Heimat befördert wird. Aber das ist ganz ungewiss, denn es müssen sicherlich genügend Kräfte hierbleiben, um den Russen die Waage zu halten. Über die Art unserer Kämpfe bist Du wohl jetzt durch meine Berichte im Bilde, die ich ja doch jetzt an Dich sende. Vorausgesetzt, dass Du mir versprichst, Dich nicht aufzuregen. Was hilft das auch?

Ich bin nun mal hier und muss durchhalten. Ich bin nicht ängstlich, auch nicht waghalsig, weil ich den Ernst kenne. Die Voraussetzung für das Panzerkampfabzeichen[55] habe ich außerdem auch erfüllt, werde es wohl in den nächsten Wochen erhalten.

Gesundheitlich bin ich in Ordnung und den Anforderungen im Wesentlichen gewachsen, obwohl ich in der ganzen beteiligten Abteilung (Bataillonsstärke) der älteste Soldat bin, einschließlich zweitem Arzt und Kommandeur! So könnte es ja sein, dass man mich im nächsten Jahr laufen lässt, da es Jüngere gibt. Von dem Gesuch[56] durch Hans bin ich durch kurze Erwähnung durch Hans lücken-

54 Rostow.

55 Panzerkampfabzeichen: eine Tapferkeitsauszeichnung für Soldaten und unterstützende Einheiten der Panzertruppen.

56 Vom 19. Okt. 1941 an den Führer Adolf Hitler.

haft unterrichtet. Ich kann mir kaum viel davon versprechen. Von der Militärdienststelle lasse ich in Kürze – sobald Ruhe eintritt – ein Gesuch zur Beförderung zum Offizier einreichen, das bis zum Führer weitergeleitet wird. Es wird sich dann zeigen, ob die Beziehung durch Hans eine Hilfe ist.

Das Weihnachtsfest werdet Ihr wohl auf alle Fälle allein verbringen müssen, es sei denn, hier wickelt sich alles schneller ab.

Ich muss schließen. Also vielen Dank für die Päckchen und Briefe, ich erwarte davon noch mehr! Briefe bestätige und beantworte ich demnächst. Die Kinder sollen auch regelmäßig schreiben.

Es grüßt Dich und die Buben herzlich
Euer Vati.

21. November 1941

MORGENRÖTE: DER RUSSE PFLEGT FRÜH ANZUGREIFEN

Die Kriegstaktik kennt nicht allein den Vormarsch und Angriff, auch Ausweichen und Rückzug sind ein wichtiges Mittel und, richtig ausgeführt, verlangen sie nur ebenso viel Können und Glück. Sie sind sogar mitunter entscheidend für den Erfolg. Dem deutschen Soldaten allerdings ist diese Kunst zumindest unsympathisch. Uns war sie bisher unbekannt. Aber heute haben wir sie zum ersten Mal kennengelernt.

Mit dem weiteren Vormarsch auf R.[57] wurde es nichts. Sei es immer, welche Überlegungen bei der Heeresführung maßgebend waren, die geplante Umfassung von R. durch unsere und andere Divisionen fallen zu lassen. Wir lagen fast drei Wochen untätig im Raume nördlich von R. kaum 40 Kilometer entfernt, dann hieß es: Schwenkung nach Osten. Wir zogen wieder in den Ort A.[58], den wir schon kannten, wo uns damals die drei russischen Panzer angegriffen hatten. Und während wir so lagen und von einem Tag zum andern auf Vormarschbefehl warteten, trafen gehäuft Nachrichten

57 Rostow.
58 Alexandrowka.

ein, dass der Russe erhebliche Kräfte östlich und nördlich von uns zusammenzog. Er hatte ja auch genügend Zeit dazu, denn wir unternahmen rein gar nichts. Grund genug, mies zu werden! Zum Glück gab es in dem Ort hinreichend zu essen, aber einmal waren die Schweine, die Gänse und Hühner geschlachtet, und wir ersehnten eine Änderung. Vergeblich, im Gegenteil. Wir hörten, die nördliche Front sei eingedrückt. Dann erlebten wir das deprimierende Schauspiel des Rückzugs einiger Verbände. Schließlich wurde der allgemeine Rückzug befohlen. Unserer Abteilung fiel die Aufgabe zu, den Ort A. weiter zu verteidigen, den Rückzug dadurch zu verschleiern und zu schützen.

Selten haben wir eine unruhigere Nacht verbracht als diese letzte. Die Verbände haben alle den Ort bereits verlassen bis auf uns. Die Russen rückten heran, sieben Divisionen sollten es sein, wenigstens fünf Bataillone seien auf unseren Ort angesetzt, von drei Seiten her. Panzer sind gesichtet worden, einmal hieß es 42, dann lautete die Meldung 36, und zwar mittlere Größen, darunter zahlreiche neue amerikanische Modelle.

Die Anhöhe südlich von uns hatte die SS[59] tags zuvor zwar heldenmütig gegen diese Panzer verteidigt. Man muss es ihr lassen, die SS ist immer dort eingesetzt, wo es etwas Besonderes gibt, und sie lässt sich eher in Stücke schießen, als dass sie weicht. Heute Nacht aber ist diese zurückgezogen worden, und nun liegen wir dem Feind unmittelbar gegenüber. Fünf Bataillone gegen zwei Kompanien! Man kann sich ausrechnen, wie viel Russen auf jeden Einzelnen kommen. Wir müssen den Ort bis 12 Uhr halten und dann zurückgehen, so lautet der Befehl.

Können wir uns auf unsere Leute verlassen? Wir haben jetzt schon mehrere Nächte draußen gelegen, sind ermüdet und durch-

59 Gemeint ist hier die Waffen-SS, ein ursprünglich als Eliteeinheit aufgebauter militärischer Verband der SS.

froren bei dieser eisigen Kälte. Ob sie die Nerven behalten? Und was können wir gegen schwere Panzer tun?

Hoffen, dass sie nicht kommen!

Die letzten Nachrichten am Abend besagten, dass ein Bataillon in die Schlucht hinabgestiegen war, in einen kleinen Ort[60], der zwei Kilometer östlich von uns liegt. Auch im Süden sind sie auf vier bis fünf Kilometer herangekommen, im Norden war die Lage unklarer. Die Panzer haben sich vorerst zurückgezogen. Dass der Russe einen Angriff plant, ist klar. Aber wann greift er an? Will er in der Nacht noch angreifen? In diesem Falle ist die Lage verzweifelt. In der stockfinsteren Nacht, wie sie jetzt ist, kann der Russe die Stellungen durchdringen und, wenn auch viele abgeschossen werden, bei der Masse spielt das keine Rolle. Reden wir lieber nicht darüber. Der Russe liebt zwar Nachtangriffe nicht, aber manchmal greift er doch nachts an, wie zum Beispiel im Oreton, das heute noch mit Grauen genannt wird.

Dauernd geht das Telefon im Kompanie-Gefechtsstand, aber alle Meldungen sprechen eindeutig dafür, dass der Russe einen wohlgeplanten Angriff ausführen wird. Also entweder heute Nacht oder morgen früh in der Dämmerung wird der Russe aus seiner Bereitstellung, denn so musste man es bezeichnen, angreifen. Nun, wir können es nicht ändern. Der Befehl ist da, zu bleiben und zu verteidigen, also Abwarten und Tee trinken. Wenn wir einen Tag älter sind, werden wir es wissen. Könnte man manchmal in die Zukunft sehen, in solchen Lagen würde man was darum geben!

Melder kommen und gehen. Wir haben telefonische Verbindung nach wichtigen Beobachtungsstellen und außerdem Funk. Eine Überraschung kann es also nicht geben. Der Kompaniechef ist noch selbst die Stellungen abgeschritten, hat die Einzelheiten der Verteidigung und des Rückzuges mit den Zugführern besprochen.

60 Vermutlich Petrowka.

Jetzt kommt er hundemüde und erkältet zurück und lässt sein Lager herrichten. Wir legen uns nun also zur Ruhe. Zwar ist es noch früh, kaum 8 Uhr, aber wie lange man uns Ruhe gönnt, weiß niemand. Die Lampe brennt weiter in der Stube, die sorgfältig nach außen verdunkelt ist. Man muss sofort Licht haben, wenn etwas ist, außerdem vertreibt das Licht die Wanzen. So schläft denn bald ein jeder nach seinem Temperament. Wer ein richtiger Landser ist, schläft in jeder Lage und schnarcht dazu zum Steinerweichen. Ein vielstimmiger Schnarch-Chor erfüllt bald die Stube. Aber unser Hauptmann schläft fast gar nicht. Er wirft sich unruhig hin und her und lauscht auf jedes Geräusch, das von draußen kommt. Der Russe feuert immer noch seine Granaten auf die Höhen, wo unsere Sicherungen liegen. Das rührt uns wenig, denn die dort haben sich in mühevoller Arbeit in die festgefrorene Erde gut eingegraben und liegen sicher. Wichtiger ist uns der markante scharfe Knall der Panzergeschütze, die wir den Tag über von den russischen Panzern hörten, als sie die mit SS besetzte Höhe zu nehmen versuchten. Man hat sie gegen Abend nur noch vereinzelt gehört, und jetzt sind sie ganz verstummt. Am meisten aber lauschen wir auf Gewehrschüsse und MG-Feuer, das die heranziehenden Russen verkünden würde. Unser Feldwebel geht mehrfach hinaus, um genauer in die stille Nacht hineinhorchen zu können. Auch er kommt wenig zum Schlafen.

Ich liege auf der ausgeräumten Stahldrahtmatratze und überdenke die Lage. Ich habe mir vor Dunkelwerden genau die Richtung und den Weg eingeprägt, den man im Falle einer Flucht das Tal hinunter, quer durch den Ort bis auf den Weg am Gegenhang wählen muss, um auf die zurückfahrenden Fahrzeuge zu stoßen, ohne die Straße zu benutzen.

Wenn Panzer kommen, dann stoßen sie vermutlich die Hauptstraße entlang, an der unser Haus liegt, und dann heißt es: querfeldein pilgern. Mein Wagen steht drüben, den könnte ich dann noch erreichen, allerdings bliebe mein Gepäck zurück. Vor einzelnen Schützen kann ich mir mit der Maschinenpistole helfen. Der Rückzugsweg führt am Gegenhang entlang, etwa einen Kilometer weit, für Beschuss von dieser Seite zugängig. Wenn der Russe sich hier oben festsetzt, wird der Rückzug verlustreich werden. Solche Gedanken bewegen mich, und meinen Kameraden mag es ähnlich gehen. Dann aber schlafe ich ein und schlafe noch recht gut. Ein paar Mal werde ich wach; da aber alles ruhig ist, schlafe ich wieder ein.

Um 4 Uhr stehen wir auf und machen uns fertig. Der Russe pflegt früh anzugreifen, also müssen wir noch früher sein. Wir packen unsere Sachen und frühstücken. Gegen 5 Uhr wird es dämmrig, noch ist es ruhig. Sollte der Russe nicht angreifen?

Wir geben die Meldung durch: »Im Abschnitt alles ruhig.« Aber noch ist die Meldung nicht ganz ausgesprochen, Gewehrfeuer auf der Höhe hinter uns. Fast gleichzeitig kommt die Meldung: »Der Russe greift an durch das Tal von Osten.« Und etwas später: »Angriff der Russen auch von Norden mit starken Kräften.«

Das ist also, was wir erwarteten: Einkesselungsversuch! Noch ist es kaum 6 Uhr! Der Russe rückt in erheblichen Massen heran. Aber eine Überraschung ist ihm nicht gelungen, das ist bei »Preußens« doch nicht so leicht. Wie aber bis zum Mittag die Stellung halten bei solchem Andrang? Da kommt ein neuer Befehl: »Stellung bis 8 Uhr 10 halten, dann Rückzug.« Das hört sich schon anders an! Wird der geordnete Rückzug klappen?

Eine Lebensfrage!

Die Schießerei wird stärker, der Russe setzt jetzt Granatwerfer ein gegen die Stellung. Gewehrfeuer und MG-Salven ertönen von allen Seiten. Der Kompaniechef ist bei den Stellungen, ich habe mich zum Verbinden der Verwundeten im Gefechtsstand eingerichtet und lasse meinen Wagen heranfahren. Zwei Leichtverwundete werden gebracht, sie haben kleine Splitter von Granaten. Sie werden verbunden und gehen wieder in ihre Stellungen. Als ich wieder vor das Haus trete, sehe ich die Kräder und Fahrzeuge auffahren. Ich frage, was das zu bedeuten habe, und erhalte zur Antwort, es sei befohlen, sich abfahrbereit zu machen. Da kommt auch der Hauptmann. »Doktor«, ruft er mir zu, »sie kommen in hellen Haufen, zumindest eine Division, wir müssen die Platte putzen!«

Ob denn der Befehl geändert sei, frage ich zurück, denn wir sollten doch bis Mittag verteidigen.

»Wir haben unsere Aufgabe erfüllt, alles ist abgezogen, längeres Bleiben ist Wahnsinn«, ruft er noch, dann ist er wieder weg. Ich fahre zu den versammelten Krädern hinüber, wo der Weg durch einen Überhang geschützt ist und die Kräder stehen, um mich dort anzuschließen. Da geht es »s-s-s« über unsere Köpfe hinweg, eine MG-Garbe. Einige Leute werfen sich hin.

»Hier kann uns doch gar nichts passieren, da wir in Deckung stehen«, rufe ich den Leuten zu, aber schon wieder zischen die Kugeln und zwei Leute fallen. Zum Teufel, wo kommen diese Schüsse her? Schnell hinein mit den Verwundeten in den Wagen, hinunter in das Dorf, über die Brücke und hinüber hinter die Häuser! Ich verbinde die Verwundeten, es sind nur leichte Durchschüsse. In Decken eingewickelt, verlade ich die beiden wieder im Wagen. Unterdessen zieht die erste Kompanie an uns vorbei. Es folgt der erste Zug unserer Kompanie.

»Sie sollen sich einem der Züge anschließen«, wird mir vom Hauptmann gemeldet. Der denkt doch an alles! Sonst wird der Arzt meist vergessen und muss sich selbst helfen.

Also schließe ich mich dem nun einfahrenden zweiten Zug an und fahre bis vor das Dorf. Dort aber halte ich nochmals. Ich will nicht, dass der letzte Teil ohne Arzt ist, falls noch einer verwundet wird. Ich nehme mein Glas und sehe zurück: Es sind nur noch einzelne Fahrzeuge zurück, darunter der Hauptmann. Ein Zug kommt quer über das Tal herüber zur Abmarschstraße. Hier liegt auch das deutsche Flugzeug, das heißt die Überreste der Messerschmitt, die gestern vor unseren Augen eine Rata abschoss, dann aber von dem abstürzenden Flugzeug zerschmettert und mit in die Tiefe gerissen wurde. Das will ich doch eben noch im Foto festhalten.

Aber dort drüben! Was ist das?

Da sind doch tatsächlich die Russen schon im Dorf! Sie kommen den Hohlweg herunter, in dem ich vor fünf Minuten noch stand. Meines Bleibens ist hier nicht länger, also hinein in die Mühle und weiter! Ich fahre jetzt allein, der Weg teilt sich, wohin? Ja, dort hinten sind die Anderen, also weiter. Da gehen vor mir drei Granaten hoch: »rum, rum, rum.«

Verflucht, der Russe schießt Sperrfeuer auf den Rückzugsweg. Noch eine Granate, dicht am Weg. Der Fahrer hält, er ist »aus dem Häuschen«.

»Los, weiter, wir müssen da durch!«, rufe ich ihm zu. »Schnell durch, ehe eine neue Salve folgt.«

Er fährt an, aber nun kommt das Missgeschick. Ein kleines Bächlein fließt hier den Hang herunter, über den Weg, eine kleine Wasserlache bildend, die zugefroren ist. Mein Fahrer, von den Granaten etwas »höckerig« geworden, fährt blindlings auf das Eis, ohne sich die Stelle zur Überfahrt sorgfältig auszusuchen, und der Wagen bricht ein! Fast einen Meter tief ist hier das Wasser unter dem Eis. Beide Hinterräder sitzen tief im Wasser, sie rutschen, der Wagen sitzt fest!

Jetzt ist guter Rat teuer. Allein kommen wir hier nicht heraus. Meine beiden Insassen verlassen den Wagen, legen sich auf die Erde, gegen die nächsten Granaten Deckung suchend. Auch die Verwundeten sind ausgestiegen und stehen, in Decken eingehüllt, frierend am Weg, wie ein Häufchen Unglück. Ich schnappe mir noch zwei vorüberfahrende Männer: »Los, alle Mann schieben!«

Wir schieben aus Leibeskräften, brechen auch in das Eis ein. Das Wasser läuft in die Stiefel, aber nichts ist erreicht. Also müssen wir abwarten, dass uns eins der letzten Fahrzeuge herauszieht. Zumindest muss der Kompaniechef noch durchfahren. »Falls sie ihn nicht abgeschnappt haben«, sagt der Fahrer.

Nun, ich kann's nicht ändern, und da ich doch nichts Besseres tun kann, mache ich noch ein Foto von der Unglücksstelle.

Da kommt dann tatsächlich noch ein Wagen und gleich dahinter auch der Hauptmann mit dem Rest der Mannschaft.

»Machen Sie, dass Sie rauskommen!«, ruft er. »Es eilt!« Ich zeige ihm die bessere Stelle zur Überfahrt und lasse meinen Wagen vorspannen. Unterdessen lädt der Hauptmann schon die Verwundeten ein und fährt ab. Das Schleppseil zieht an und – Gott sei Dank – mit einem Ruck ist der Wagen heraus und flott. Aber dann geht es ohne Umschweife mit Tempo den Andern nach bis zum Sammelplatz und von dort in geordnetem Marsch weiter westlich.

»Ich habe heute Ihre Ruhe bewundert«, sagt mir der Hauptmann, als wir am Nachmittag ohne Verluste in unserem neuen Quartier in B.[61] ankamen.

»Sie meinen, als ich im Eise eingebrochen war, der Granaten wegen?«

»Die Granaten haben mir keine Sorgen gemacht, aber Sie wussten wohl nicht, dass die Russen auch von Norden her kamen und eine Abteilung abzweigte, die uns den Rückweg abschneiden sollte. Sie waren bis auf 50 Meter heran und konnten jeden Augenblick über dem Hang erscheinen.«

Helmut.

61 Vermutlich Bolsekrepinskaja.

24. November 1941

STRATEGIE DER VERNICHTUNG: HÄUSER ABFACKELN!

Zwei Stunden Schlaf sind etwas wenig, besonders, wenn man nur ein Bündel Brennholz als Kopfkissen hat. Aber es blieb uns keine Zeit mehr, ein Lager zu bereiten, wollten wir überhaupt noch schlafen. Nur ein Tag war Ruhe in B.[61], wohin wir uns zunächst zurückgezogen hatten, aber der Russe drängte scharf nach. Es wurde jetzt auch uns klar, ohne dass wir darüber unterrichtet worden waren: Es handelte sich hier nicht um einen örtlichen Vorstoß, sondern um eine groß angelegte Offensive der Russen, die sich über den ganzen Abschnitt erstreckte. Alle nur verfügbaren Kräfte soll er für diese Offensive zusammengezogen haben, so wurde es aus abgefangenen russischen Meldungen entnommen. Nichts Geringeres ist das Ziel, als das gerade eingenommene Rostow zu befreien und sämtliche, in diesen Gebieten stehenden Teile der deutschen Armee abzuschneiden.

Nun gut, so werden sich unsere Kräfte messen! Lange genug sind wir den Russen nachgelaufen, jetzt soll er mal von selbst herankommen! Wir hören, dass erhebliche Kräfte der deutschen Armee im Anrollen sind. Wir haben die Aufgabe, in diesem Abschnitt den Feind aufzuhalten. So lange es geht, um den Rückmarsch der übrigen Truppenteile zu schützen und die Bildung der neuen Verteidigungslinien zu ermöglichen, sich aber dann kämpfend zurückzuziehen und rechtzeitig vom Feind zu lösen.

Der Russe blieb uns also auf den Fersen. Tag und Nacht sind die Russen am Marschieren, so sagen uns die Gefangenen aus. Nun sind sie heute Nacht frühzeitig in ein benachbartes Dorf eingebrochen, das noch verteidigt wurde, und hatten die dort kämpfenden Truppen bedrängt. Wir erhielten noch in den Abendstunden Befehl, vorzurücken und die Verteidigung zu verstärken. In der Nacht brechen wir auf. Das reinste »Überfallkommando«. Durchfahren bei tiefster Dunkelheit ein schwieriges Gelände, wobei mein Wagen um Handbreite durch eine Unachtsamkeit des Fahrers in eine Schlucht gestürzt wäre. Wir konnten uns aber sofort wieder »nach Hause« begeben, da die Lage sich unterdes geklärt hatte. Wir blieben noch einige Stunden in einem Gehöft in Bereitschaft, dann ging es zurück in die alten Quartiere der kleinen Stadt B[61]. So kamen wir dann sehr spät zum Schlafen. Für die frühe Morgenstunde aber erwarteten wir den Angriff der Russen, da die Truppe vor uns sich unterdessen vom Feinde gelöst hatte.

Wir waren früh auf den Beinen, weil wir den Angriff erwarteten. Starke Kräfte wurden uns aus dem Dorf nördlich von uns gemeldet. Es kam darauf an, den Ort so lange zu verteidigen, bis die Arbeit der Pioniere beendet war. Das war eine traurige Arbeit. Der ganze Ort, hauptsächlich aus strohgedeckten Häusern bestehend, wurde angezündet. Schon am Abend vorher schlugen die Flammen aus den Häusern am Rande der Stadt und erleuchteten uns kilometerweit den Weg. Jetzt war es ein einziges Flammenmeer. Der Rauch stand in dichten Schwaden über dem Gelände. In wenigen Minuten war so ein Haus abgebrannt. Was nicht brennen wollte, wurde gesprengt, andere Gebäude vermint, sodass sie beim Betreten in die Luft fliegen mussten. Diese Maßnahme haben wir von den Russen gelernt; erst bei der Einnahme von Rostow haben wir solche Gebäude wieder vorgefunden und damit einige Verluste gehabt.

Keine Frage, der Krieg zeigt jetzt unverhüllt sein grausames Gesicht. Es ist für uns strategisch wichtig, dass dieser Ort nicht zum Truppensammelplatz des Feindes gemacht wird. Er findet nur ein Trümmerfeld. Was es für eine von Marsch und Kampf ermüdete Truppe bei dieser Kälte bedeutet, nicht in Räumen nachts quartieren zu können, vermag man sich leicht vorzustellen. Für die Bevölkerung aber ist diese Maßnahme unerhört grausam.

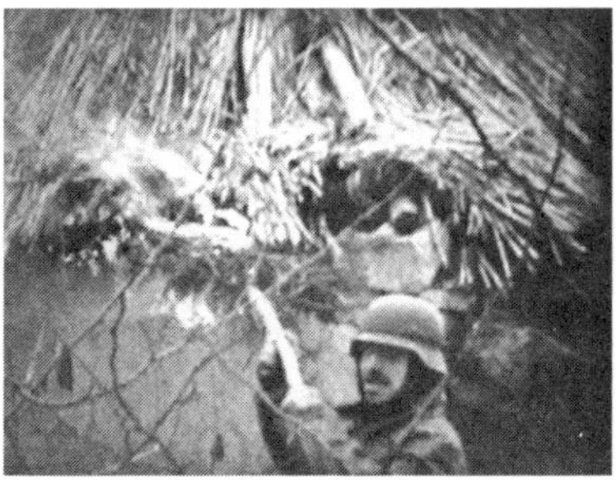
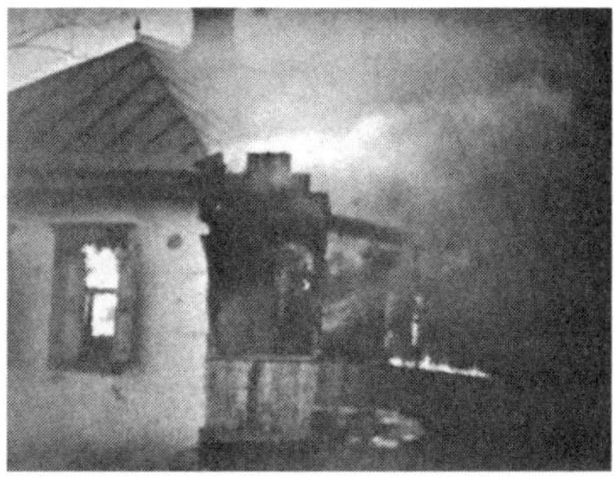

Eroberte Dörfer werden angezündet.

Wir mussten am Tage vorher die völlige Räumung anordnen. Gegen Mittag sind sie mit wenig Gepäck ausgezogen. Anstatt sich aber in den befohlenen Ort zu begeben, wo sie hätten untergebracht werden können, fanden wir sie am Abend in einer Schlucht hocken. Wir haben keine Sympathie für die Russen, aber dieses Bild des Jammers ging uns doch ans Herz. Aber als Soldat muss man hart werden. Stellen wir uns vor, was aus unserer Heimat geworden wäre, wenn wir die Russen nicht hätten zurückschlagen können. Und was sie mit den vielen hunderten von deutschen Dörfern in der Ukraine und dem Don-Gebiet gemacht haben! Und wie wird es uns selbst ergehen, wenn wir den Russen in die Hände fallen? Aber der deutsche Soldat ist kein Brandstifter. Die Soldaten taten ihre Pflicht, aber man sah ihnen leicht an, dass das Anzünden und Vernichten nicht ihre Sache ist.

Während die Stadt in Flammen aufging, liegen die Sicherungen draußen und warten auf den Feind. Noch ist nichts zu sehen. Ein Spähtrupp fährt vor und nimmt eine Wache der Russen gefangen. Sie werden vernommen, aber ihre Aussagen sind nicht eindeutig. Von einer starken Truppenansammlung wollen sie nichts wissen, Verstärkungen sollen im Anmarsch sein. Es sei eine frische Division aus dem östlichen Industriegebiet, wenig ausgebildet, aber zusammengehalten von einem Heer von Politruks (siehe auch Seite 199 und 289). Sie würden am liebsten überlaufen, hätten aber keine Gelegenheit dazu. Man verspräche ihnen einen großen Erfolg und viel Beute. Auf die Gefangennahme deutscher Soldaten seien Preise ausgesetzt: je Mann 100 Rubel (10 Mark), je Offizier 300 Rubel (30 Mark). Also ziemlich viel für einen russischen Soldaten. Eine Reiterabteilung habe vor Kurzem aus 5000 Reitern bestanden. Jetzt seien es noch 1500, die übrigen seien desertiert (Diese Nachricht wurde uns durch einen russischen Oberst gegeben).

Ein starkes Brummen erfüllt die Luft. Wir erkennen ein Geschwader von 14 Stukas (deutsche Flugzeuge waren in letzter Zeit selten geworden). Sie ziehen hinüber nach dem Ort, wo wir den Russen vermuten, stoßen herunter und werfen ihre schweren Brocken ab. Ein herzerfrischendes Bild, wenn man so zusieht. Nun werden wir aber doch nachdenklich. Wenn man hier drüben Stukas einsetzt, ist dort allerhand los. Wegen Kleinigkeiten werden diese Brummer nicht bemüht. Unser Hauptmann schreitet nochmals die Feldstellungen ab und ordnet bis ins Einzelne alles an, um einen schnellen und reibungslosen Rückzug zu gewährleisten. Es kommt für uns darauf an, uns so schnell vom Feinde zu lösen, falls wir durch überlegene Kräfte angegriffen werden, dass wir den Ort durchfahren und vor allem eine verminte Brücke passieren können, ehe der Feind den Rückzug abgeschnitten hat. Die Fahrzeuge laufen zeitweise, damit sie warm bleiben und sofort anspringen. Eine äußerst wichtige Maßnahme! Mit schwachen Kräften können wir es aufnehmen und sind auch zur Verteidigung entschlossen.

Gegen 12 Uhr kam die Meldung: »Feind in Stärke von zwei Kompanien von Norden im Anmarsch.«

Also doch Angriff. Sie sollen kommen, denken wir, es wird uns ein Fest sein. Aber das Lachen vergeht uns bald. Denn bald ist es ein Bataillon, dann zwei. Sie entwickeln sich in einer 1 km breiten Front auf unser Dorf. Es dauert nicht lange, dann wird auch auf der Höhe links von uns der Feind gesichtet, die besonders gefährlich ist, weil sie sich bis dicht an unsere Rückmarschstraße heranzieht. Aber unsere Hauptsorge ist die Frage: Hat der Feind Panzer?

Wenn er eine ganze Division einsetzt, dann verfügt er auch über Panzer. Deren fünf wurden in diesem Abschnitt gemeldet, er wird sie sicher einsetzen. Die Sicherung auf dem Bergrücken schießt jetzt rote Kugeln (Feind greift an) und meldet durch Funk, dass auch Kavallerieschwadronen herankommen.

Während man im Stabe noch darüber spricht, wann wir uns zurückziehen sollen, meldet der rechte Flügel, dass ein neues Bataillon aus einer Balka (Schlucht) heraus aus geringer Entfernung angreift. Da gibt der Kommandeur den Befehl, sich vom Feinde zu lösen.

Während die schweren MGs weiterfeuern, ziehen sich die Schützen und die leichten Waffen zurück. Schon laufen die Wagen und Kräder. Die letzten Häuser zwischen Feind und unserer Aufstellung werden angezündet. Der aufsteigende Qualm hüllt uns ein und verbirgt uns. Die Züge sind jetzt gesammelt, die letzten Gewehre kommen zurück, und schon setzt sich die Spitze in Bewegung. In langsamem, geordnetem Zug überfahren wir die Brücke und die übrigen verminten Stellen, wo die wackeren Pioniere uns durch das Labyrinth der Minen lotsen und als Letzte auf die Fahrzeuge springen. Hinter uns wird die Brücke gesprengt. Die Spitze der Kolonne verlässt den Ort.

Da: Schüsse aus Panzerkanonen! Also doch Panzer! Sie stehen am anderen Rande des Ortes, können uns nicht erreichen, da bei der flachen Schussbahn der Geschosse die Häuser hindern. Lasse sie folgen, dann geraten sie auf Minen. Sie folgen nicht. Doch jetzt beginnt die russische Artillerie zu schießen: Richtungsschüsse in die Wolken. Auch sie wird uns nicht mehr schaden. Die russische Artillerie ist bekanntlich schwerfällig. Bis sie sich eingeschossen hat, sind wir über alle Berge.

Nun sind alle aus dem Ort heraus. Nochmals machen wir Halt, um uns zu sammeln. Alle sind da. Einige Pioniere, die im Gelände Minen verlegt haben, schließen sich uns noch an. Nun geht es in schneller Fahrt auf der durch die Kälte gut befahrbaren Straße weiter. Der Russe kann uns nichts mehr anhaben. Nach einiger Zeit haben wir das »Niemandsland« durchfahren. (Dieser so vielfach missbrauchte Ausdruck ist hier berechtigt, denn außer uns, dem Häuflein Nachschub, ist niemand mehr hier). Dann geht es nochmals über einen Fluss, nochmals über Minen, und jetzt treffen wir auf die ersten Vorposten unserer neuen Verteidigungslinie, fest eingebaut und erfreulich stark gesichert durch schwere und schwerste Waffen. Wir begreifen: Hier wird der Feind aufgehalten. Der Kessel ist groß genug. Und von Süden und Norden stoßen bereits unsere Verbände vor, um die Zange zu bilden.

Nicht einen Mann haben wir bei diesem Rückzug verloren. Das ist, was man einen geordneten Rückzug nennt!

Ich möchte noch erwähnen, dass der Staffelkommandant, der den von uns beobachteten Stuka-Angriff führte, nach dem Angriff unsere Division angerufen hat, um ihr mitzuteilen, er habe seit Kriegsbeginn kein solch günstiges Ziel gefunden wie hier. Es sei ihm gelungen, durch einen einzigen Angriff sieben Panzer und viele Wagen mit Mannschaft zu vernichten.

Helmut.

25. November 1941

EIN BRIEF VON SOHN ROBERT

Lieber Vati[62]
Jetzt schicke ich dir einen Weihnachtsgruß. Auf meinem Brief male ich dir ein schönes Bild. Ich säge für Dich auch etwas. Was ich aussäge, verrate ich nicht. Weißt du schon daß Werner Mölders[63] gefallen ist? Wir wissen es schon seit Sonntag. Mutti und Fine[64] waren sehr traurig. Hansi hat einen Aufsatz von ihm gemacht. Er war sehr schön. Wir haben jetzt die deutsche Normalschrift gelernt. Den nächsten Brief schreibe ich in der Schrift. Dann freust du dich aber. Tante Kern hat mir gestern einen Brief geschrieben. Heute mittag backen wir Weihnachts Plätzchen, denn nächsten Sonntag ist Advend.

Es grüßt dich herzlich von
uns allen dein
Robert.

62 Rechtschreibfehler in den Briefen der Kinder wurden von uns nicht korrigiert.
63 Werner Mölders war ein hoch dekorierter Jagdflieger. Er wurde zum Vorzeige-Kampfpiloten der NS-Propaganda und Vorbild für Heranwachsende.
64 Hausmädchen.

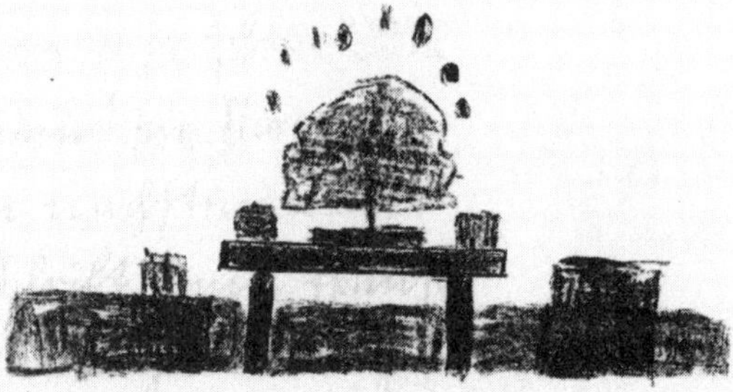

Stadtlohn den 25. 11. 1941.

Lieber Vati!

Jetzt schicke ich dir einen Weihnachtsgruß. Auf meinem Brief male ich dir ein schönes Bild. Ich säge für dich auch etwas. Was ich aussäge, verrate ich nicht. Weißt du schon, daß Werner Möllers gefallen ist? Wir wissen es schon seit Sonntag. Mutti und Ina waren sehr traurig. Hansi hat einen Aufsatz von

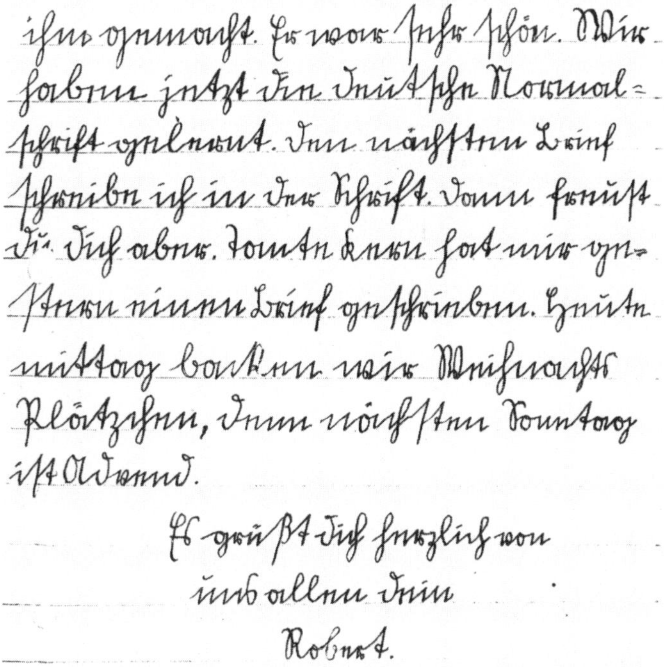
ihr gemacht. Es war sehr schön. Wir haben jetzt die deutsche Normalschrift gelernt. Den nächsten Brief schreibe ich in der Schrift. Dann freust Du dich aber. Tante Erna hat mir gestern einen Brief geschrieben. Heute mittag backen wir Weihnachts Plätzchen, denn nächsten Sonntag ist Advend.

Es grüßt dich herzlich von
uns allen dein
Robert.

Der Brief von Sohn Robert

29. November 1941

ERDQUARTIERE: ZU KALT ZUM KÄMPFEN

Wir liegen in Verteidigung. Bis hierher, bis zum Flusse T.[65], haben wir den Russen vorrücken lassen. Hier soll ihm Halt geboten werden. Westlich des Flusses, der hier in zahlreichen Windungen nach Südosten fließt, erheben sich steil ansteigende Höhenzüge, 70 bis 80 Meter hoch. Sie bieten eine hervorragende Verteidigungsmöglichkeit, da sie in das östliche, flache Gelände weiten Einblick gewähren. Der T. ist allerdings zugefroren, sodass man zu Fuß über das Eis gehen kann. Er bietet daher nur einen bedingten Schutz, aber mit Wagen lässt sich das Eis noch nicht befahren. Die Brücken sind gesprengt oder vermint.

Wir rücken nach Einbruch der Dunkelheit über die breiten Höhen in die Stellungen vor, um die dort liegenden Kameraden abzulösen. Bei Tag kann man sich auf der Höhe nicht zeigen. Am jenseitigen Ufer des T. tief unter uns, liegt das Dorf Kr.[66] – dort liegen noch die Russen mit Scharfschützen, die mit Zielfernrohren heraufschießen, sobald sich irgendjemand zeigt. Der abgelöste Oberleut-

65 Tuzlow.
66 Krjukowo.

nant warnt uns, dauernd in Deckung zu bleiben. Verpflegung und Munition könnten uns in der Dunkelheit herangebracht werden. Er selbst hat gestern zwei Leute verloren. Kopfschüsse, als sie über die Höhe springen wollten. Die Männer sind froh, dass sie abgelöst werden. Drei Tage liegen sie hier oben in ihren Löchern, ohne sich rühren zu können. Ein eisiger Wind bläst von Osten über die Höhe, zwei Männern sind die Füße in ihren Löchern erfroren.

Na, viel Vergnügen für die nächsten Tage. Ein Lage, die man schlechthin als beschissen bezeichnet. Die abgelöste Truppe lässt uns ihre Übermäntel und Zeltbahnen zurück, denn wir sind für solche Kälte doch nur ungenügend eingerichtet, haben auch nur das Nötigste mitnehmen können, denn unsere Fahrzeuge mussten jenseits der Höhe zurückbleiben.

Wir übernehmen den Gefechtsstand des Oberleutnants, der hoch über dem Osthang am Ende einer Schlucht zwischen den Felsen eingebaut ist: Über einer Felsmulde liegen einige Bretter, drüber sind Zeltbahnen gespannt und Stroh draufgelegt, auch drinnen liegt Stroh. Wir sind sehr dankbar für diese Erleichterung, denn der

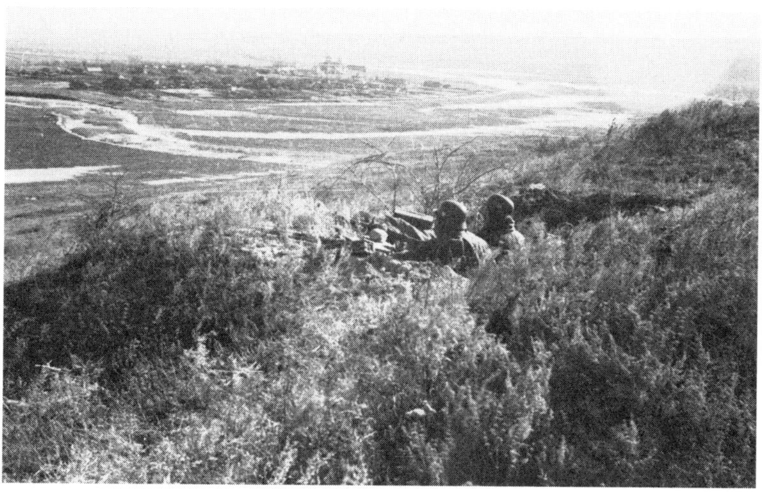

MG-Nest am Fluss

Boden ist hart gefroren. Soweit sie nicht solche Stellungen übernehmen können, arbeiten unsere Leute die Nacht hindurch mit Spitzhacke und Beil, um sich Löcher zu graben, die ihnen Schutz und Wärme bieten.

Wir unterrichten uns noch kurz über die Lage. Jetzt ist alles ruhig, tagsüber soll heftiges Artilleriefeuer auf der Höhe liegen. Ein Angriff kann nur durch diese Balkas, diese steilwandigen Schluchten erfolgen, die sich vom Felsen zur Höhe herausziehen. Sie werden vermint und durch MGs gesichert. Über die flachen Rücken kann niemand hochkommen, denn hier ist das Schussfeld frei, und die Mondnächte sind hell und klar.

Dann beziehen wir unser »Quartier«, das heißt, wir kriechen und schieben uns unter das niedrige Zeltdach, wickeln uns in unsere Decken und legen uns dicht aneinander, weil man so weniger friert. Die »Hundehütte« ist leider nicht winddicht, an allen Ecken bläst es herein

Eine Stalllaterne, uns großzügiger Weise ebenfalls überlassen von unseren Vorgängern, gibt dem kleinen Raum ein fast gemüt-

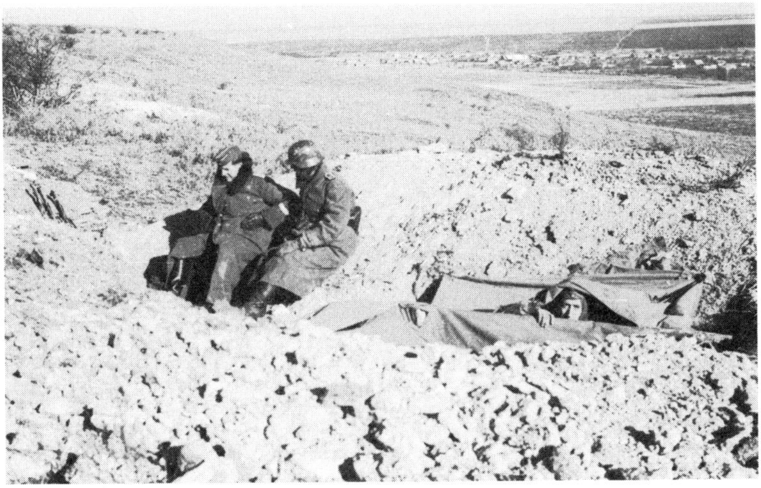

Eingegraben im vereisten Boden

liches Bild, wenn es nicht zu kalt wäre. Zum Lesen aber reicht es nicht aus. Auch ist es zu kalt, die behandschuhten Hände aus den Decken zu wickeln. Nicht einmal das Rauchen schmeckt. So ist jeder mit seinen Gedanken still beschäftigt und lauscht dabei nach den Geräuschen ferner Gefechte, die langsam verklingend aus der Ebene heraufdringen. Vereinzelte Granaten brechen noch auf die Höhe, dann wird es ruhig. Nur im Süden tönt noch heftiges Artilleriefeuer, auch Bomben von Fliegern dröhnen zwischendurch. Eigene oder russische? Man kann es nicht unterscheiden!

Wird der Russe heute noch angreifen? Unwahrscheinlich, aber möglich. Im Dorf[66] unter uns brennen einige Häuser. Die SS hat hier nachmittags einen Angriff versucht, konnte aber das Dorf nicht nehmen, da ein schwerer russischer Panzer das weitere Vordringen verhinderte. Ist er noch dort?

Er wird uns kaum gefährlich werden, da er die steile Höhe nicht heraufkommt. Dann bringt man uns noch einen Gefangenen, einen Überläufer eigentlich, der aussagt, der Russe wolle diese Nacht die Höhe angreifen, da sie ihnen, ihrer beherrschenden Lage wegen, unangenehm sei. Aber wir schenken ihm wenig Glauben, er wird sich wohl nur interessant machen wollen. Immerhin befehlen wir erhöhte Aufmerksamkeit.

So liegen wir denn, schweigsam und ruhig, innerlich aber gespannt und jedes Geräusch verfolgend, in unsere Decken gewickelt. Ich habe versucht, noch etwas zu essen, aber das Essen schmeckt nicht. Das Brot ist steinhart gefroren, sodass man nur mit Mühe ein Stück herausschneiden kann. Der Tee in der Feldflasche ist festgefroren. So kaue ich denn an einem Zipfel der Wurst, die kürzlich von zuhause ankam. Dann wickle ich mich wieder in meine Decke und drehe die Lampe klein, deren Sprit zu Ende geht. Ein jeder hängt seinen Gedanken nach.

Auch ich mache mir so meine Gedanken. Gerade gestern ist der Brief von Hans gekommen, in dem er mir von seinem Gesuch bei

Göring[67] schreibt. Wie wohltuend ist es zu wissen, dass jemand in der Heimat mit für einen sorgt und etwas für einen tun will. Und gerade bei Hans freut es mich herzlich, den ich so sehr liebe und der mir so wenig Liebe in den letzten Jahren gezeigt hat. Ich fühle mich ja wie ein Ausgestoßener aus der Familie. Wird er aber etwas erreichen?

Ich glaube es nicht! Nach allen meinen Erfahrungen glaube ich es nicht!

Das Vaterland verlangt wahrlich viel von mir. Hier liege ich nun einmal wieder in der vordersten Linie, das darf man wohl sagen, Strapazen, Hunger und Kälte ertragend, die Gefahren, welche uns hier umdrohen, auf mich nehmend für meine Heimat und mein Volk. Und werde gleichzeitig von dieser Heimat verfolgt und gedemütigt. Denn anderes ist es ja nicht, wenn man mir nun seit zwei Jahren die Beförderung vorenthält und, wie man mir sagte, auch keine Aussicht besteht, dass sich dies ändert. Dabei fällt es mir doch manchmal verdammt schwer, hier mitzutun. Ich bin der Älteste in der ganzen Abteilung, selbst der Kommandeur ist jünger, auch der Oberarzt, mein Vorgesetzter. Sie sitzen aber jetzt in warmen Räumen, nur der Unterarzt muss in Stellung liegen. Ich beklage mich nicht darüber, wenn es mir auch manchmal schwerfällt, mitzumachen, mitzulaufen, mitzufrieren, mitzuhungern.

Wünsche ich es, anders zu haben? Nein! Ich komme immer wieder zu dem gleichen Schluss, dass mein Platz hier vorne ist. Ich musste ihn immer wieder wählen und suchen. Und ich fühle mich im Grunde meines Herzens hier auch wohl. Der Einsame und Verlassene fühlt sich wohl in der Einsamkeit und Verlassenheit. Ich klage nicht an und verurteile nicht. Vielleicht ist es, dass ich fühle, eine Schuld hier abtragen zu müssen, da vorne in dem bitteren An-

67 Der spätere »Reichsfeldmarschall« Hermann Göring war zu dieser Zeit Oberbefehlshaber der Luftwaffe und hatte am 31. Juli 1941 Reinhard Heydrich mit der Organisation der »Endlösung der Judenfrage« beauftragt.

gesicht des Todes. Denn darüber wollen wir uns nicht täuschen, wir stehen hier, allesamt, dem Tode näher als dem Leben. Man sieht es ja an dem zusammenschrumpfenden Häuflein, dem wachsenden Gewichte des Krieges, den wechselnden und wechselvollen Lagen, denen nur das eine immer gleich ist: die Gefahr.

Wie aber wird es sein, wenn einmal die Reihe an mich kommt? Wer wird dann für meine Kinder einstehen, für die letzten Endes dies alles sein muss? Wird sich jemand finden, der sich ihrer annimmt? Wird man ihnen das Lebensrecht geben, das man ihrem Vater versagt hat? Oder werden sie schutzlos, sich selbst überlassen, früher oder später zugrunde gehen? Das ist die große Sorge, die mich erfüllt.

Ich mag über solchen Gedanken eingeschlafen sein, denn als ich erwache, schimmert das erste Tageslicht durch die Zeltbahn. Meine Füße sind so kalt wie Eis, denn die Decke hat sich verschoben über den Stiefeln. Ich rolle mich aus der Decke und rutsche an den noch schlafenden Kameraden vorbei nach draußen. Vor der Hütte ist eine kleine Schlucht frei, in der man die Füße vertreten und sein Morgenei legen kann. Aber es ist zu kalt, sich lange aufzuhalten. Am Fuße der Höhe liegt friedlich das Dorf. Die rauchenden Schornsteine deuten an, dass der Russe auch schon aufgestanden ist. »Peng, Peng«, schallt es herauf. Uha, er[68] ist also schon auf dem Posten. Da kommen auch die ersten Brummer[69]. Sie ziehen zwitschernd über uns hinweg, weit hinten im Feld schlagen sie auf. Der Russe will wohl zeigen, dass er noch da ist. Ich sehe mir unsere Feldstellung an. Sie ist nicht sonderlich günstig bei Artilleriebeschuss, da die Schlucht nach dem Feind zu offen ist. Daran lässt sich aber jetzt wenig machen. Ein Beobachter zieht seine Kreise über uns, der Flieger »vom Dienst«, wie ihn unsere Landser nen-

68 Der Scharfschütze.
69 Brummer: Militärjargon für Geschosse der Artillerie.

nen. Also wieder hinein ins Körbchen und sich möglichst wenig sehen lassen, damit er die Stellung nicht erkunden kann. Ich halte noch einen kleinen Nachschlaf und erwache erst wieder, als auch die Kameraden schon munter sind. Es ist 6 Uhr.

Was macht man in einer solchen Stellung, die man nicht verlassen kann, weil sie der Feind einsieht? Man isst, trinkt, raucht und schläft. Mit dem Essen und Trinken ist es allerdings heute Essig, denn das warme Essen kommt erst am Abend, und die Feldflaschen sind mit Eis gefüllt. Dafür aber gibt es einen Korn, den der Hauptmann trotz aller Transportschwierigkeiten mitgebracht hat. Zu rauchen haben wir alle etwas, dank der vielen Päckchen, die kürzlich überraschend eingetroffen sind. Und das Schlafen kostet am wenigsten. Der Landser übt es unermüdlich und immer wieder.

Zwischendurch hatten wir hinreichend Unterhaltung, die Schüsse zu deuten, die unaufhörlich aus dem Dorf herausschallen: einzelne Gewehrschüsse der Scharfschützen aus dem Dorf. Artilleriefeuer, recht lebhaft, im Süden von uns, Panzer oder Paks weiter östlich, Fliegerbomben in größerer Entfernung und, als etwas Neues, das rollende, lang andauernde Donnern der neuen russischen »Höllenmaschinen«. Eine Art Granatwerfer, der etwa 60 Schuss in wenigen Sekunden hintereinander loslassen kann und ein Mordsgetöse verursacht. Näher haben wir ihn noch nicht kennengelernt. Nun dröhnt auch unsere Artillerie aus dem Hintergrund, und dicht bei uns hat sich ein kleines Feldgeschütz eingenistet, das ab und zu auch einmal etwas zu sagen hat. Eigentlich fühlen wir uns ganz wohl in unserem Loch. Man muss immer an die denken, denen es noch schlechter geht, zum Beispiel unseren Kameraden neben uns in den kleinen Schützenlöchern, die sich nicht einmal die Füße vertreten können.

Es ist jetzt gegen 11 Uhr. Da geht es »Bum – sch – rums«. Eine Granate auf unseren Hang. Man hört deutlich den Abschuss, ein

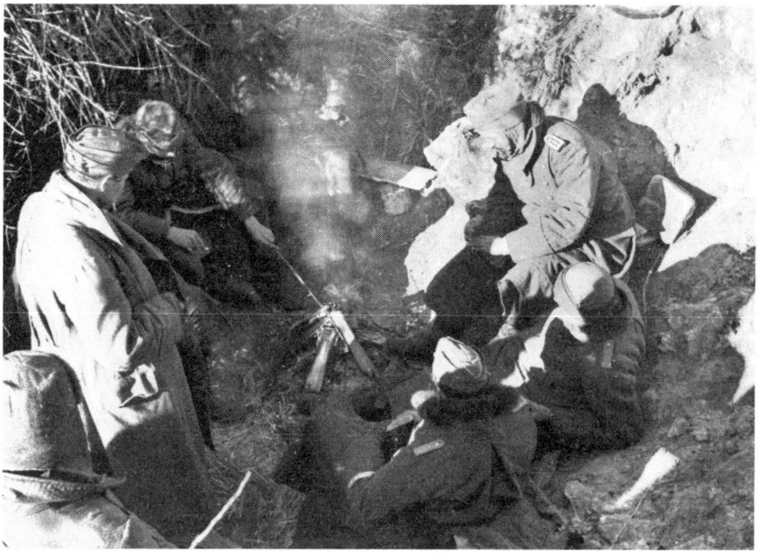

Ein Feuer wärmt im Schützenloch.

weit entfernt stehendes Langrohrgeschütz, dann das Zischen in der Luft und schließlich den krachenden Einschlag. 100 Meter vor uns, vermuten wir. Schon kommt der zweite, 50 Meter entfernt. Anständige Koffer[70] sind das, und bei dem gefrorenen Boden erbebt die Erde fühlbar. Ein weiterer noch etwas näher, dann gleich drei auf einmal. Soll das uns gelten?

Eine weitere Salve folgt, aber diesmal spritzt der Dreck auf unser Dach, und der Pulverdampf dringt in die Hütte. Zum Teufel, jetzt wird's aber ungemütlich. Unsere Hütte liegt gegen Beschuss gar nicht günstig, also heraus aus dem Laden! Aber wohin? Über die Höhe? Das wäre ganz falsch, abgesehen davon, dass dann die Schützen aus dem Dorf auf uns schießen, verraten wir unsere Stellung und ziehen mit Sicherheit das weitere Feuer auf uns. Wir drü-

70 Koffer: Militärjargon für schwere Granate.

cken uns, so gut es geht, an die vordere Wand der Schlucht. Der Hauptmann will etwas tiefer steigen in die Schlucht, in die von Felsen umgebene Sandgrube. Mir ist das unsympathisch, da sie nach vorne noch weiter offen ist. Wir sprechen noch darüber, als zwei Volltreffer mitten in diese Grube krachen, dass die morschen Felsen von den Wänden stürzen. Es erübrigt sich auszuführen, was aus uns geworden wäre, wenn wir da unten gesessen hätten. Noch ein Dutzend Granaten folgen, rings um uns auf der Höhe, einige kaum zehn Meter von der Schlucht entfernt. Dann wird es ruhig, und wir verkriechen uns wieder in unsere Hütte. Man muss es dem Russen lassen: Er hat ausgezeichnet geschossen. Hätte er nur zehn Meter zugelegt, wäre von unserer Hütte und deren Bewohnern nicht mehr viel übrig geblieben. Er muss an den Meldern, die zeitweise durch die Gebüsche huschten, erkannt haben, dass hier ein Gefechtsstand eingerichtet ist. Zukünftig erledigen wir alles telefonisch, keiner darf sich bei Tage mehr dem Gefechtsstand nähern.

Am nächsten Morgen sagen Gefangene aus, dass das Dorf unter uns von den Russen geräumt wird. Tatsächlich hört man keine Gewehrfeuer mehr aus dem Dorf. Vermutlich wurde dem Russen der Boden zu heiß, denn dort unten konnte sich noch weniger jemand zeigen als hier oben, weil unsere MGs das Feld beherrschen. Ich gehe mit dem Hauptmann über die Höhe, gewissermaßen, um das Feuer herauszulocken, aber nichts erfolgt. Am Nachmittag ziehen wir teilweise von der Höhe herunter in das Dorf ein und liegen nun endlich wieder in warmen Quartieren, wenn auch auf exponiertem Posten. Aber wir sind wachsam und können uns jederzeit schnell auf Sicherungslinie zurückziehen. Vier tote Landser finden wir noch im Dorf. Wir beerdigen sie.

Helmut.

29. November 1941

EIN BRIEF VON SOHN HANS

Lieber Vati!
Ich wünsche dir ein Weihnachtsfest. Robert und ich haben schon viel für dich ausgesägt. Mutti hat schon viele Päckchen für dich gepackt. Hoffentlich bekommst du es zu Weihnachten. Übermorgen ist der erste Advent, dann stellen wir das erste Mal den Pantoffel aus. Bald danach ist Nikolaus. Ich hoffe, daß du gesund nach Hause kommst. Vielleicht essen wir zusammen eine Gan(z)s. Mutti hat uns deine Briefe vorgelesen. Den Russen-Stern haben wir auch bekommen. Deinen Bart haben wir auf den Bildchen auch gesehen. Morgen schicken wir Kinder dir ein Päckchen mit Zigaretten und Schokolade. Hoffentlich bekommst du das schöne Päckchen.

Es grüßt dich herzlich
dein Hansi.

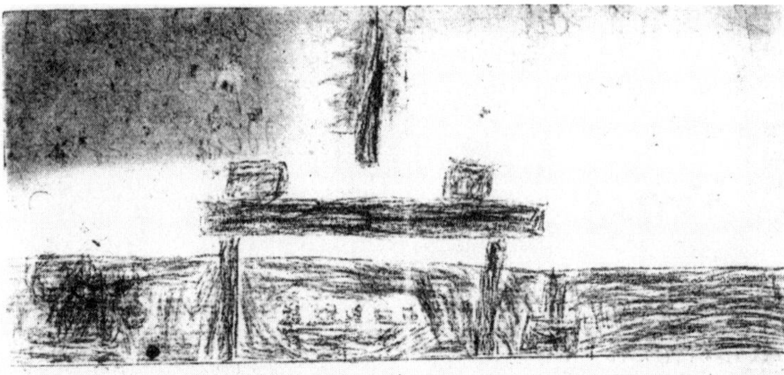

29.11.41

Lieber Vati!

Ich wünsche Dir ein Weihnachtsfest. Robert und ich haben schon viel für dich ausgesägt. Mutti hat schon viele Päckchen für dich gepackt. Hoffentlich bekommst du es zu Weihnachten. Übermorgen ist der erste Advent, dann stellen wir das erste Mal den Pantoffel aus. Bald danach ist Nikolaus. Ich hof-

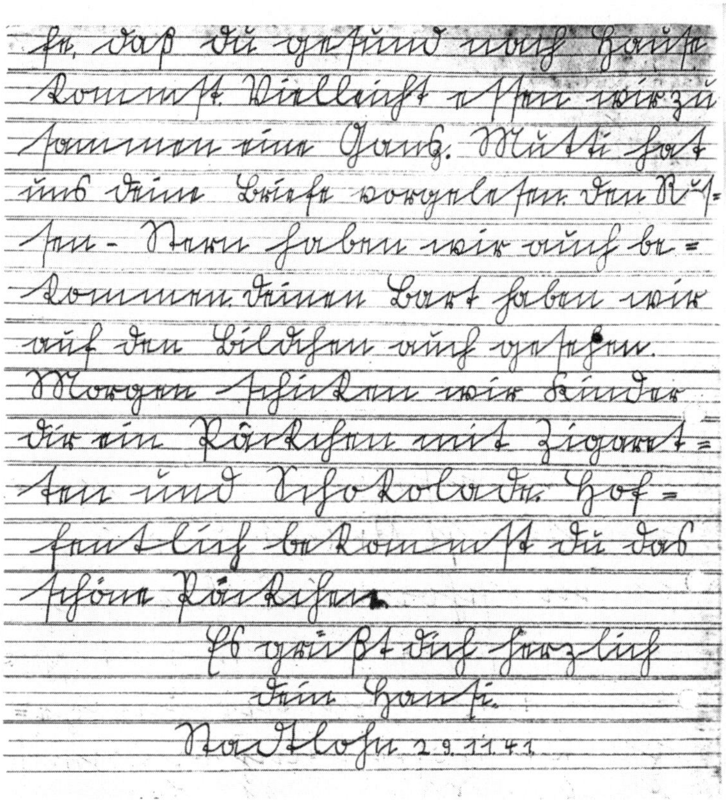
se, daß du gesund wieder heim
kommst. Vielleicht essen wir zu
sammen eine Gans. Mutti hat
uns deine Briefe vorgelesen. Den Ri-
sen-Baum haben wir auch be-
kommen. Deinen Bart haben wir
auf den Bildchen auch gesehen.
Morgen schicken wir Kinder
dir ein Päckchen mit Zigaret-
ten und Schokolade. Hof-
fentlich bekommst du das
schöne Päckchen.
Es grüßt dich herzlich
dein Hansi.
Nachtlosen 29.11.41.

Der Brief von Sohn Hans

30. November 1941

EINE MADONNA FÜR ERNA

Liebe Erna,
Ich habe heute Gelegenheit durch einen Kameraden, der nach Deutschland fährt, dieses Paket mitzugeben. Es enthält zwei altrussische Heiligenbilder, wie man die hier im Dongebiet gelegentlich findet. Sie dürften über 100 Jahre alt sein und, abgesehen von dem Erinnerungswert, recht wertvoll. Ich habe sie am 22. 11. in B.[71], etwa 80 Kilometer nördlich Rostow, aus einem brennenden Haus gerettet. Ein weiteres Bild, nicht ganz so alt, aber lieblicher (Madonna mit Kind) und ebenfalls sehr schön, sandte ich vor acht Tagen durch Post an Dich als Weihnachts- und Geburtstagsgeschenk und hoffe, dass es ankommt. Ich bin froh, jetzt eine Gelegenheit zum Schicken zu haben, denn ich kann die Bilder nicht länger mitschleppen. Bitte bestätige sofort die Ankunft. Wir wollen die Bilder gut aufbewahren (Herrenzimmer) und später von einem Kenner beurteilen und aufarbeiten lassen. Es gibt hier viel von diesen Bildern, die meisten aber sind billige Nachahmungen. Diese schätze ich ein als Bauernarbeit oder Klosterarbeit. Ich fand sie in einem

71 Bolsekrepinskaja.

Haus, das vielleicht früher einmal einem Pastor und Kenner gehört haben mag. Die jetzigen Bewohner waren heruntergekommene Bolschewiken.[72]

Von Dir habe ich jetzt so zahlreiche Post, insbesondere etwa 25 Päckchen erhalten, dass ich annehme, dass alles angekommen ist. Erhältst Du eigentlich meine Berichte lückenlos? Ich habe noch keine Bestätigung, seitdem ich die Briefe an Dich sende, schreibe aber regelmäßig weiter. Einiges muss ja ankommen. Aber vielleicht ist es besser, die Briefe zunächst hier zu sammeln?

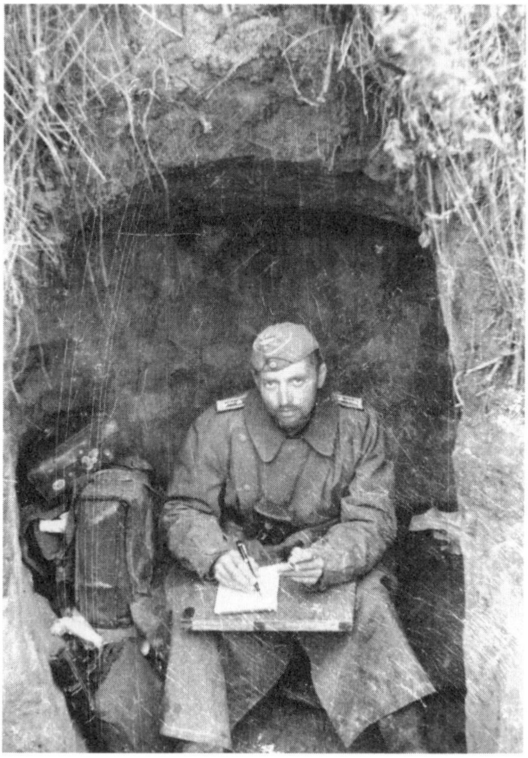

Helmut schreibt in einem Unterstand.

72 Bolschewiken: Ursprünglich eine radikale Fraktion der Sozialdemokratischen Arbeiterpartei Russlands, die unter Lenin den Kommunismus als Regierungsform anstrebte.

Also mit dem Weihnachtsurlaub wird es nichts. Der Russe hat eine Offensive begonnen und bekämpft uns hart, sodass jeder Soldat gebraucht wird, sogar noch Nachersatz von der Heimat kommt. Darum ist auch zurzeit ein Gesuch um Arbeitsurlaub unangebracht. Ich werde dieser Tage das Gesuch an den Führer zwecks Beförderung zum Offizier einreichen. Wird dieses abgelehnt, werde ich die Entlassung aus dem Militär beziehungsweise Arbeitsurlaub einreichen, was man mir dann nicht gut verwehren kann.

Unsere Division wird wohl noch bis Ende Januar hier bleiben, dann soll sie durch Infanterie abgelöst und in Deutschland renoviert werden. Aber niemand weiß etwas Gewisses, und es hängt wohl auch nicht von uns alleine ab. Seid alle aufs Herzlichste gegrüßt, verlebt die Weihnachtstage froh und denkt dabei ein wenig an

Euren Vati.

04. Dezember 1941

BEFREIUNG: STUKAS GREIFEN AN

Es ließ sich immer klarer erkennen, auch für uns Soldaten, die wir nur wenig Einblick in das größere Kriegsgeschehen der Front haben, da wir nur jeweils einen kleinen Abschnitt der Front vor uns sehen. Es ließ sich bald erkennen, dass es sich bei den Angriffen der Russen um eine größere Offensive handelt. In der Erkenntnis dieser Tatsache hat man wohl auch unseren Vormarsch zunächst abgestoppt, und es erklärt sich, warum wir fast drei Wochen untätig lagen.

Als dann die Russen ankamen, in großen Massen und mit neuen Waffen, zog sich unsere Kampfgruppe zunächst hinter den Tuslov zurück, entschlossen, diese Stellung zu halten. Und sie wäre wohl auch gehalten worden, hätte nicht der Russe fast gleichzeitig noch weitere Truppen östlich Rostow in den Kampf geschickt, welche die dort liegenden Verbände stark bedrängten und schließlich zu einem Rückzug zwangen. Es mag sein, der zweite Vorstoß der Russen aus dem Osten kam uns überraschend, denn man spricht davon, dass wir in Rostow einiges Kriegsgerät haben zurücklassen müssen. Es sei unter anderem nicht hinreichend Benzin vorrätig gewesen, um alle Wagen zurückzuführen.

Wie dem auch sei, mit der Aufgabe Rostows war auch der Sinn der Verteidigung der Tuslov-Linie hinfällig geworden, und unsere Truppen erhielten Befehl, sich in eine weitere Linie, die Mius-Linie, zurückzuziehen. Sie haben sich in den letzten Tagen aus diesem Gebiet zurückgezogen und die hier bereits vorbereiteten neuen Stellungen bezogen. Unserer Aufklärungs-Abteilung fiel die wichtige Aufgabe zu, als Nachhut der Division bei diesem Rückzug tätig zu sein.

Die Aufgabe, den Rückzug einer Armee zu decken, ist, wie ich bereits einmal sagte, eine taktisch ebenso wichtige und schwierige Aufgabe wie das Aufklären beim Vormarsch: reizvoll, aber gefährlich und Nerven kitzelnd. Es gilt, stets am Feinde zu bleiben, bald hier, bald dort aufzutauchen, um den Feind über den Rückzug zu täuschen, dem stets überlegenden Feinde vorsichtigen Widerstand zu bieten und kämpfend auszuweichen. So verhindert man, dass der Feind schnell vorrückt, da er immer wieder bei jedem neuen Orte, bei jeder möglichen Stellung Spähtrupps vorschicken und sich zum Angriff entfalten muss. Ist er dann endlich da und greift an, so geben wir ein paar Schüsse ab, schwingen uns auf unsere schnellen Fahrzeuge und verschwinden, um ihm bei der nächsten Gelegenheit erneut entgegenzutreten. Unterdessen hat die Masse der eigenen Truppe, die ja viel schwerer beweglich ist, Zeit, sich geordnet zurückzuziehen und die neue Stellung auszubauen, die den Feind endgültig aufhalten soll. Natürlich gehört dazu auch einiges Glück, wenn die Sache nicht schiefgehen soll. Wir hatten das Glück und haben unsere Aufgabe gelöst.

Als letzte Abteilungen haben wir gestern Abend den Mius überschritten. Hinter uns waren nur noch einige Panzer und die Pioniere, welche die Verminung der Brücken und Straßen in der kleinen Stadt K.[73] am jenseitigen Ufer des Flusses vorzunehmen hatten.

73 Vermutlich Kirsanowka.

Am 29.11. waren wir aus der Verteidigungsstellung am Tuslov durch Teile der SS-Truppen abgelöst worden und bezogen Ruhequartiere in B.[74] Es hieß aber bereits am 30.11., dass die dortige Stellung nicht gehalten würde. Am folgenden Tag erhielten wir schon wieder Befehl, nach Osten in den Ort K.[73] zu ziehen und dort den Feind zu erwarten, der über den Tuslov vorstieß. Die am Tuslov liegenden Truppen waren bereits in der Nacht aus ihren Stellungen gewichen. Wir kamen nachmittags in dem Ort K. an, bezogen dort Sicherungen, stellten aber sehr bald durch unsere Spähtrupps fest, dass der Feind in großen Massen über den Tuslov zog und sich uns näherte. Zwischen dem Feind und unserer Truppe waren nur wir allein und der Rest unserer Panzer. Da diese Panzer am Abend zu uns ins Dorf stießen, fühlten wir uns nichtsdestoweniger sicher. Zwar hat sich erwiesen, dass diese Panzer nicht in der Lage waren, sich den neuen russischen Panzern zu stellen, die aus Amerika kamen. Diese sind schwerer gepanzert und mit größeren, weiter tragenden Geschützen ausgestattet. Aber immerhin hat der Russe vor unseren Panzern noch gehörig Respekt, sodass er unser Dorf nicht ohne weiteres angreifen würde. Erst am Morgen erfuhren wir, dass ein russischer Reiterspähtrupp bis fast ins Dorf vorgedrungen war, unsere Sicherungen umgehend. Es war das Zeichen, dass der Russe bald kommen würde. Früh morgens beim ersten Tageslicht kam der Russe auch tatsächlich herangerückt. Unsere Sicherungen gaben aber nur wenige Schuss ab und zogen sich dann zum Ort zurück, um kurz darauf gemeinsam mit uns in den benachbarten Ort M.[75] abzurücken. Die Panzer aber schlugen einen Bogen und griffen die anrückende Kavallerie von der Seite an und brachten ihr auf diese Weise schwere Verluste bei.

---

74 Vermutlich Bol'shaya.

75 Vermutlich Matjevejew.

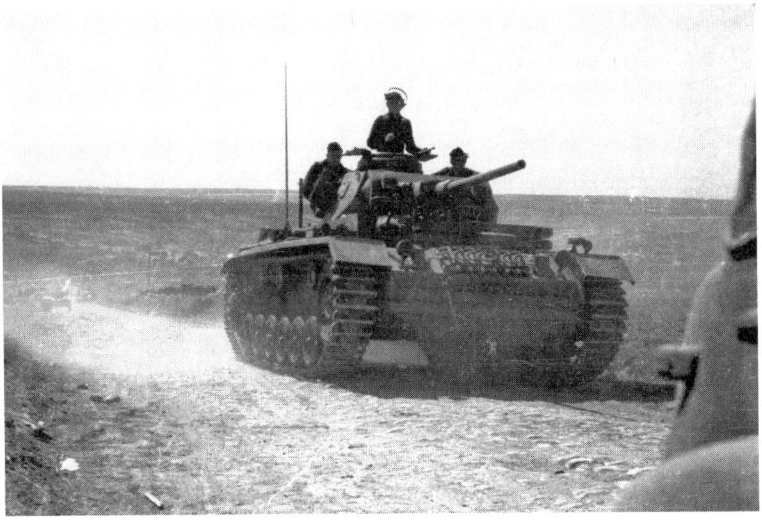

Eigene Panzer vermitteln Sicherheit.

In dem Orte M. hatten wir Befehl, bis abends zu bleiben und uns zu verteidigen. Kaum hatten wir jedoch unsere Sicherungen ausgestellt, als auch hier der Feind im Anmarsch gemeldet wurde, und zwar in großen Massen. Während er sich in einer Talmulde einige Kilometer von uns zum Angriff sammelte, fuhren seine Panzer, etwa fünf an der Zahl, näher heran und feuerten auf den Ort. Wir zogen uns in die Häuser zurück, um Deckung zu haben, aber unsere Lage wurde kritisch. Zur Abwehr schwerer russischer Panzer waren wir nur ungenügend eingerichtet. Ein gemeinsamer Angriff von Panzern, Kavallerie und Infanterie wäre für uns verhängnisvoll gewesen. Wir hatten also unsere Sachen auf den Wagen verladen, die Motoren liefen, fertig zum Ausweichen. Aber der Befehl war da, den Ort zu halten.

Da tauchten am Himmel plötzlich fünf deutsche Stukas auf. Sie griffen den vor uns stehenden, in der Entwicklung begriffenen Feind an. Vor unseren Augen spielte sich das erschütternde Schauspiel eines schweren Stuka-Angriffes ab. Die Stukas stießen wie Habichte auf die Truppenmasse, warfen zunächst jeder drei schwere Bomben ab und stießen dann immer wieder bis dicht über die Köpfe der Russen herab, aus allen Rohren feuernd. Im Augenblick herrschte dort eine heillose Verwirrung. Die Pferde gingen durch, mit und ohne Reiter, die Mannschaften stürzten auseinander und viele blieben liegen.

Als die Stukas ihre letzten Kreise zogen, war das Feld geräumt, auch von den Panzern war nichts mehr zu sehen. Das war Hilfe in großer Not im richtigen Augenblick! Der Angriff war abgeschlagen, ohne dass wir etwas dazugetan hatten. So hatten wir denn zunächst Ruhe. Der Russe musste sich zunächst wieder sammeln.

Um 12 Uhr hatte der Stuka-Angriff stattgefunden. Drei Stunden später erschien der Russe wieder, von einer anderen Seite angreifend. Es waren die gleichen starken Kräfte, unterstützt von Panzern. Wir schickten unsere Wagen, die irgend zu entbehren waren, auf alle Fälle schon zurück in den nächsten Ort.

Mit beginnender Dunkelheit griff der Russe an mit der Absicht, uns zu umfassen. Ein Teil der Sicherungen verteidigte, andere lösten sich bereits vom Feind, während sich die Abteilung schon in Bewegung setzte. Ich blieb noch einige Augenblicke zurück, um abzuwarten, ob noch Verwundete ankamen, dann ging auch ich zum Wagen. Beinahe hätte ich dabei noch den Anschluss versäumt, denn mein Wagen stand, um vor Kugeln einigermaßen sicher zu sein, in einer kleinen Mulde. Die Abteilung entschloss sich im letzten Augenblick, einen anderen Weg aus dem Dorf herauszufahren, und ich wartete vergebens, dass sie an mir vorbeikäme. Plötzlich sehe ich sie schon auf der Höhe vor mir, ich aber nicht faul und im Karacho hinterher! Man soll sich niemals in solchen Lagen von der Truppe trennen! Es bleibt mir eine Lehre.

Als die letzten Kräder den Ort verlassen, zieht der Russe bereits an der anderen Seite in den Ort ein. Der war dort überraschend aus einer Schlucht erschienen. Aber wir haben ihm nichts zurückgelassen, keinen Mann und kein Fahrzeug!

Nun ging es acht Kilometer weiter zurück, an unserer zweiten Kompanie vorüber, die eine Stellung auf einer Höhe bezogen hatte, die Auffangstellung für uns und zugleich Sicherung für die Nacht sein sollte. Die armen Schweine, die bei dieser eisigen Kälte die Nacht unter freiem Himmel zubringen mussten! Wir zogen in warme Quartiere, und unser Kommandeur versprach uns sogar nach den Aufregungen der letzten Tage eine ruhige Nacht. Es brauchten sogar kaum Wachen aufgestellt zu werden und, um Benzin zu sparen, sollten die Kräder nicht durchlaufen. Der Russe sei froh, jetzt in einem warmen Dorf zu sein und denke gar nicht daran, so schnell wieder anzugreifen. Wir erlaubten uns, diese Auffassung nicht zu teilen, denn dem Russen ist alles zuzutrauen, und vorsichtshalber gab unser Kompaniechef den Befehl betreffend die Kräder nicht weiter.

Die ganze Nacht über war draußen der Lärm der laufenden Kräder. Aber auch ohne dies wäre unser Schlaf schlecht gewesen. Jeder von uns hatte das Gefühl einer sehr gespannten Lage. Vor uns, rechts und links Russen in Massen, die Panzer weit entfernt. Wir als kleines Häufchen mitten unter dem Feind, die eigene Truppe weit zurück.

Unser Hauptmann hatte ein fabelhaftes Bett, weiß bezogen, würdig, zehn Stunden darin zu schlafen. Aber auch er kam nicht zur Ruhe, stand immer wieder auf, horchte auf jedes Geräusch, schritt im Zimmer auf und ab und fluchte, da es nichts anderes zu fluchen gab, auf die Ruhestörung durch die Kräder.

Es war noch nicht Mitternacht, da sichtete man einen Reiterspähtrupp, der unser Dorf beäugte. Leider wurde er nicht gefangen. Aber dann kam noch ein Spähtrupp zu Fuß an, und davon wurden zwei Mann abgefangen. Sie sagten aus, dass der Russe spätestens am Morgen angreifen werde. Jetzt wurde es auch unserem

Kommandeur ungemütlich, und er ließ wieder stärkere Sicherungen ausstellen. Unsere armen Landser, die sich schon behaglich eingerichtet hatten, mussten also wieder hinaus in die kalte Nacht. Wir alle hätten ihnen gerne die Ruhe gegönnt, aber besser die Nacht durchwacht, als schlafend überfallen.

Und es war gut so. Um 3 Uhr hieß es: »Alarm, der Feind greift an!« Im Nu hatten wir unsere Decken zusammengerollt, die wenigen Klamotten im Wagen verstaut, die Fahrzeuge sprangen sofort an – dank der Vorsicht – und los ging es aus dem Dorf heraus in die Stellung. Schon kam die Sicherung der 2. Kompanie zu uns zurück, da sie starkem feindlichen Druck hatte weichen müssen. Der Russe schoss schon herüber in unser Dorf, in dem wir nicht mehr lagen. Gleichzeitig sind auch die Panzer im benachbarten Orte alarmiert worden, schon rollten sie auf einer Höhe der rechten Flanke an. Wieder kam der russische Angriff zum Stehen. Der Russe ging zurück, und die ehemals besetzte und dann geräumte Höhe wurde erneut in Besitz genommen.

Nun erhielten wir einen anderen Auftrag. Unsere Kompanie sollte links abweichend einen Nachbarort besetzen und dort die Häuser in Brand stecken, um die Unterbringung der russischen Armee in diesen Räumen zu erschweren. Ein heikler Auftrag, denn wir mussten in diesen Ort wieder zurück, um zur Rückmarschstraße zu gelangen. Wie aber, wenn der Russe unterdessen hier erneut vorgerückt war?

Mit gemischten Gefühlen setzte sich das kleine Häuflein unserer Kompanie in Marsch nordwärts. Indessen, wir kamen nicht weit. Kaum ließen wir uns im ersten Tageslicht in der Nähe des bezeichneten Ortes blicken, als uns ein heftiges Feuer von Paks oder Panzern empfing. Also war der Ort besetzt. Ohne ein heftiges Gefecht, auf das wir uns aber nicht einlassen durften, ohne Gefahr zu laufen, endgültig eingeschlossen zu werden, wäre der Ort nicht zu besetzen gewesen. Also das Ganze kehrt!

Und das war gut so. Denn jetzt sahen wir, was uns bei einem Weitermarsch vielleicht entgangen wäre: Die Sicherung der 2. Kompanie ging erneut zurück. Lange Dampffahnen hinter sich herziehend jagten die Kräder, von der Morgensonne beschienen, in der eisigen Morgenluft die Marschstraße rückwärts. Auch die Panzer wichen langsam einem stärkeren Feind. Schwere Christie-Panzer waren vom Russen eingesetzt worden, die mit unseren älteren Panzermodellen nicht wirksam zu bekämpfen waren. Bis dass unsere neuen Panzer aus Deutschland eintreffen, war nichts dagegen zu tun, als »die Platte zu putzen«. Wir trafen an der Wegekreuzung gerade rechtzeitig genug ein, uns anzuschließen. Westwärts ging's den eigenen Stellungen entgegen.

Wer aber geglaubt hätte, es ginge gleich hinter die Linie der eigenen Front, der wurde schwer enttäuscht. Noch zweimal bezogen wir Stellung, noch zweimal ließen wir den Russen dicht herankommen, um ihm dann vor der Nase auszuwetzen. Eine Nervenprobe. Aber es ging gut aus. Ohne einen ernsten Verlust, mit sieben leichter Verwundeten, trafen wir am Abend vor dem Mius ein, wo die bereits verminte Brücke auf uns wartete, uns hinüberzulassen. Als wir dann in später Stunde an unseren unterdessen gut ausgebauten Stellungen vorüberzogen und am sicheren Ort ein warmes Quartier bezogen, war es uns doch leichter ums Herz. Mit dem Gefühl, einer lauernden Gefahr endlich entronnen zu sein, legten wir uns auf unser Strohlager und schliefen bis in den hellen Tag hinein.

Helmut.

12. Dezember 1941

WEIHNACHTSGRÜSSE NACH DEUTSCHLAND

Liebe Erna und liebe Kinder,
nun wird es Weihnachten, und es hat sich entschieden, dass wir Soldaten diesmal nicht zu Euch nach Hause kommen, sondern während der Feiertage und wohl auch noch etwas länger hier im Osten Wache stehen müssen. Der Russe hat in den letzten Wochen einige neue Kräfte vor unserer Front zusammengezogen, vor denen wir uns zuerst etwas zurückziehen mussten, um dann eine feste Stellung hier zu beziehen, die wir jetzt halten.

Über eine Woche liegen wir schon in Ruhe, werden aber morgen oder übermorgen nach vorne ziehen, um dort die Kameraden abzulösen, die in Kälte und Nässe nun schon tagelang liegen. So werden wir denn diese Weihnachten im Schützengraben verbringen. Einen Weihnachtsbaum werden wir dort nicht haben, aber ein kleiner Tannenzweig und eine Kerze wird sich finden, und wenn wir diese anzünden, werden unsere Gedanken nach Hause wandern zu Euch, und ich werde mir vorstellen, wie Ihr um den Weihnachtsbaum sitzt und ein Weihnachtslied singt.

Ich gebe diesen Brief einem Kameraden mit, der als einziger unserer Abteilung – als Anerkennung besonderer Leistungen – in Urlaub fährt und hoffe, dass er Euch noch zu den Festtagen erreichen wird.

Die Post ist in der letzten Zeit wieder unregelmäßiger gekommen, wohl als Folge der Witterung, die seit acht Tagen zu Tauwetter und starkem Schlamm geführt hat. Auch Hansis Bastelarbeit, ein schwarz-rotes geflochtenes Buchzeichen, sowie drei Sendungen Bilder sind angekommen. Mit Päckchen bin ich jetzt sehr verwöhnt worden; von meinen Kameraden werde ich drum beneidet, aber es fällt immer mal etwas für sie ab. Den Honigkuchenstollen habe ich gestern für einen Kaffee gestiftet, den wir einigen Offizieren gaben.

Ich zähle nun nochmals auf, was Du mir so fortlaufend senden kannst: Kuchen jeder Art, Gebäck, Zucker, Honig, Marmelade, Margarine, Fett, Bonbons, Pfeifentabak, Zigarren (keine Zigaretten), Briefpapier, Briefumschläge, Muster-ohne-Wert-Kuverts für Fotosendungen von hier zurück, eine wollene Unterjacke, eine wollene Unterhose, sechs schlichte Taschentücher (aus Bettlaken genäht, da sie leicht verloren gehen), zwei Paar wollene Skisocken, Zahnpasta (Seife genug hier), ein skiwollener Kopfschützer, Schnaps, Liköre, Lesestoff auf billigem Papier usw. (Das usw. überlasse ich Deiner Fantasie).

Ich will auch vorerst nicht von hier weg, bis ich meine Beförderung zum Offizier erreicht habe. Zu gegebener Zeit werde ich von hier aus, auf dem Dienstwege, ein Gesuch an den Führer einreichen, unabhängig von dem Gesuch von Hans.

Ich warte aber noch einige Zeit damit, und zwar so lange, bis ich hier das in Aussicht stehende Sturmabzeichen[76] und das ebenfalls in einiger Zeit fällige EK I erhalten habe. Ein solches Gesuch ist etwas Einmaliges, daher muss es genügend begründet werden können. Dann wird es aber auch aller Voraussicht nach Erfolg haben. Und

76 Sturmabzeichen: Tapferkeitsauszeichnung des Heeres.

ist eine Beförderung erreicht, werden sich die übrigen Fragen auch leichter lösen lassen.

Es hat jetzt keinen Zweck, halbe Arbeit zu leisten, und die Rückkehr in die Heimat zu betreiben, nachdem ich einmal diesen Weg als den aussichtsreichsten erkannt und beschritten habe. Mögen K. und D.[77] zu Hause arbeiten, ich habe hier draußen abzurechnen. Diesmal soll ganze Arbeit geleistet werden, denn das Endziel aller meiner Bemühungen ist die Ariererklärung meiner Kinder!

Erst, wenn das erreicht ist, kann ich mir beruhigt sagen, meine Pflicht getan zu haben, und meinen Kindern alles das erspart zu haben, was Du und ich durchmachen mussten. Augenarzt kann ich dann immer noch lange genug sein, wenn es mir vergönnt ist, nach Hause zurückzukehren. Sollte ich aber nicht aus dem Felde zurückkehren, und an diese Möglichkeit muss jeder denken, der hier vorne steht, dann wird, so hoffe ich, dieses Opfer schützend und mahnend über unseren Kindern stehen. Sodass es ihnen auch dann leichter sein wird, ihren Lebensweg zu gehen. Mir bleibt keine andere Wahl. Ich werde meine Pflicht tun, unbeirrt und glaube an den Dank unseres Vaterlandes. Mögen andere Arbeitsurlaub erhalten und zur Heimat zurückkehren. Ich bleibe hier, bis dass mein Ziel erreicht ist.

Und nun, Ihr Lieben, verbringt ein schönes Weihnachtsfest, und beginnt das Jahr in der Hoffnung, dass es uns den siegreichen Frieden bringen wird. Dann wird auch Euer Vati nach Hause zurückkommen.

Es grüßt Dich und die Kinder herzlich
Dein Helmut.

77 Kollegen von Helmut.

12. Dezember 1941

NORKA: MÄDCHENSEELE IN HUNDEGESTALT

Als heute Morgen um 7 Uhr der Wecker schellte, hatte ich nur wenig Lust aufzustehen. Es war diese Nachte endlich einmal gemütlich warm gewesen, und auf dem Strohsack, den mir mein Bursche aus Decken genäht und sorgfältig gestopft hatte, ließ es sich gut liegen. Trotzdem habe ich unruhig geschlafen, der Feind war es nicht, auch keine Flieger, die mich beunruhigten. Aber diese verfluchten Insekten! Weiß der Teufel, wo sie herkommen, haben wir doch gestern die ganze Bude und alle Decken gesäubert. Aber ich kann es mir denken, wer die Flöhe auf dem Gewissen hat: Norka![78]

Norka, unser zartes Mädchen! Natürlich hat sie heute Nacht wieder, wie sie das für selbstverständlich hält, ihre Ecke verlassen und sich mitten auf meine Decke gelegt, sodass ich die Füße kaum noch ausstrecken konnte. Und als ich sie herunterwarf, natürlich nicht, ohne ihr neben mir ein molliges Lager gemacht zu haben, da zog sie mir des Nachts heimlich meine eigene Decke über den Fü-

---

78 Von Helmuts Hauptmann adoptierte Hündin und treue Weggefährtin seiner Einheit.

ßen weg und über sich selbst. Ich merkte das erst an den kalten Füßen.

Dafür kommt sie dann jetzt selbst zu mir herüber und, liebebedürftig, wie sie ist und als Zeichen ihrer Zuneigung, beleckt sie mir Mund und Nase. Was soll man da machen? Sie anzufahren wäre roh. Also wehre ich nur bescheiden ab, streichle ihr über das seidenweiche Haar und führe sie dann vor allem hinaus vors Haus aufs Töpfchen.

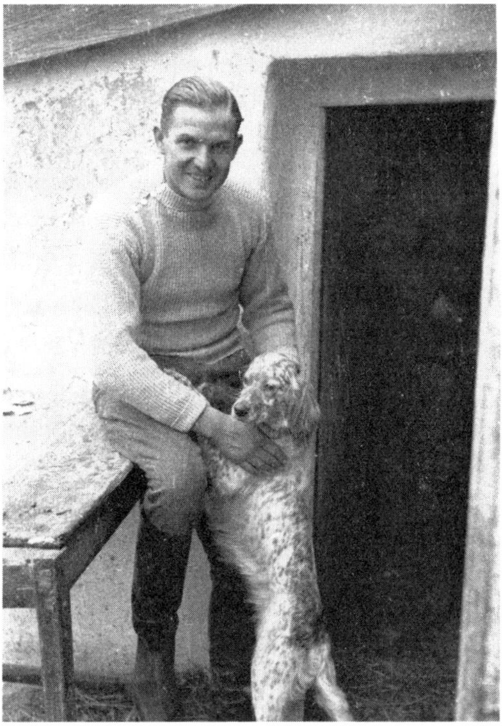

Der Hauptmann mit »Kompaniehündin« Norka

Norka, unser aller Liebling, eine Mädchenseele in Hundegestalt, ein reinrassiger englischer Setter! Sie fühlt sich bei uns wohl, nur vom Krieg will sie nichts wissen. Wenn's schießt und knallt, zittert sie an Händen und Füßen und verkriecht sich unter eine Bank, dass wir sie kaum finden können und beinahe einmal hätten zurücklassen müssen. Nur mit den Flöhen sind wir nicht ganz einig. Zwar schwört Hans, der Bursche unseres Hauptmanns, Stein und Bein zusammen, sie habe keine Flöhe, weil er sie dauernd wasche und meinen gesamten Vorrat an Insektenpulver für sie verschwende, aber ich bin, wie gesagt, argwöhnisch. Warum sollte sie ohne Flöhe sein, wenn wir alle Flöhe haben?

Da ich nun schon auf den Füßen bin, gehe ich ums Haus und öffne die Läden. Na, dann wollen wir uns mal das Meisterstück ansehen! Ich trete wieder ein in das Haus und bin selbst überrascht. In der Tat, fabelhaft! Gestern noch ein schmutziges Russenloch und jetzt eine feudale Behausung. Feudal ist ja etwas übertrieben, aber man ist ja bescheiden geworden. Die Wände, die feuchten, an denen der Mörtel herunterfällt, sind ausgekleidet mit neuen wollenen Decken, die öden Fensterhöhlen behängt mit sauberem Mull als Gardinen, gestiftet von Onkel Doktor aus seinem Verbandskasten. Alles Gerümpel entfernt bis auf eine Bank, einen runden Tisch und eine Kommode, die ebenfalls mit Wolldecken belegt sind. Die Strohsäcke aufeinandergeschichtet und ebenfalls mit einer Decke belegt als Couch. Und sogar zwei Sessel aus dem Wagen, nieder und bequem wie Stahlrohrmöbel, zieren den Raum als besondere Prunkstücke. Zwei erbeutete Reitersäbel kreuzen sich über der Kommode, und einige Mädchenköpfe aus Magazinen lächeln von den Wänden.

Warum soll man es sich nicht nett machen, wenn man nun doch einmal hier die Weihnachten verbringen soll? So sagt es auch der Spruch, der vom Balken der Decke prangt: »Nicht jeder kann zur Heimat streben, auch im Osten lässt sich's leben.«

Und ein zweiter Spruch klärt, ebenfalls in würdiger gotischer Schrift, jeden Besucher auf: »Eine Pulle unterm Arm, hält dir unsere Freundschaft warm.«

Ein Balken ist noch frei, dafür ist dem Onkel Doktor noch nichts eingefallen. Was so ein Landser nicht mit primitiven Mitteln alles fertigbringt!

Die Kameraden sind ebenfalls aufgestanden und haben die Bude schon in Ordnung gebracht. Das geht schnell, wenn alle Hände zupacken. Während nun das Wasser auf dem Herd steht, beginnt als Erstes ein fröhliches Jagen nach dem Motto: »Die Heimat knipst, die Front knipst anders.«

An jedem Fenster stehen sie, die bärtigen Krieger, und durchsuchen mit bewundernswerter Geduld, die eines Besseren wert wäre, aufmerksam Masche für Masche von Hemd, Strümpfen und Pullover nach jenen kleinen Tierchen, die mit rührender Anhänglichkeit Begleiter unserer weiten Reise sind. Dann werden die »Abschüsse« gemeldet. Manchmal sind es nur zwei oder drei, mitunter aber auch zehn oder mehr! Nachdem auch ich solchermaßen meine Pflicht getan, sehe ich mich nach dem Waschwasser um. Mein Bursche bringt es mir in meiner Prunkschüssel, die ehemals ein Deckel einer russischen Kiste gewesen war, legt Spiegel, Seife, Rasierapparat und Handtuch zurecht und zieht sich wieder diskret zurück. Nun werden von uns 15 Mann, die wir hier zusammen hausen, in allen Ecken der Bude und der Küche wahre Waschorgien gefeiert. Oberkörper frei, Kopf und Brust abgeseift, Füße und Beine gewaschen und dann rasiert! So lange, bis am Ende die Brühe schwarz ist.

Das Russenvolk sitzt stumm in den Ecken und schaut uns zu. Es mag wohl der hervorstechendste Eindruck sein, den sie von deutschen Soldaten haben, dass er sich wäscht. Denn kaum ist der deutsche Soldat in ein Dorf eingedrungen und bezieht Quartier, schon beginnt er sich als Erstes zu waschen. Und wie!

Als es noch warm draußen war und wir uns im Freien waschen konnten, war das Waschen immer das erste, was Aufsehen erregte. Im Kreise standen die Russenweiber und -männer herum, kopf-

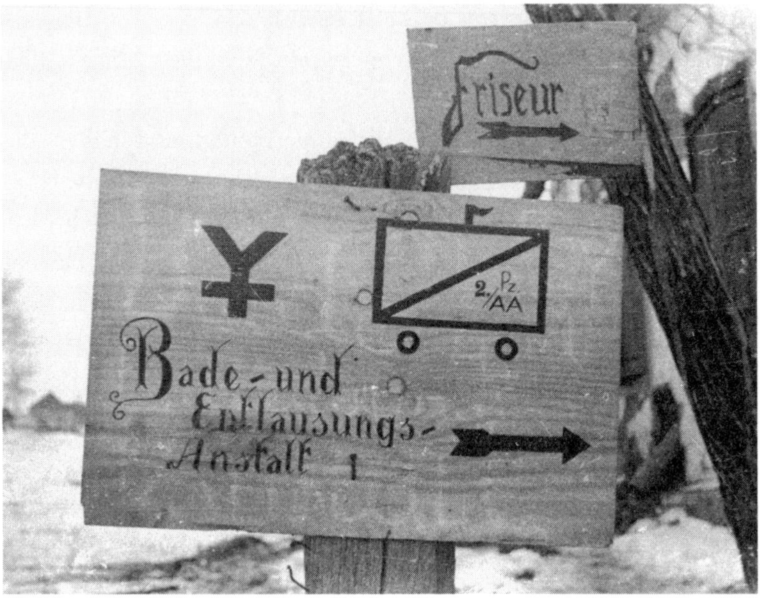

schüttelnd, bewundernd. Ich habe nie gesehen, dass sich Russen waschen. Er lässt wohl einmal aus einem kleinen Wasserkran ein wenig Wasser über die Hände träufeln, mit dem er sich auch das Gesicht befeuchtet, oder nimmt einen Mundvoll Wasser und spuckt ihn auf die Hände. Aber seinen dicken Läusepelz zieht er dabei nicht aus, er trägt ihn tags und nachts, überhaupt so lange, sommers und winters, bis er in Fetzen von selbst herunterfällt. Dreck soll vor Ungeziefer schützen, ist hier die landläufige Meinung. Wir sind zu ihr noch nicht vorgedrungen. Und nun gar die viele Kleidungswäsche! Denn kaum ist die Morgentoilette beendet, wird die Dame des Hauses angestellt, die schmutzige Leibwäsche zu waschen. Und bei 15 Mann ist natürlich jeden Tag etwas zu waschen. Sie macht es denn, schlecht und recht, aber meistens schlecht, wenn man ihr nicht auf die Finger sieht. Ich kann mir vorstellen, dass sich die deutschen Barbaren allein durch das viele Waschen unbeliebt ma-

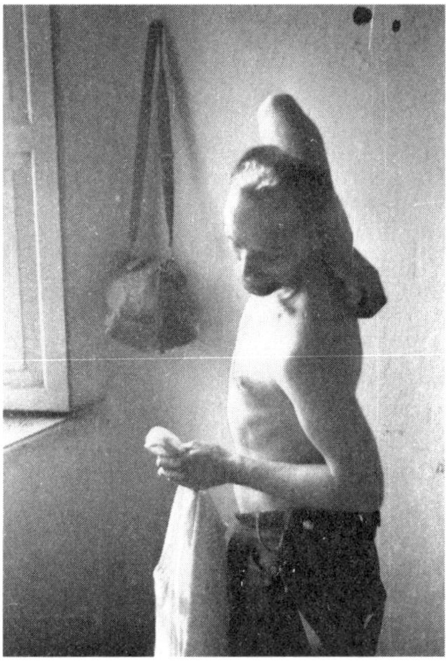

< Deutsche Reinlichkeit

Waschorgie >

chen in Russland! Gottlob brauchen wir in dieser Hinsicht nicht ängstlich zu sein.

Nun bin ich dann auch fertig mit meiner ausgiebigen Morgentoilette, bin gut rasiert und gut gelaunt und sehe mich infolgedessen nach meinem Frühstück um. Mein Bursche hat es schon hergerichtet und – dank der vielen Heimatpäckchen – wieder alle Register gezogen: Kandiszucker zu deutschem Tee, Margarine und Honig zugleich, ein frisches Ei aus dem versteckten, aber doch aufgefundenen Vorrat der Herrin des Hauses und außerdem noch einige Scheiben Kandiskuchen! Was willst Du mehr? Also nicht lange geziert und angefangen, denn auch der Hauptmann futtert schon. Ich kann nicht umhin, ihm etwas von meinem Überfluss abzutreten, obwohl er immer wieder abwehrt: »Aber nein, Doktor, das geht doch nicht.« Aber doch annimmt. Ein steter Tauschhandel! Nach dem Frühstück kommt die Zigarre, die des Morgens in der Ruhe ganz besonders mundet. Und dann noch eine kleine Süßigkeit zum Ausgleich, damit sich die Gegensätze berühren. Jetzt wird's aber Zeit, einer feierlichen Morgenhandlung nachzugehen nach dem Grundsatz unseres »Alphabets des Ostens« unter »K«: Den Krieger kann kein Krach erschrecken, den Kaktus legt man in die Hecken. Ein besonders Vergnügen übrigens, wenn einem der eisige Morgenwind um den Hintern weht! Aber man gewöhnt sich an alles.

Hat man alle diese Pflichten gewissenhaft und sorgfältig erfüllt, kommt man gerade rechtzeitig, um die Revierstunde[79] anzufangen. Denn siehe, Herr, das Volk versammelt sich und wartet Dein. Unsere kleine Bude muss für alles herhalten. Da nun doch schon 15 Mann drin sind, können auch noch zehn weitere dazu. Mich stört es nicht und auch den Hauptmann nicht, der in der anderen Ecke seine dienstlichen Angelegenheiten erledigt.

Nach einer Stunde bin ich damit fertig, und damit sind auch meine Dienstpflichten für den Tag im Wesentlichen erledigt. Man kramt noch ein bisschen herum, man liest ein bisschen, schreibt ein bisschen, bis sich dann mit immer dringenderer Notwendigkeit die Frage aufwirft: Was gibt es heute Mittag zu essen?

Das weiß mein Bursche genau: Nudelpampf und Graupenwasser mögen Herr Unterarzt nicht und Herr Hauptmann schon gar nicht. Ein guter Bursche spioniert also schon frühzeitig an der Feldküche herum, nach was es dort riecht. Und für den Fall des Falles wird ein Hühnchen geschlachtet, ein herrenloses, oder ein verlorenes Täubchen geschossen oder ein vergessenes Schnitzel in der brutzelnden Pfanne gewendet. Aber meist ist das gar nicht nötig, denn die Feldküche weiß, was sie ihrem Rufe schuldig ist. Jedenfalls, wer in der Ukraine verhungert, ist selbst »in Schuld«. Lange werden diese schönen Zeiten übrigens nicht mehr dauern, denn wenn wir in gleichen Quartieren längere Zeit liegen bleiben, wer-

79 Gemeint ist die ärztliche Visite.

den die Vorräte des Landes einmal zu Ende gehen. Bis jetzt waren wir nicht umsonst immer an der Spitze, haben die Nachteile in Kauf genommen, aber auch nicht vergessen, die Vorteile uns zunutze zu machen.

Nach dem Essen sollst Du ruhen, und dafür ist unsere »Couch« sehr geeignet, fast wie zu Hause! Aber geschlafen wird nicht, sondern das Pfeifchen gestopft und geplaudert. Eine Tasse Kaffee beschließt diese Stunde der Beschaulichkeit. Ja, und dann? Dann wird es schon dunkel draußen, und es beginnt der lange russische Abend, über dessen vertrauliche Fröhlichkeit im Kreise der Kameraden im Schein einer kleinen Petroleumfunzel und dem Klange einer aus staubiger Ecke hervorgeholten russischen Balalaika ich Euch ein andermal erzähle.

Es grüßt Euch herzlich,
Helmut.

12. Dezember 1941

OPFERBEREIT: ES GEHT UM DIE KINDER

Einige Tage Ruhe hatten wir gehabt, eine angenehme, beschauliche Zeit nach den erregenden Ereignissen der vorausgegangenen Woche. Sie hatte uns, dem Druck der russischen Armee ausweichend, bis hinter den Mius gebracht, wo wir unsere neue Verteidigungslinie bezogen. Diese Linie soll nun gehalten werden. Das Tauwetter, das kurz darauf entstand und einen, sogar für hiesige Verhältnisse, ungewöhnlichen Morast zustande brachte, da die bis in die Tiefe von einem Meter gefrorene Erde das Wasser nicht abfließen ließ, verhinderte jede Bewegung bei uns wie bei den Russen. So blieb es denn auf der ganzen Front ruhig bis auf einzelne örtliche Einbruchsversuche der Russen, die aber mehr Aufklärungscharakter haben. Für uns hatte es die angenehme Folge, bis jetzt in unseren Ruhequartieren bleiben zu können, denn selbst eine Ablösung der nur etwa 20 Kilometer weiter vorne in ihren Stellungen liegenden Truppe wäre schwierig gewesen. Nun ist über Nacht wieder Frost eingetreten, und die Wege werden wieder gangbar. Morgen oder übermorgen rücken wir in die Stellung für 10 bis 14 Tage.

Unsere Weihnachten werden wir also diesmal im Schützengraben und Unterstand verbringen. Aus unseren schönen Hoffnungen, ganz zurückgenommen zu werden und zur Renovierung in die Heimat zu kommen, ist es nichts geworden. Wir sind vorerst hier nicht zu entbehren. Es gelang dem Russen, im Süden eine respektable Truppenmasse zusammenzuziehen, die uns zwang, wenigstens vorübergehend Rostow zu räumen und unsere eigenen Kräfte auf eine kleine Verteidigungslinie am Mius zusammenzunehmen, wo wir den Stoß aufzufangen gewillt sind. Immer noch werden weitere Kräfte, wie gemeldet wird, vom Russen aus dem Kaukasus über Rostow herangeführt. Teils sind es ganz neue, noch nicht eingesetzte Divisionen, teils solche aus Resten alter Armeen zusammengewürfelt. Ihre Bewaffnung und ihr Kampfgeist sind dementsprechend unterschiedlich, aber es wäre falsch, sie zu unterschätzen. Sie sind unterstützt von Panzerabteilungen mit amerikanischen Kampfwagen, die uns in den letzten Wochen einigen Respekt beigebracht haben, weil sie in Panzerung und Bewaffnung den unsrigen derzeit überlegen sind. Unsere Wagen müssen einer Begegnung mit ihnen ausweichen. Nur, wenn sie genügend nahe herankommen, können sie von unseren jetzigen Abwehrwaffen erledigt werden.

Das ist natürlich eine betrübliche Lage, in der nur an eine Verteidigung gedacht werden kann. Aber auch dieser Lage werden wir Herr werden. Ich habe immer davor gewarnt, den Russen zu unterschätzen. Enttäuscht kann nur der sein, der die russischen Reserven nicht sehen wollte und den Kampfeswillen des Bolschewismus verkannte. Wenn auch das russische Volk des Krieges mehr als überdrüssig ist, die Kommissare halten mit eiserner Faust die Armeen zusammen und treiben sie ohne Rücksicht auf Verluste und mit den brutalsten Mitteln immer wieder in den Kampf. Solange der Russe sich in ihrem Machtbereich sieht, kämpft er, und er kämpft gut. Erst, wenn sich eine Gelegenheit bietet, gefahrlos überzulaufen, läuft er über. Kein Zweifel: Der Hauptmacht des Russen ist das Rückgrat gebrochen, sie wird sich von diesem Schlag nicht mehr erholen. Aber es stehen noch harte Kämpfe bevor, ehe dieser Krieg wirklich beendet ist. Die entscheidende Frage wird sein, ob der Russe im Verlaufe des Winters das verlorene Kriegsmaterial hinreichend ersetzen kann. Es wird ein Wettkampf der Industrie sein. Denn auch die kommenden Schlachten werden Materialschlachten sein, und das bessere Material wird, neben der Kunst der Kriegsführung, entscheiden. Dass der Russe auch diesen Wettkampf noch nicht aufgegeben hat und entschlossen ist, seine ganze Kraft einzusetzen, haben wir bei der Eroberung der Industriestädte, insbesondere von Stalino[80] gesehen. Keine Fabrik, die nicht zerstört oder durch Verminung unbrauchbar gemacht worden war. Die wichtigsten Maschinen hat der Russe ausgebaut und, zusammen mit den Werkmeistern und Spezialarbeitern, nach dem Osten gebracht. Eine Frage nur, ob er dort so schnell eine gleichwertige oder überhaupt annähernd gleichwertige Industrie aufbauen kann. Denn Maschinen und Menschen, auch Rohstoffe allein, ergeben noch keine funktionsfähige Industrie. Es gehört noch so vieles Weiteres dazu, nicht zuletzt Transportwege und Organisationen aller Art, dass man bezweifeln kann, ob es selbst einem besser organisierten Volk in einem günstigeren Klima gelingen kann, diese unerhörte Aufgabe zu bewältigen.

Nun kommt noch dazu, dass der Russe in Zukunft in seiner Rüstung allein stehen wird, nachdem Amerika und England im fernen Osten[81] eigene Sorgen haben. Wie sich die Waagschale des Sieges in der ferneren Zukunft neigen wird, darüber dürften wohl keine Zweifel bestehen. Vorerst aber sind keine entscheidenden Schlachten zu erwarten, bis unser eigener, abgewirtschafteter Bestand an Wagen, Geschützen, Flugzeugen und Tanks von der Heimat aus neu aufgefüllt beziehungsweise ersetzt ist. Für uns ist es letzten En-

80 Stalino: 1924–1961 der Name der heutigen Stadt Donezk.
81 Im Krieg mit Japan.

des nur eine Transportfrage, die aber mit jedem Monat, der in Ruhe verstreicht, leichter zu lösen sein wird. So sehe ich die augenblickliche Lage. Zunächst gilt es, hier nur zu halten.

Im Frühjahr, das heißt hier schon im März, wird es mit frischen Kräften hier sehr schnell zu entscheidenden Schlägen kommen, die dann in kurzer Frist mit dem Rest der russischen Armee aufräumen werden. Dann wird der Weg frei werden zu wichtigen Gebieten, die von hier aus, vom Süden her, leicht zugänglich sind, und zwar umso leichter, je mehr die Divisionen des Kaukasus schon hier in den Kampf geführt worden sind. Bis dahin gibt es aber für uns, die wir hier die Front zu halten haben, noch manche harte Stunde. Denn auch der Russe scheint zu erkennen, dass der Schlüssel des weiteren Kampfes hier im Süden liegt. Wir erwarten gerade für die Festtage, der Mentalität des Bolschewisten entsprechend, hier eine Offensive. Er wird entsprechend empfangen werden, denn schon sind unsere – anfangs recht dünn besetzten – Linien durch nachrückende Fußtruppen erheblich verstärkt worden. Wir wären ja alle gerne zu Weihnachten in der Heimat gewesen, aber wir sehen ein: Hier sind wir zurzeit nötiger.

Die Durchschläge des Gesuches von Hans an Göring vom 02.11., 19.10. und 13.10. nebst dem Brief an Erna vom 02.10. habe ich erhalten. Ich danke Hans von Herzen, dass er sich in dieser Sache bemüht hat. Ich teile seine Auffassung und schrieb entsprechend nach Hause, dass man Herrn Wilkes, den Vater meiner Patientin Krolle, bitten solle, dieses Gesuch aufgrund seiner persönlichen Beziehungen an Göring weiterzuleiten. Er könne dabei anführen, dass er mich als Arzt und Mensch selbst kennengelernt habe, sodass er für dieses Gesuch selbst eintreten könne. Ich stimme auch darin überein, dass man mit dem Gesuch nicht einen Antrag auf Arbeitsurlaub verbinden solle. Denn erstens macht das einen schlechten Eindruck, und zweitens ist mir damit, das heißt mit einem Arbeitsurlaub, überhaupt nicht gedient.

Ich habe mich nicht deshalb freiwillig gemeldet und nun den Krieg im Westen und Osten seit zwei Jahren mitgemacht, um einen Arbeitsurlaub zu erhalten. Vielmehr bin ich entschlossen, solange hier draußen zu bleiben und nicht in die Heimat zurückzukehren, bis ich das mir gesteckte Ziel erreicht habe. Es geht hier nicht um meinen Beruf, ja, nicht einmal um mich und meine Frau. Es geht, das muss einmal ganz klar erkannt und ausgesprochen werden, um meine drei Kinder. Ich muss erreichen, dass sie als Arier erklärt werden. Dadurch allein wird ein Schlussstrich unter die ganze Angelegenheit gezogen, und zwar für immer. Was ich mit meinen Kräften dazu beitragen kann, soll geschehen und muss geschehen. Ich trage die Verantwortung und übernehme sie. Durch meine Meldung zum Kriegsdienst habe ich das größte Opfer auf mich genommen, dessen ein Mann in solcher Zeit fähig ist. Und diesen Weg, einmal beschritten, werde ich zu Ende gehen. Es gibt daher auch für mich keine Wahl, in die Heimat zurückzugehen in ein Lazarett oder in meine Praxis oder hier zu bleiben. Mein Platz ist hier an der Front, und die vorderste Linie, in der ich stehe, ist mir gerade recht. Glaubt deshalb nicht, dass ich etwa leichtsinnig wäre und mich unnötig in Gefahr begebe. Das wäre unsoldatisch! Ich erfülle nur meine Pflicht an dem Platz, an dem ich stehe, aber ich gebe ihn nicht auf. Es wird wohl nicht mehr allzu lange dauern, dann habe ich mir nicht nur das Sturmabzeichen verdient, sondern auch das EK I, an das ich immer näher heranrücke. Dann ist der Zeitpunkt gekommen, an den Führer – auf dem Dienstwege – das Gesuch zur Beförderung zum Offizier zu richten, das er einem bewährten Soldaten nur schwer abschlagen wird. Bin ich aber erst Offizier der deutschen Armee, kann auch ein Antrag auf Arisierung der Kinder nicht leicht abgeschlagen werden.

Jeder von uns hier draußen muss damit rechnen, dass er diesen Krieg nicht überlebt, wie wir schon manchen guten Kameraden verloren haben. Sollte ich meinen Weg nicht zu Ende gehen können, so werde ich darum das Ziel, daran glaube ich, nicht minder erreichen. Soeben kommt der Befehl, morgen früh in die Stellungen zu rücken. Wir packen. Draußen schneit und stürmt es. Es werden russische Weihnachten werden. Es wünscht Euch allen frohe Weihnachten und ein neues Jahr, das uns den siegreichen Frieden bringt.

Helmut.

18. Dezember 1941

STILLSTAND: IST DER FEIND ERSCHÖPFT?

Im Kriege ist alles möglich, sogar dies, dass man nach vorne fährt, um in Stellung zu gehen, und schon auf diesem Weg der Befehl eintrifft, umzukehren und erneut Ruhequartiere zu beziehen! Man kann sich unsere Freude denken, als es hieß: »Alles kehrt, zurück in die Quartiere!«

Der Grund? Es war einfach kein Durchkommen zur vorderen Linie. Wir wären zwar durchgekommen, obwohl der Schnee wieder in Regen übergegangen war und der Morast ungewöhnliche Tiefe erreicht hatte. Aber die anderen konnten nicht zurück. Sie hatten nicht die guten, neuen Fahrzeuge unserer Abteilung, die ja erst vor zwei Monaten in Deutschland neu aufgestellt worden waren, sondern alte Protzen[82], denen man nicht mehr allzu viel zumuten konnte. Essen und Munition mussten ihnen in Pferdewagen und – wo diese nicht mehr durchkamen, auf Pferdetragen gebracht werden. Dort lagen nun diese armen Schweine schon fast 14 Tage in ihren Löchern und primitiven Unterständen. Häuser gab es nämlich nicht in diesem Abschnitt, und die wenigen, die früher dort standen, sind

82 Protze: Einachsiger Karren zum Transport von Geschützen.

zusammengeschossen worden – erst in der bitteren Kälte und jetzt in dem Morast. Obwohl wir uns natürlich freuten, noch ein paar Tage Galgenfrist zu bekommen, war mancher unter uns, der die Kameraden lieber abgelöst hätte. Nun, wir haben alles getan, was wir konnten. Bis auf vier Kilometer waren wir heran und mussten wieder umkehren.

Wir zogen nicht in das alte Dorf zurück, aus dem wir gekommen waren, sondern weiter hinter die Linie in den größeren Ort A.[83], der uns, wie man sagt, den Winter über Quartier geben soll. Daher haben wir uns hier gleich etwas gemütlich eingerichtet. Ob wir aber wirklich, wenn wir nun dort in den nächsten Tagen, sofort nach Frosteintritt, in die Stellung ziehen, wieder in dasselbe Quartier zurückkehren, hängt natürlich nicht von uns allein, sondern auch von der Kriegslage ab. Vorerst einmal unterbindet das ungewöhnlich schlechte Wetter – Tauwetter und Dauerregen sind selbst für den Süden Russlands, der etwas wärmer ist als der Norden, in solcher Dauer ungewöhnlich – beim Russen ebenso sehr jede Bewegung und Offensive wie bei uns. Die von Rostow heranziehenden Massen, von denen ich sprach, werden ebenso wenig weiterkommen wie unsere Reserven, die unsere Stellung verstärken sollen. Daher ist das Wetter für uns günstig. Denn unterdessen sind unsere reparaturbedürftigen Panzer in Stalino instand gesetzt und rollen weitere Panzerverbände mit der Bahn an, die bis dorthin führt.

Wenn man hier so liegt, 20 Kilometer hinter der Front, vergisst man fast, dass es Krieg ist. Kein Geschützdonner, nicht einmal mehr Fliegerangriffe. Die Russen verhalten sich überhaupt jetzt sehr ruhig, auch an der Front vorne. Ist es die Ruhe vor dem Sturm? Oder ist der Russe erschöpft? Es wird sich ja bald zeigen, wenn der Frost eintritt. Wir erwarten für Weihnachten einen Angriff. Über die Fei-

83 Amvrosiiwka.

ertage werden wir wohl vorne sein. Weihnachten und auch Neujahr. Wir gönnen unseren Kameraden vorne die Ablösung.

Es grüßt Euch herzlich,
Euer Helmut.

28. Dezember 1941

WEIHNACHTSFEIER: GEDENKEN AN GEFALLENE KAMERADEN

Man vergisst so schnell und gerne den Krieg, wenn man nur wenige Tage rückwärts in Ruhe liegt. Ich schrieb zuletzt, dass wir am 17. Dezember, als wir in die Stellung fuhren, auf dem Wege dorthin den Befehl erhielten, wieder umzukehren und weiter zurück nach A.[83] Ruhequartiere bezogen, das etwa 20 Kilometer hinter der Front liegt. Dort war tiefster Frieden, nur fern, sehr fern lag Kanonendonner. Nicht einmal Fliegerbesuch kam uns zu stören. Aber wir trauten dem Frieden nicht, sicherlich würden wir dafür an Weihnachten nach vorne gezogen. Eine andere Meinung, die sich dann auch bestätigen sollte, war die, dass wir – als eine der beweglichsten Abteilungen der Division – in Reserve bleiben sollten, um dort eingesetzt zu werden, wo eine plötzliche Verstärkung nötig würde.

So kam das Weihnachtsfest heran. Wir merkten sehr bald den Unterschied der Etappe gegenüber vorne. Hier gab es nichts zu organisieren oder zu schlachten. Die Schweine waren von der Schlächterei-Kompanie zusammengetrieben, um Wurst aus ihnen zu machen. Die Kühe gaben ihre Milch für die Lazarette. Die Hühner waren gezählt und ihre Eier wurden abgeholt. So waren wir denn auf unsere eigene Truppenverpflegung angewiesen. Und die war knapp bemessen, denn infolge des Tauwetters und Regens waren die Wege fast unpassierbar. So kam es denn auch, dass die Post seit etwa 14 Tagen nicht mehr durchkam und weder Briefe noch Päckchen uns erreichten. So war Schmalhans Küchenmeister, eine gute Vorbereitung für ein üppiges Weihnachtsfest, das wir uns nach unserer Meinung verdient hatten.

Aber dafür hatten wir Ruhe im Überfluss, schliefen morgens lange und nachmittags nochmals, um schon um 8 Uhr wieder in die Federn zu kriechen. Den Nerven tat das gut. Wenn wirklich einmal das Rattern eines MG durch die Gegend schallte, brauchte man nicht darauf zu achten, denn das kam von der Werkstatt, wo die Waffen überprüft wurden. So hatten wir den Krieg bald vergessen, und wir konnten uns bald vorstellen, wie es wäre, wenn wir wirklich in der Heimat lägen. Die Post, so hieß es, sammelte sich rückwärts in riesigen Mengen an, und es würden Anstrengungen gemacht, sie bis Weihnachten nach vorne zu bringen.

Kurz vor Weihnachten begann es wieder kalt zu werden. Mit dem hier üblichen schroffen Wechsel setzte morgens ein Sturm ein, der von Süden über Westen nach Norden drehte. Schon am Nachmittag wurde es eisig kalt, und am Abend schon war die Erde hart gefroren. Und, wie auf ein einheitliches Kommando, humpelten die Wagen über die Brocken und Furchen, langsam aber sicher, die Straße entlang. Und was war die Ladung? Neben Munition und Verpflegung: Postsäcke und wieder Postsäcke! Das sieht ja gut aus für Weihnachten!

Aber wir hatten doch noch keinen rechten Schneid, Weihnachtsvorbereitungen zu treffen. Ob wir nicht doch noch ablösen müssen, nachdem die Wegeverhältnisse besser geworden sind?

Als aber dann der Weihnachtstag anbrach, war kein Halten mehr. Sämtlicher Dienst war gestrichen worden, und in allen Buden wurde fieberhaft gearbeitet. Weihnachtsbäume? Ja, die waren natürlich nicht zu bekommen, und die wenigen Tannenzweige, die wir in Päckchen von zu Hause erhalten hatten, wurden wie Kostbarkeiten aufbewahrt. Aber das wäre kein Landser, der sich nicht zu helfen wüsste. Aus Karton wurden kleine Tannenbäume und Leuchter geschnitten, Sterne, Kometen und Engelchen, und diese mit Silberpapier überklebt. Als ich am Nachmittag durch die Quartiere ging, waren sie wie verwandelt. Die kleinen Zimmer waren meist mit Decken ausgeschlagen, und auf diesen hingen die kleinen Kunstwerke aus Silberpapier sowie selbst geschnittenes Engelhaar und Schnee aus Mehl. Einige hatten sich kleine Winterlandschaften gemalt und sie dazwischen aufgehängt. Und hie und da sah man ein kleines Weihnachtsbäumchen, aus Tannenzweigen gebunden.

Auch wir hatten einen solchen kleinen Baum. Wer weiß, woher die Zweige kamen? Fahrer, die von hinten durchfuhren, hatten sie uns abgetreten. Eine ganze Eisenbahnladung von Tannenbäumen sollte in Stalino angekommen sein. Bis zu uns ist aber keiner vorgedrungen. Wir waren nicht wenig stolz auf unseren kleinen Baum, auf den wir sogar vier Kerzen aufgeklebt hatten. Mit mehr Liebe und Stolz ist wohl selten ein Weihnachtsbaum betrachtet worden. In letzter Stunde wurde dann noch ein Lautsprecher in unser Haus gelegt, der uns vom gegenüber einquartierten Funktrupp etwas weihnachtliche Musik ins Haus brachte. Wenn auch nur ächzend, denn die russischen Lautsprecher sind vorsintflutlich. Und wenn auch nur bruchstückweise, denn die Musik musste abgestellt werden, solange drüben gefunkt wurde.

So wurde es bei uns Weihnachtsabend. Als größte Freude für uns alle kam die Post, die lange erwartete. Man hatte sie von der Abteilung zurückgehalten bis jetzt, bis zum Heiligen Abend. Es war ein Berg Post. Unser Hauptmann, der lange keine Post mehr erhalten hatte, bekam gleich ein Dutzend Briefe und sechs Päckchen. Für mich, der in der letzten Zeit mit Post verwöhnt war, hatte der Weihnachtsmann immerhin noch vier Päckchen und zwei Briefe. Ein Weihnachtsgruß von Klein-Hansi, zwei Päckchen von Hans'

Frau, mit herrlichem Gebäck, Kirschwasser und Pulswärmer. Eines von meiner Schwester Maria, ebenfalls mit Gebäck bekannter Güte, und von meiner Frau, Zitronen, lang erwartet und mit Hochgenuss verzehrt, sowie Weihnachtsstollen und Gewürzkuchen. Der »Heidesand« meiner Frau, kam schon früher in Blechdose ganz frisch und knusprig an.

So hatte denn auch mich das Christkind reichlich beschenkt. Mit Erfahrung und Sachkenntnis habe ich das Gebäck und den Kuchen zuerst auftauen lassen, alles war steinhart gefroren! Dann in den heißen Backofen gestellt, bis der Duft frischen Kuchens und Gebäcks das Zimmer erfüllte, und dann alles sorgfältig in unsere Blechbüchsen getan, soweit es nicht sofort verzehrt wurde. So schmeckt alles wie frisch gebacken und ist knusprig und duftend. Dann setzen wir uns um unseren Weihnachtsbaum. Die Lichter zünden wir an. Ich stifte mein Kirschwasser, ein anderer hat Cognac, der Hauptmann Kümmel. Dazu knuspern wir Plätzchen. Jeder kann etwas anbieten von den Künsten der Frauen, Schwestern und anderen lieben Seelen, die sich um uns und für uns sorgen.

Unsere Gedanken wandern nach Hause. Wir hatten zwar nie daran geglaubt, aber doch im Stillen gehofft, jetzt zu Hause zu sein. Es ist also nichts daraus geworden, und wer weiß, wie lange wir noch hier bleiben müssen. Jemand muss ja hier draußen bleiben, um Wache zu halten, damit die in der Heimat eine ruhige Weihnacht feiern können. Sind nicht auch unsere Väter zu Weihnachten in Russland gestanden? Sollen wir uns ihrer nicht würdig erweisen? Wir denken auch an die Kameraden, die jetzt vorne in der Stellung liegen in ihren Löchern bei der eisigen Kälte. Fast haben wir ihnen gegenüber ein schlechtes Gewissen. Denn wir haben es hier doch noch viel besser: ein Dach über dem Kopf und einen warmen Raum. Sie konnten jetzt seit länger als 14 Tagen nicht abgelöst werden und haben vielleicht noch nicht einmal ihre Weihnachtspost. Aber auch an unsere Kameraden denken wir, die jetzt in der Erde ruhen. Es sind ihrer viele schon, die Besten von uns sind darunter. Was mögen die Russen mit ihren Gräbern gemacht haben, soweit sie im geräumten Gebiet liegen?

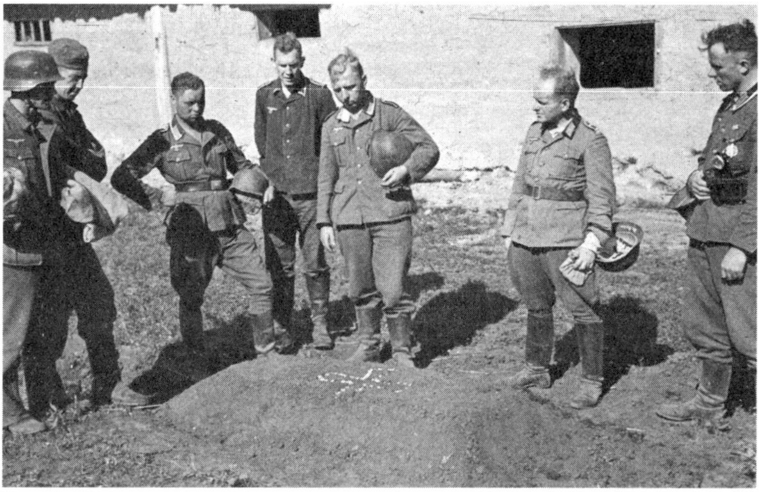

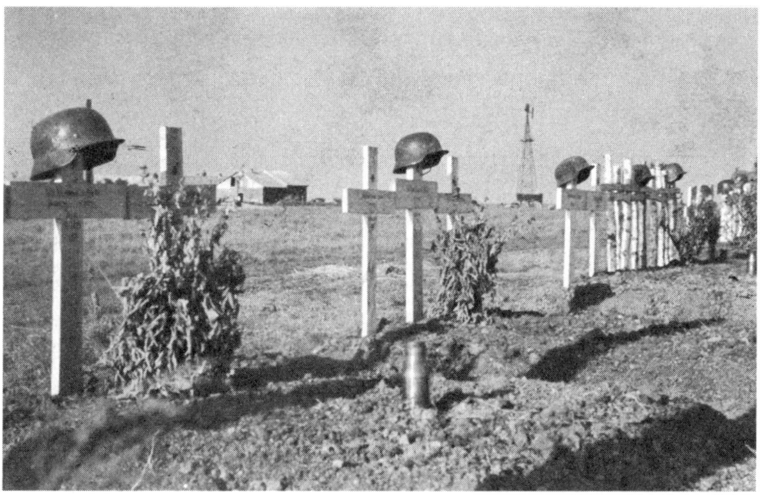

Gräber gefallener Kameraden, Juni bis August 1941

Ob der Russe wohl angreift an den Weihnachtstagen? Es würde ihm ähnlich sehen, gerade an diesem Fest zu versuchen, uns zu überraschen und durchzubrechen. Man sprach von großen Truppenansammlungen auf der anderen Seite. Wir gehen vors Haus und horchen in die Nacht. Nichts Ungewöhnliches ist zu hören. Dann sitzen wir noch zusammen. Ich rauche eine gute Zigarre und lese.

Am ersten Feiertag wird früh aufgestanden. Der Tag hat ein großes Programm. Zuerst einmal wird das Fest eingeleitet durch eine ausgiebige Wäsche. Heißes Wasser herbei und dann den ganzen Kerl von oben bis unten geschrubbt! Reine Wäsche darüber und – zur Feier des Tages – mein guter Rock, den ich in Russland noch nicht angezogen habe.

Dann sollen Besuche gemacht werden. Ein besonders gutes Mittagessen, vom Koch sorgfältig vorbereitet, wartet zu Mittag. Und am Nachmittag soll eine kleine Feier in der Kirche steigen, die mit viel Mühe und Liebe schon seit Tagen hergerichtet war: Zerbrochene Fensterscheiben waren mit Stroh zugestopft, die Trümmerhaufen im Innern entfernt, die Öfen seit Tagen geheizt, sogar Tische und Stühle aufgebaut und ein kleiner Weihnachtsbaum herbeigeschafft worden. Von der Kompanie soll es dann Kaffee, selbst gebackene »Wiener«, Schokolade und Cognac geben. Welch eine Summe von Kostbarkeiten hier an der Front!

Ich verschob die geplanten Besuche noch etwas. Eine unbestimmte Unruhe ließ mich zunächst einmal aufräumen und packen. Es lag alles zu unordentlich herum.

Noch war ich damit beschäftigt, da kam der Befehl: »Abmarsch in 40 Minuten, die Kompanieführer zum Kommandeur!«

Na, also doch! Ich ziehe mich schnell um, wie es fürs Feld bei dieser Witterung nötig ist, und packe dann schnell zu Ende. Der Hauptmann kommt zurück und bringt die Nachricht: Wir werden eingesetzt, der Russe hat heute Morgen in breiter Front angegriffen. Alle deutschen Stellungen haben gehalten, nur oben bei Stalino ist der Russe bei den Italienern, die dort die Linie halten sollen, eingebrochen. Wir fahren nach Norden, um den Russen im Gegenangriff, gemeinsam mit Panzern, zurückzutreiben.

Aus ist's mit dem Fest, vergessen alle Wünsche und Vorbereitungen, noch nicht einmal zum Mittagessen langt's mehr. Zur befohlenen Zeit sitzen wir in unseren Wagen und auf den Krädern und humpeln über die vereiste Fahrbahn. Nur langsam geht es voran. Immer wieder treibt der Hauptmann zur Eile. Aber es ist unmöglich, besonders für die Kräder, schneller über die tiefen Furchen und Schollen, die, aus Schlamm gebildet, jetzt steinhart gefroren, die größte Fahrkunst erforderten, will man Wagen und Krad nicht buchstäblich auseinanderbrechen lassen. Es beginnt zu schneien, Sturm kommt auf, ein Schneesturm pfeift über die einsame Gegend. Ein solcher Weihnachtstag!

Wind und Schnee treiben durch die Wagen, die Scheibe beschlägt sich mit Schnee und Eis, und zu Eis werden auch die Füße trotz der Decke. Aber viel, viel schlimmer haben es die auf den Krädern, dem Wetter unmittelbar ausgesetzt. Wehe dem, der mit dem Fahrzeug liegen bleibt bei diesem Wetter!

Allmählich werden wir hungrig. Gut, dass ich wenigstens noch Zeit gefunden habe, die Zinkbüchse mit Kuchen und Plätzchen im Wagen greifbar zu verstauen. Sie kommen jetzt zu hohen Ehren, und noch nie haben Weihnachtsplätzchen so gut geschmeckt wie an diesem Tag im Schneesturm in Russland. Wir hätten alles aufgegessen, hätte ich nicht vorsorglich den Rest wieder verstaut. Denn Portionen sind für den Abend nicht ausgegeben, und die Feldküche kommt heute sicher nicht mehr an. Wer weiß wann? So humpeln wir weiter, und dann blieben wir alle stecken in einer tiefen Schneefurche, unter der munter ein Bächlein floss. Zwei Stunden haben wir gearbeitet, bis alle wieder flott waren. Weiter geht die Fahrt. Es wird dunkel. Ohne Licht fahren wir in die stürmische Nacht. Endlich, spät abends, kommen wir am Ziel an, einer Vorstadt von Stalino. Wir erhalten als Quartier den riesigen Wartesaal, wo kurz vorher noch eine Weihnachtsfeier stattgefunden hat. Der Christbaum steht noch und erinnert uns, dass es ja Weihnachten ist. Aber wir sind müde und hungrig. Eine fremde Feldküche gibt uns, aus Mitleid, und weil es Weihnachten ist, einen Tee und Rum aus ihrem eigenen Vorrat. Dann legen wir uns auf die Tische zum Schlafen, denn morgen sollen wir eingesetzt werden.

Helmut.

01. Januar 1942

DURCHHALTEN: AUCH DAS NEUE JAHR WIRD UNS KRIEG BRINGEN!

Am Morgen des 27. Dezember sind wir nicht wie erwartet eingesetzt, sondern in neue Quartiere geführt worden, in denen wir uns erst einmal waschen und wärmen konnten. Verpflegung gab's dann auch, aber knapp. Mittlerweile kamen die zahlreichen Kräder und Fahrzeuge, die – fast 50 Prozent – auf der abenteuerlichen Nachtfahrt zurückgeblieben waren. Von vorne kam gute Nachricht: Der Einbruch war bereits am gestrigen Tage aufgehalten worden, und unsere Panzer, besser geländegängig als wir, hatten durch einen Gegenstoß bereits wieder Gelände gewonnen. Als wir unseren Quartierort O.[84] erreichten, sahen wir zahlreiche Truppen nach vorne strömen. Fallschirmspringertruppen, die als Infanterie verwendet werden sollten, prächtige Kerls mit nagelneuen Fahrzeugen, direkt aus Deutschland kommend, und zwar mit der Bahn(!) bis dicht an die Front. Eine Höchstleistung von Organisation. Das alles sah höchst beruhigend aus.

Für den nächsten Morgen war Abmarschbereitschaft für 7 Uhr angesagt. Um 5 Uhr standen wir bereits auf, denn es war viel Mühe,

84 Vermutlich Oceritine.

bei der scharfen Kälte die Fahrzeuge zum Anspringen zu bringen. Aber um 7 Uhr kam kein Befehl zum Abrücken. Wir warteten, alles verpackt und selbst marschbereit angezogen, von Stunde zu Stunde. Aber kein Befehl kam. Ein Schneetreiben begann und wurde zum Schneesturm. Höher und höher wurde draußen der Schnee. Wir zogen unsere dicke Kleidung wieder aus und holten schließlich nacheinander auch die Gepäckstücke wieder herein. An einen Abmarsch war jetzt nicht mehr zu denken. Der russische Winter hatte sein Wort gesprochen und die Kampfhandlungen hüben und drüben zum Stehen gebracht. Am Abend hörten wir noch, dass die Panzer, vereint mit Infanterie, am Morgen nochmals angegriffen und den Feind über die ehemalige Hauptkampflinie hinaus fluchtartig zurückgetrieben hatten, noch ehe der Schneefall eingetreten war. Der Wehrmachtsbericht meldete am Abend: »Heftige Angriffe der Russen wurden im Gegenstoß unter schweren Verlusten des Feindes zurückgeschlagen.«

Eine nette Geschichte erzählte uns unser Leutnant Poth, der als Verbindungsoffizier zum italienischen Stab an diesem Morgen geschickt worden war. Er war gerade anwesend, als am Morgen plötzlich 50 Panzer auftauchten. Im Stab der Italiener entstand eine große Bestürzung, man rannte hin und her, telefonierte nach Pak und rüstete zum Aufbruch, das heißt zum Abhauen. Poth aber konnte die Herren leicht beruhigen: Es waren unsere deutschen Panzer! Ja, die Herren Italiener! Nun, sie haben unter der Kälte noch mehr zu leiden als wir.

Als am nächsten Tag die strahlende winterliche Sonne aufging, beleuchtete sie eine Landschaft, die des schönsten Skiparadieses würdig gewesen wäre! Die russischen Lehmbauten gewinnen im Winter. Weiß gekalkt sehen sie, wenn der hohe Schnee auf den Strohdächern liegt, recht hübsch aus. Und schön warm ist es drinnen. Die dicken Wände und kleinen Fenster erhalten jetzt ihren

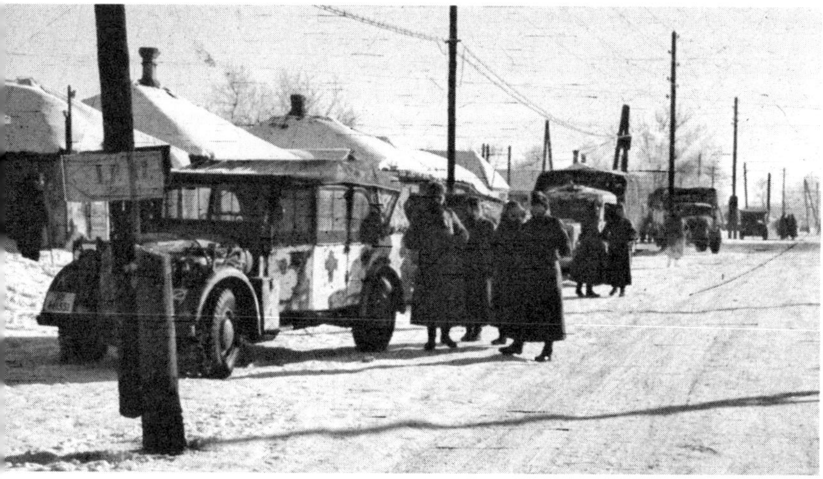

Morgensonne im neuen Jahr 1942

Sinn. Trotz der Sonne, und obwohl es windstill ist, bekommt man im Nu kalte Ohren und Füße, wenn man draußen herumstapft im Schnee. Aber hier drinnen ist es gemütlich warm, und die großen Öfen heizen die Stube die ganze Nacht hindurch.

So zog Silvester ins Land. Verpflegung war noch nicht herangekommen. Wir kauten an unseren knappen Resten, und Schmalhans war Küchenmeister. Aber einige Flaschen französischen Cognac konnten ausgegeben werden und für jeden ein Glas Rotwein. Mit diesen kostbaren Schätzen saßen wir beisammen und erwarteten das neue Jahr. Eine fröhliche Stimmung wollte aber nicht aufkommen. Die einen schrieben, die anderen schliefen. Ich spielte meine zehnte Partie Schach für den Abend. Das alte Jahr ließen wir gerne unbeachtet verenden. Es hatte uns allen Mühen, Sorgen und Trauer gebracht. Und was ist von dem Neuen zu erwarten? Es wird ein Jahr des Krieges sein mit allen seinen Konsequenzen. Wird es uns Frieden bringen? Zu Beginn des Russlandfeldzuges war man wohl allgemein der Auffassung, besonders nach den ersten großen Erfolgen, dieser Krieg werde bald zu Ende gehen, und man sah sich zu Jahresende zu Hause. Ich habe diese Meinung nie geteilt.

Die Widerstandskraft des Russen soll man nicht unterschätzen. Sie ist geboren aus der Unermesslichkeit des Raumes mit den sich daraus ergebenden Menschenreserven, zum zweiten aber – und vor allem – durch die zu jeder Konsequenz entschlossene Gesinnung des Bolschewismus, für den es nichts bedeutet, den russischen Menschen zu opfern, um sich selbst zu erhalten. Er schöpft die letzten Möglichkeiten aus. Was bedeutet es ihm, wenn Tausende hingeschlachtet werden? Was bekümmert es ihn, dass der russische Bauer den Krieg nicht will? Und dass er sogar seine eigenen Henker verteidigt, was der Bauer, wenigstens der ältere, der die früheren Zeiten noch kannte und die russischen Gräuel gesehen hat, sehr wohl weiß? Mit brutaler Gewalt wird er immer wieder in den Kampf getrieben und, einmal im Kampf, ist er seiner Natur nach tapfer. Was bleibt ihm übrig? Niemand ist, der ihn vor seinen Peinigern schützt.

Das Verfahren der Bolschewisten, seit 20 Jahren geübt, alles, was als Feind im Innern auftritt, oder überhaupt infrage kommt, auszurotten mit Stumpf und Stiel, also mit der ganzen Familie, hat sich bewährt. Er hat sich ein Volk durch diese sonderbare Art der Auswahl geschaffen, wie er es braucht: stumpf, willenlos und ohne Seele, ein Sklavenvolk!

Überall, wo wir hinkommen, das gleiche Bild. Von diesem Volk, das an Leid und Entbehrungen ebenso gewöhnt ist wie an brutale Grausamkeit, kann man alles verlangen und wird alles widerspruchslos erhalten. Jeder Persönlichkeitswert ist aus diesem Volk verschwunden. Zerlumpt und verschlissen, wie die Kleidung des Sowjetbürgers – die er sich ja nicht ersetzen kann, weil er nichts verdient, so ist seine Seele. Überall das gleiche Bild.

Statt der Gesänge und frohen Volksbräuche findet man dumpfes Dahinbrüten, so wie die bunten Trachten verschwunden sind. In den Wohnungen verkünden nur noch vereinzelte handgewebte Teppiche und Stoffe oder kleine, bestickte Borten von einer früher in der Ukraine heimischen Volkskunst. Jetzt füllt der typische bolschewistische Kitsch die Wände, und zwar überall der gleiche! Massenfabrikate bolschewistischer Zivilisation. Wie aus einer unbekannten alten Zeit, zu der es keine Brücke mehr gibt, sehen die alten Heiligenbilder aus der Ecke in das Zimmer, bis auch sie eines Tages nicht mehr ersetzt werden und vor denen niemand mehr betet, beziehungsweise zu beten wagt. Zerfallen und verschwunden wie die verwahrlosten Ruinen der Kirchen. Erschütternd aber ist es, wenn man gelegentlich unter den aufdringlichen Bilderfotos an den Wänden aus neuer Zeit Fotos findet von den Großeltern: Reich gekleidet sitzen sie mit selbstbewussten Mienen aufrecht auf ihren Stühlen. Das sind die alten stolzen Geschlechter der Ukraine und des Dons! Wo sind sie geblieben? Ermordet, verbannt nach Sibirien, ausgetilgt!

Wer also sollte aufstehen und dem Bolschewisten das Handwerk legen? Niemand ist mehr da, der es wagen könnte. Die Abteilungen der Kommissare werden so lange herrschen, bis ihnen der deutsche Soldat, und dieser allein, das Handwerk legt. Aber sie sind schwer zu fassen, denn sie sind die Ersten, die sich aus dem Staube machen. Immer mehr neue Opfer finden sie, denn Russland ist groß. Und deshalb, so konnte man bald erkennen, wird der Krieg seine Dauer haben.

Gibt es wirklich niemand, der dem bolschewistischen Kommissar in der Heimat das Handwerk legen könnte? Doch! In Sibirien sollen 30 Millionen Verbannte sitzen, der Kern des russischen Volkes. Diese alle haben mit dem Bolschewismus abzurechnen, nichts zu verlieren, alles zu gewinnen, und sie sind zu jedem Entschluss bereit. Könnte man ihnen Waffen geben, der russische Krieg würde durch diese Riesenarmee allein weitergeführt werden, bis der letzte

Kommissar sein Leben ausgehaucht hat. Der Weg dahin ist weit, aber er wird eines Tages beschritten werden.

Zunächst einmal ist der Russenkrieg eine Frage des Materials. Das Kriegsmaterial wird knapp bei den Russen. Menschen sind genug da, aber es fehlt an Waffen. In den letzten Durchbruchskämpfen soll nur jeder zweite Mann ein Gewehr gehabt haben. Die Artillerie, ehemals eine gefährliche Waffe der Russen und unerhört zahlreich, soll an Munitionsmangel leiden. Die Flieger, die uns noch vor kurzem so häufig, insbesondere des Nachts, heimsuchten, sind seltener geworden, insbesondere die großen Nachtbomber, britischen Ursprungs, die alle nacheinander abgeschossen wurden. Die kleinen sowjetischen Bomber aber, ebenfalls gefährliche Ruhestörer, scheinen an Bombenmangel zu leiden, sonst würden sie sich nicht darauf beschränken, nur mit Bordkanonen zu schießen und uns – dicht hinter der Front – in unseren Quartieren ungeschoren lassen. Es wird sich zeigen, was der Russe im Winter an Material aufholen kann, besonders, wo er mit England und Amerika kaum noch rechnen kann.

Aber auch unsere Kräfte sind überholungsbedürftig. Der Krieg in Russland bringt einen unerhörten Materialverschleiß mit sich. Kaum eine Division, die – soweit sie von Anfang an im Kampf steht – nicht fast völlig erneuert werden muss, um wieder stoßkräftig zu sein. Schon treffen neue Wagen und neue Panzer bei uns von der Heimat ein, und ganz neue Einheiten sind in Bildung begriffen. So lange müssen wir »alte« Krieger uns hier vorne mit den alten Klamotten behelfen, so gut es geht, und wenn's auch manchmal nur schwer geht. Auch der moderne Materialkrieg ist ein Krieg des Charakters!

Wenn aber im Frühjahr, das hier schon im März beginnt, unsere Wehrmacht erneut auftreten wird, dann wird es sich zeigen, wer den Rüstungswettbewerb, den allein die Heimat führt, gewonnen hat. Wenn nicht alle Zeichen trügen, kann dann dieser Kampf im

Osten in wenigen Monaten zu Ende sein. Allerdings: Der Krieg ist damit noch nicht zu Ende! So wird uns denn das neue Jahr bringen: Krieg und Kampf. Hoffen wir, dass er uns den Sieg, den endgültigen, bringen wird!

Helmut.

02. Januar 1942

DIE WENDE? DER FÜHRER HAT DAS OBERKOMMANDO

Es ist weder zweckmäßig noch notwendig, sich vorzuenthalten, dass die letzten Operationen hier im Süden, etwa seit der Ankündigung des Führers über große, entscheidende Schlachten Anfang Oktober, zu dem beabsichtigten Erfolg nicht geführt haben. Wie es im Norden und vor Moskau ist, entzieht sich meiner Kenntnis. Hier im Süden aber haben wir es selbst erlebt, zum Teil vorausgesehen und befürchtet, zum Teil aber auch nur beobachtet. Der Kessel von Kiew war abgeschlossen, als sich unsere Gruppe nach Süden und dann nach Osten in Bewegung setzte und zunächst sehr schnell vorankam, ohne wesentlichen Widerstand zu finden. Man sprach allgemein davon, dass der Russe nur noch schwache Kräfte zur Verteidigung habe und einen größer angelegten Angriff oder auch nur eine energische Verteidigung nicht mehr einrichten könne.

Das mag damals zugetroffen haben, wenn es möglich gewesen wäre, die Verfolgung stetig fortzusetzen. Aber das war nicht möglich. Während eines herrlichen Kampfwetters lagen wir tage- und wochenlang untätig, nicht weil der Russe uns am Vormarsch gehindert hätte, sondern aus anderen Gründen, die uns selbst unbekannt waren. Ich glaube, es war zum ersten Mal in diesem Feldzug einfach

Benzinmangel. Der Nachschub war irgendwie in Unordnung geraten. Man sprach davon, dass die Brücke in Dnjeprpetrowsk zerstört worden war und dass durch Partisanenverbände, die sich hinter der Front gebildet hatten, der Eisenbahnverkehr immer wieder gestört worden war. Gar zu großzügig hatte man sich den in endlosen Ketten zurückwandernden russischen Gefangenen gegenüber verhalten. Sie alle fast trugen Zivilkleider und zogen unbehindert, von niemandem beaufsichtigt, die Vormarschstraße zurück. Ein Leichtes zu verschwinden. Hier und da griff man unter ihnen einen russischen Offizier oder »Politruk«[85] auf. Ich habe selbst gesehen, wie ein Landser von uns rein zufällig einen solchen »Zivilisten« untersuchte und, als er den Mantel aufknöpfte, Koppel und Pistole fand. Es war ein bewaffneter russischer Offizier. Der Landser nahm ihm die Waffen ab, trat ihm vor den Hintern und schickte ihn weiter, anstatt ihn zu erschießen. Ein Leichtes, diese Truppe wieder zu sammeln und zu bewaffnen. Waffen fanden sich überall genug, auch Munition. Stellenweise wurden sie von den Russen vor der Flucht versteckt und vergraben.

Ende Oktober endlich haben wir den Mius überschritten, den Fluss, der jetzt die Verteidigungslinie bildet. Und etwa gleichzeitig stießen die Truppen im Süden bis vor Rostow vor, blieben dort aber zunächst liegen, da sie auf harten Widerstand gestoßen waren. Noch wäre es vielleicht möglich gewesen, den Angriff im Süden mit gleichzeitiger Umfassung der Kräfte nördlich von Rostow zum Erfolg zu führen, hätte jetzt der Angriff fließend vorgetragen werden können. Wenn sich auch bereits die Nachrichten häuften, dass der Russe unterdessen starke Kräfte nördlich Rostow zusammengezogen und die Stellungen am Tuslov stark befestigt habe. Aber jetzt setzte ein strömender Regen ein, und wieder war der Nachschub gestört. Am 09. November lagen wir als weit vorgeschobener Pos-

85 Politruk: Politoffizier. Vgl. Kommissar.

ten vor dem südlichen Tuslov-Abschnitt in Grekowo-Balka, und hier lagen wir auch noch, als am 13. November der russische Winter einbrach. Es ging nicht mehr weiter, und vom 21. November [an] begann der planmäßige Rückzug, da das unterdessen von Süden aus genommene Rostow wieder geräumt werden musste. Ein Rückzug, der zwar an den meisten Stellen geordnet und planmäßig, also ohne nennenswerte Verluste vor sich ging, mit dem aber doch der Misserfolg des Unternehmens offensichtlich wurde.

Worin lagen die Ursachen dieses Misserfolges? Es ist verständlich, wenn wir uns diese Frage vorlegen. Bei dem kleinen Gesichtswinkel, den man als Soldat bei der Truppe besitzt, wird man die Frage nie ganz beantworten können. Aber einiges lässt sich sagen. Sicherlich hat man, von den Erfolgen verleitet, die Widerstands- und Regenerationskraft der Russen unterschätzt. Bei all den Kesseln, wenigstens denen, die ich selbst miterlebte, sind wohl zahllose Gefangene gemacht worden und viel Material erbeutet worden. Aber ebenso zahlreichen Massen ist es gelungen, sich doch noch in Sicherheit zu bringen, zusammen mit nennenswerten Mengen von Kriegsmaterial. Allein in Nikolajew haben wir zusehen müssen, wie über 50.000 Mann mit Geschützen und Bagage vor unseren Augen abgezogen sind.

Was sollten wir ausrichten mit nur etwa 1000 Mann und 50 Panzern? Dass der Vorstoß überhaupt geglückt ist im Großen gesehen, ist nur dem unerhörten Wagemut und der Tapferkeit der deutschen Soldaten zuzuschreiben. Ein russischer Major, der vor Nikolajew gefangen wurde, äußerte, als er die deutschen Stellungen durchschritt: »Mehr Truppen sind hier nicht? Wenn wir das gewusst hätten, wir hätten euch mit den Füßen zertreten, ohne zu schießen.«

All dies Material an Menschen und Maschinen konnte, wenn es auch ungeordnet zurückströmte, einmal wieder gesammelt und neu aufgestellt werden, sobald man den Russen dazu Zeit ließ. Mit Ungeduld und Sorge haben wir daher die Verzögerung unseres Vormarsches im Oktober und Anfang November hingenommen. Aber es kam sicher noch ein zweites dazu: die Überschätzung der eigenen Kraft. Die Nachschubschwierigkeiten waren nur ein Symptom, das wir hier vorne viel besser einzuschätzen wussten als offenbar die höheren Stäbe: ein Symptom nämlich für die sinkende Kampfkraft unserer Divisionen. Was Wunder, dass in fast ununterbrochenen Fahrten auf bodenlosen Wegen während Monaten die Maschinen allmählich auf den Hund gekommen waren? Ein Fahrzeug nach dem andern, ein Lkw, Pkw, Krad und Panzer nach dem anderen, fiel aus und blieb liegen. Es gab Kompanien, die nur noch über einzelne Fahrzeuge verfügten. Und nur der Energie unserer Soldaten ist es zu verdanken, wenn doch immer noch das Notwendige geleistet wurde. Aber für außerordentliche Anforderungen war eine solche Truppe, eine solche Armee nicht mehr zu gebrauchen. Der Angriffsschwung und die Angriffskraft mussten notwendig darunter leiden.

Möglich, ja wahrscheinlich ist, dass die oberen Armeestellen über diesen Zustand und die für uns klar zutage liegenden Mängel nicht hinreichend unterrichtet wurden. Man kann sich vorstellen, kein Truppenführer, kein Heerführer wollte gerne auf die Mängel hinweisen. Zweckoptimismus ist gut in der Politik. Ich habe die Erfahrung gemacht, dass wir Ärzte skeptischer, nüchterner und sachlicher erzogen worden sind als mancher Offizier. Der Führer soll kürzlich in Mariopol gewesen sein. Landser, die dort in einer Werkstattkompanie waren, erzählen, er soll fürchterlich getobt haben. Möglich, dass niemand gewagt hatte, ihn über den wahren Sachverhalt aufzuklären. Möglich auch, dass die neuen Stellenbesetzungen in der Armee damit zusammenhängen. Die Übernahme des Oberkommandos durch den Führer selbst wirkt auf den Soldaten sehr beruhigend: Dann wird es schon gut gehen, sagt er sich. Die Verantwortung, die der Führer übernimmt, ist wieder einmal, wie so oft, ungeheuer groß.

Helmut.

19. Januar 1942

KOPFKISSEN UND STAHLHELM: SOLDAT AUF ABRUF

Durch einen Melder wurde uns bestellt, dass mit Abmarsch für morgen zu rechnen wäre. Der Hauptmann solle um 8 Uhr abends zum Kommandeur kommen. Das kam überraschend. Wenn man über drei Wochen in demselben Kaff in völliger Ruhe gelegen hat, vergisst man fast, dass Krieg ist. Und jetzt sollte es plötzlich weitergehen? Zur Verlegung in andere Ruhequartiere? Zum Einsatz? Was will man jetzt in dieser Hundesaukälte von –40 Grad ausgerechnet mit unserer motorisierten Abteilung?

»Ach was«, meint der Hauptmann, »der Alte will heute Abend Gesellschaft haben bei seiner Pulle Rotwein und beim Skat, weiter nichts.«

Trotzdem packen wir unsere Siebensachen zusammen, es ist schnell gemacht, suchen uns unsere wärmste Garnitur Wäsche heraus und legen sie bereit. Dann sitzen wir beim Skat, während der Hauptmann zum Kommandeur geht. Eigentlich wollen wir unsere Pulle Sekt, die wir zu sieben Mann von der Marketenderei als verspätete Weihnachtsgabe erhalten haben, heute Abend köpfen. Man spricht über dieses und jenes, und die Gedanken drehen sich vor allem darum, ob und wo wir eingesetzt werden könnten. So wird es

10 Uhr, und die Pulle steht immer noch da, auch der Skat macht heut keine rechte Freude. Man ist mit den Gedanken anderswo.

Sonderbar, fünf Wochen sind es zwar her, dass wir keinen Feind gesehen [haben], aber schon ist man des Krieges entwöhnt. Was einem sonst eine Selbstverständlichkeit ist, kostet einem zunächst eine Überwindung, ein gewisser Widerstand regt sich im Innern. Man ist geneigt, den Krieg zum Teufel zu wünschen, zumal bei diesem Wetter. Dass es Zeit wäre, dass einmal andere nach vorne gingen, und solche Meinungen sagt man vor sich [hin]. Es ist der berühmte innere Schweinehund, der nach solchen Pausen überwunden sein will. Übrigens, sagen wir uns, ist es höchst unwahrscheinlich, dass es morgen losgeht, sonst wäre der Hauptmann schon längst mit Befehlen zurück. So kriechen wir denn schließlich in unsere »Betten« und haben den Krieg schon wieder vergessen.

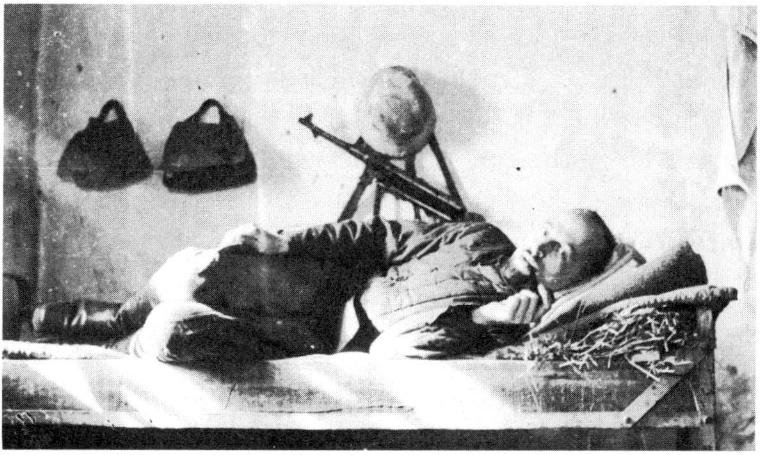

Ruhepause mit Stahlhelm und Maschinenpistole.

Gegen 11 Uhr kommt der Hauptmann zurück, gerade recht, uns im ersten Schlaf zu stören. Aufgeräumt und vergnügt pfeift er durch die Stube. Aha, denken wir, also doch Rotwein-Skat und legen uns auf die andere Seite. Als der Hauptmann merkt, dass wir wach sind, sagt er: »Kinder, morgen geht's, und zwar zum Einsatz.« Im Nu sind wir alle hellwach. »Ja, ich habe es selbst nicht geglaubt. Als ich zum Kommandeur kam, sagte er, es sei alles abgeblasen. Als ich dann gerade weggehen wollte, kam der neue Befehl durch. Aufbruch zum Einsatz morgen früh 7 Uhr.«

Befehle werden geschrieben, Melder geweckt und die Einheiten noch verständigt. Die werden auch »von den Socken« sein. Schließlich legen wir uns wieder zum Schlafen mit einem Gefühl im Herzen, das am besten durch das Soldatenlied bezeichnet wird: »Es ist so schön, Soldat zu sein«, am kürzesten und prägnantesten aber durch das Soldatenwort »Scheiße« zum Ausdruck kommt.

Am nächsten Morgen steht die Kompanie beziehungsweise die ganze Abteilung um 7 Uhr. Das heißt, sie »steht«, von Abfahren kann keine Rede sein. Die Fahrer sind seit 5 Uhr mit ihren Motoren beschäftigt, aber trotz aller Künste sind nur einzelne Wagen und Kräder am Laufen. Der Motor ist durch die polare Kälte zum Eisblock geworden, stumm, starr, sprachlos. Da hilft kein Ankurbeln und kein Feuer unterm Bauch. Da hilft nur Anschleppen. Trotz des Vorheizens sind die Maschinen so starr, dass die Räder der schweren Wagen und Zugmaschinen, wenn man sie anschleppt, sich nicht drehen, sondern über den Schnee gleiten.

Ich gehe durch die helle Morgensonne, die eine glasklare Winterlandschaft bescheint, aber nicht erwärmt. Feiner Eisstaub zieht durch die Luft und glitzert in den Sonnenstrahlen. Ein riesiger Regenbogen erhebt sich gegen die Sonne. Weiße Rauchwölkchen ziehen von den wenigen Maschinen hoch, die schon laufen und die weiterlaufen müssen, damit sie nicht wieder einfrieren. Überall werden jetzt Wagen angeschleppt und dampfend durch die Landschaft gezogen. Eigentlich ein schönes Bild, dieser kalte Schneemorgen mit seiner Sonne und seinem winterlichen Qualmen! Aber man holt sich kalte Füße, und so gehe ich noch ein Weilchen in das kalte

Zimmer zurück, das unsere Wirtsleute bereits aufgeräumt und in der kurzen Zeit wieder in den alten, unfreundlich-starren Zustand zurückgebracht haben. Draußen arbeiten fieberhaft die Fahrer. Und was ein alter Russlandfahrer ist, den schreckt auch der russische Winter nicht mehr.

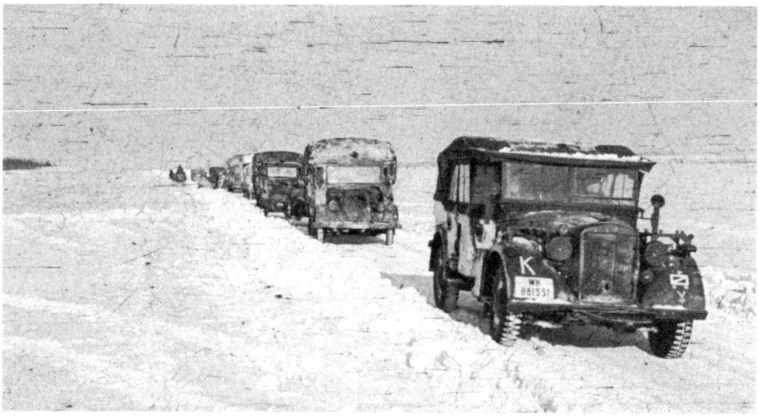

Die Kolonne kämpft sich durch den russischen Schnee.

Endlich, es ist 10 Uhr, heißt es »Aufsitzen«. Wir klettern in unseren Wagen, schlagen die Decke um die Füße, ich lege meine Arzttasche bereit. Die Maschinenpistole kommt auf ihren Platz, der Stahlhelm liegt griffbereit. Und so geht's los mit der Kolonne, erst langsam, mühsam den Berg hinan, durch meterhohe, sauber geschaufelte Schneisen an Schneeverwehungen vorbei, dann auf die große, fast schneefreie Vormarschstraße und von hier ab in schneller Fahrt als ordnungsgemäße Kolonne voran, einem noch unbekannten Ziele zu.

Und wieder denke ich: sonderbar! Wie Schnee zerronnen sind alle Vorbehalte, und verstummt ist das Hin und Her in der eigenen Brust. Man ist wieder Soldat. Es würde einen nicht wundern, wenn jetzt Granaten rechts und links der Straße einschlügen oder ein Flieger durch seine Bomben die klare Luft verpestete. Abgestreift sind die Rudimente des Privatlebens, verblasst und ohne Bedeutung. Eine ruhige Zuversicht, ja, freudige Erwartung, die ich so oft schon vor Gefechten empfunden habe, erfüllt uns. Man wird einfach und anspruchslos, genügsam und dankbar für eine jede kleine Freude, die man jetzt doppelt empfindet. So zum Beispiel, dass man noch warme Füße hat, dass man noch etwas Gebäck und Schokolade kauen kann, dass das Pfeifchen gut brennt, welches heute besonders gut schmeckt. Die armen Kameraden, die vor uns auf den Krädern durch die schneidende Kälte offen fahren müssen. Da wird es wieder erfrorene Wangen, Nasen, Finger und Füße geben. Aber die sind auch guter Dinge. Bei jedem Halt trippeln sie auf und nieder, um sich zu wärmen, die Eiszapfen hängen ihnen an den Bärten, aber die Gesichter lachen.

Es geht halt nichts über unseren deutschen Landser! Er ist einfach nicht unterzukriegen. Hier vorne jedenfalls nicht, solange es einen Krieg gibt, nicht. Ich bin restlos glücklich, unter ihnen zu sein.

Helmut.

BRIEFE III
DREI MONATE KAMPF UM EIN DORF

22. Januar 1942

KUGELHAGEL: ARZT MUSS SELBST KLARKOMMEN

Die Nacht zum 21. Januar wurden wir in Artemowsk untergebracht in einer großen Schule, die zwar zentral geheizt war, deren leere, große Räume aber doch noch empfindlich kalt waren. Ein geregeltes Leben mochte in dieser, von rückwärtigen Diensten überhäuften Stadt herrschen, denn wir konnten abends sogar eine Kinovorstellung besuchen, wo sogar eine Wochenschau gezeigt wurde. Einen sonderbaren Eindruck machen diese Wochenschau-Darstellungen auf uns, die wir den Krieg selbst erleben. Wenn alles so schneidig und glatt ginge, wie man es uns hier vorsetzt, müsste man sich nur wundern, warum wir denn überhaupt noch in Russland stehen! An einzelnen Stellen, da der Kriegsberichter mit Pathos den Verlauf einer Schlacht schildert, haben die Landser laut aufgelacht. Sie wissen es besser.

Wir haben von der Stadt nicht viel gesehen, die organischer gewachsen erscheint als Stalino, denn noch vor Morgenrauen brechen wir wieder auf. Wir fahren zunächst in einen kleinen Ort[86] ostwärts und beziehen Quartier. Da man vergessen hat, für den Arzt ein

86 Vermutlich Prokowske.

Quartier zu machen, laufe ich selbst zwei Stunden herum, werde aber wieder hinausgeworfen, da dies Haus für den nachfolgenden Kommandeur bestimmt wird. Ich bin ärgerlich und müde und lege mich in das erste beste Haus in eine Ecke, um etwas zu schlafen. Ich mochte etwa eine halbe Stunde geschlafen haben, als es hieß: »Fertigmachen zum Abrücken!«

Die Kompanien sind bereits in Fahrt. Ich setze mich in den Wagen des Oberarztes, bei dem ich zeitweise mitfahre, seitdem ich keinen eigenen Wagen mehr habe. Die lange Kolonne zieht sich erst etwas zurück nach Westen, dann biegt sie nach Norden auf tief verschneitem Weg ab. Von Ferne hört man Schlachtenlärm. Wie es heißt, ist der Russe hier durchgebrochen, und wir haben die Aufgabe, ihm den Weg zu verlegen beziehungsweise aus einer Ortschaft hinauszuwerfen.

Es ist klares Wetter, und die Sonne scheint, aber noch immer pfeift ein kalter Ostwind. Die Panzerspitze und die Kompanien kommen trotz des Schnees gut voran. Wir stecken mit unserem Fahrzeug zwischen dem Tross, dessen schwere Lkws sich immer wieder festfahren, und bleiben daher zurück. Als wir wieder einmal feststecken und die Fahrzeuge dicht aufgefahren sind, bemerken wir drei russische Jäger, die im Tiefflug auf uns zu kommen. Sie sehen sich die Kolonne erst einmal an, drehen dann um und greifen im Tiefflug, kaum 20 Meter hoch, längs der Straße an. Stahlhelm auf, heraus aus dem Wagen und hinter das Fahrzeug gelegt! Schon rattern die Bordgeschütze, einige Kugeln pfeifen, schon sind sie über uns hinweg. Aber sie drehen am Ende der Kolonne um und kommen zurück. Sind denn keine Waffen da? Natürlich nicht, denn der Tross ist fast ungeschützt. Die Männer reißen ihre Karabiner heran und knallen den Flugzeugen entgegen. Aber schon spritzt uns die feurige Geschossgarbe entgegen und zwingt, Deckung zu nehmen. Noch zweimal, völlig ungestört, wiederholen die Russen den Angriff, dann drehen sie ab. Bomben haben sie nicht gehabt.

Von uns ist keiner verletzt. Auch vorne und hinten hört man nichts von einer Verwundung. Wir besehen uns unseren Wagen: Ein Schuss ging durch die Scheibe, einer durchs Verdeck, ein dritter durchschlug den eisernen Arm der Lampe, drang durch die Wagenwand und verfing sich in meiner Deckenrolle, die ich vor meinem Sitz liegen habe. Ich habe mir am Abend den Schaden besehen: Einige Löcher hat mir das Geschoss in meine Decken gerissen und blieb dann zwischen den Falten liegen. Es war der Stahlkern eines MG-Geschosses. Ein Wagen hat einen zerschossenen Kühler, weiter haben sie nichts erreicht. Die Wagenkolonne setzt sich wieder in Bewegung, und bald haben wir den kleinen Ort[87] erreicht, von wo der Angriff auf das Nachbardorf, Nikiforowka, startet. Die Panzer und die Kompanien sind bereits im Angriff.

Der Kommandeur befiehlt, dass ein Arzt nach vorne geht. Ich hole meine Verbandstasche aus dem Wagen des Oberarztes, hänge die MP um und wetze los, den dicht verschneiten Weg die Höhe hinan und dann hinunter ins Dorf. Zu mir gesellt sich noch ein Offizier, der sich als Schlachtenbummler die Gegend ansieht. Unsere Truppen müssen schon tief im Dorf sein, denn weit vorne hört man Schlachtenlärm. Einzelne Schüsse fallen noch seitlich aus den Häusern. Vorsichtig, mit entsichertem Gewehr, gehen wir weiter. Wir wissen, der Russe hält sich gerne in Häusern versteckt und schießt auf Einzelne. Ein Trupp Gefangener kommt uns entgegen. Üble Gesellen sind es aus Sibirien, dem mittleren Asien, viele ältere Leute darunter. Ich frage die Begleitmannschaft, ob es Verwundete gegeben hat; sie wissen es nicht.

Wir treffen jetzt auf einige Landser, die zurückgeblieben sind, um einzelne Häuser, Kellerhöhlen und Schuppen zu untersuchen. Wie der Kampf gewesen sei, rufe ich ihnen zu. Die Russen seien überrascht worden, und es habe nur wenige Verwundete gegeben:

87 Vermutlich Rag-Alexandrowka.

Zwei Schwerverwundete lägen vorne in einem Haus. Eiliger gehen wir jetzt weiter an brennenden Panzerwagen vorbei, die mit Munition beladen, von Zeit zu Zeit noch explodieren, vorbei an toten Pferden und Russen und an durch unsere Panzer zermalmten Geschützen. Sonderbarerweise sind es deutsche Geschütze (Paks), die hier gegen uns eingesetzt sind. Die deutsche Besatzung des Ortes muss hier von den Russen völlig überrascht worden sein. Dafür sprechen auch die vielen Lastwagen und Pkws, die an den Häusern und in den Scheunen, zum Teil auch auf der Straße stehen und von den Russen ausgeplündert und zerstört sind. Schade um sie!

Jetzt erfahre ich endlich nach vielen vergeblichen Fragen, wo die Verwundeten liegen. Weiter hätte ich auch kaum noch vorankommen können, denn schon schießt es von allen Seiten auf die Straße. Die seitlichen Häuser müssen noch von den Russen besetzt sein. Ich stelle einen Posten vor das Haus, damit wir nicht überrascht werden. Der andere Landser hilft mir, die Verwundeten auszukleiden und zu verbinden. Mittlerweile wird es dunkel.

Noch bin ich mit der Arbeit nicht ganz fertig, als mir der Posten meldet, dass unsere Kompanie und unsere Panzer sich zurückzie-

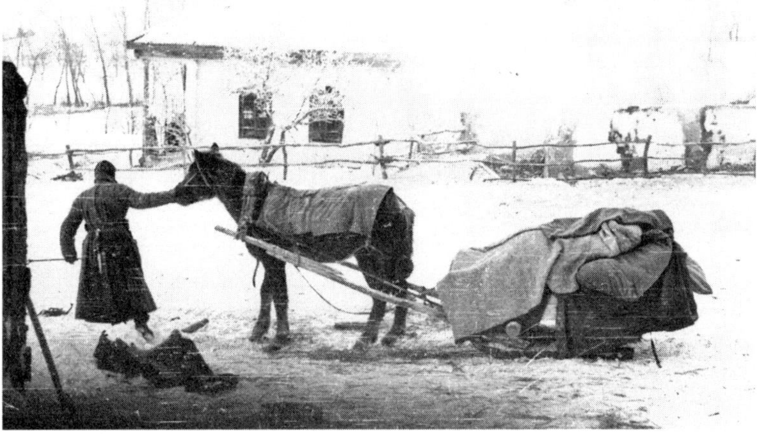

Verwundete werden auf einem Schlitten abtransportiert.

hen. Ich gehe selbst hinaus und sehe tatsächlich, dass die Truppe abrückt. Das Dorf, das sich über drei Kilometer erstreckt, kann für die Nacht nicht gehalten und muss daher teilweise wieder geräumt werden.

Kurz entschlossen lasse ich einen der mit Munition beladenen Schlitten leeren, lade meine Verwundeten auf, und als einer der Letzten schließe ich mich mit meinen Verwundeten der zurückgehenden Kolonne an. Der Arzt soll überall dabei sein, aber kaum jemand bekümmert sich um ihn. Er muss selbst sehen, wie er durchkommt.

Helmut.

26. Januar 1942

HECKENSCHÜTZE: ER SUCHT SICH SEINE OPFER AUS

Der erste Angriff auf Nikiforowka brachte guten Erfolg: 250 Gefangene fielen in unsere Hände, drei Panzer waren vernichtet worden, und über 100 Russen bedeckten tot das Feld.

Leider konnte der Erfolg nicht ausgenutzt werden. Die Dunkelheit brach ein, ehe die letzten Häuser durchsucht waren, in denen sich die Russen, bewaffnet, versteckt hatten. Unser kleiner Haufen war zu schwach, den Ort zu besetzen und zu sichern. So räumten wir am Abend das schon eroberte Dorf zur Hälfte, in der Hoffnung, den nördlichen Teil am andern Morgen mühelos wiederzugewinnen. Diese Hoffnung sollte bitter enttäuscht werden, denn es stand vor uns ein fünf Tage langer, erbitterter Häuserkampf in diesem Dorf, wie er in der Geschichte des russischen Krieges nur ganz vereinzelt vorgekommen ist. Und auch heute noch ist das Dorf nicht in unserem Besitz, wenn es nun auch bald sturmreif sein dürfte.

Am 22. Januar vor Morgengrauen traten wir an, um den nördlichen Teil des Dorfes durchzukämmen. Fünf Panzer fuhren uns die lange Dorfstraße voran. Von den Russen war nichts zu sehen. Sind sie abgezogen? Plaudernd gingen die Offiziere, darunter auch ich, vor der nachfolgenden Mannschaft die stillen Straßen hinunter. Ein Soldat, ein Posten, steht mit geschultertem Gewehr auf der Straßenmitte und nimmt keine Notiz von uns.

»Mensch, warum grüßen Sie nicht?«, fährt ihn der Hauptmann an. Der aber sieht uns verständnislos an: »Njepanimaju.« Das heißt: »Ich verstehe nicht.«

Ist das doch ein russischer Wachtposten! Bei dem hat sich wohl noch nicht herumgesprochen, dass Krieg ist. Er wird sofort einkassiert. Aber jetzt wird geschossen, und wir suchen Deckung hinter den Häusern. Die Schützen gehen vor, von Haus zu Haus springend, und bald haben wir sie aus den Augen verloren. Wir folgen mit einigem Abstand. Bald haben wir unsere Panzer erreicht, die hintereinander auf der Dorfstraße stehen. Sie deuten durch ihr Feuer an, wo sich russische Schützen in den Häusern verborgen haben. In kleinen Gruppen zu drei oder vier Mann pirschen sich unsere Schützen an diese Häuser heran, schießen mit MGs durch die Wände und werfen Handgranaten durch die Fenster. Zahlreiche Häuser brennen.

Aber der Angriff geht nicht mehr vorwärts. Eine russische Pak hat sich gut geschützt auf der Straße aufgebaut. Sie schießt die Straße herunter, kann uns aber nicht erreichen. Für die Panzer dagegen entsteht eine heikle Lage. Sie sind, da sie hintereinander fahren müssen, bei solchen Straßenkämpfen ziemlich hilflos, weil nur der vorderste im Kampfe steht, und eine einzelne Pak kann sie in Schach halten.

Ein Panzer will drehen und erhält in diesem Augenblick einen Treffer in den hinteren Turm. Die Brocken fliegen nur so durch die Luft, aber die Besatzung steigt unverletzt aus. Die anderen Panzer fahren ein Stück zurück in Deckung. Man versucht, die Pak von der Seite zu fassen, aber vergeblich. Weiter geht der Kampf. Um jedes Haus wird hartnäckig gerungen. Die russischen Scharfschützen haben sich in den Häusern verbarrikadiert; es ist kaum möglich, über das freie Gelände zu springen. Das muss man den Russen lassen: Sie schießen ausgezeichnet. Es sind ja auch meist Söhne der Steppe, mit dem Gewehr groß geworden, die uns gegenüberliegen, Räuber und Banditen aus Passion, als Feinde nicht zu unterschätzen.

Es ist 10 Uhr, und noch immer hält sich der Russe. Von vorne kommt die Nachricht, dass zwei unserer tapfersten Unteroffiziere gefallen sind, EK I-Träger, und ein ebensolcher Feldwebel verwundet. Drei Schwerverletzte liegen in einem der vorderen Häuser. Ich pirsche mich bis zu den Häusern vor und verbinde. Schwierig ist das Verbinden in der dicken Kleidung, schwieriger noch der Abtransport und das Verladen in den Schlitten im Feuer der feindlichen MGs. Endlich haben wir sie verpackt, und es findet sich auch ein mutiger Fahrer, der den Schlitten die Straße zurückfährt.

Da bringt man uns einen neuen Schwerverwundeten, Leutnant Welter, einen Familienvater mit zwei Kindern und Dozent im Zivilberuf. Bauchschuss. Ich sehe gleich, dass ihm nicht zu helfen ist, und sage es leise dem Hauptmann. Er will ihm noch eine Freude machen und verleiht ihm das EK I. Welch ein Leichtsinn es aber auch ist, im weißen Pelzmantel und mit der Schirmmütze hierher in die vorderste Stellung zu kommen! Das muss ja auffallen. Der russische Scharfschütze sitzt hinter seiner Luke und sucht sich seine Opfer aus.

Während ich mich mit dem Verbinden abmühe, dass mir der Schweiß über das Gesicht läuft trotz der Kälte des Raumes, bummst es im Nebenraum. Wütend rufe ich hinüber, sie sollen den Krach lassen. Da kommt der Schütze herein, entschuldigt sich, er schieße vom Nebenzimmer aus. Man müsse das Haus verteidigen, denn der Russe greife an. Nun bin ich im Bilde, beende den Verband so schnell wie möglich. Da mir unterdessen auch der Hauptmann rät, den Verbandsplatz zu wechseln, verlade ich auch diesen Verletzten noch auf einen eilends herbeigeholten Schlitten und ziehe ein paar Häuser weiter zurück, wo es noch ruhig ist.

Um 3 Uhr wird nochmals mit Panzern angegriffen, aber auch dieser Angriff ist erfolglos. Wir haben jetzt schon acht Tote, meist die besten Leute aus unseren Kompanien, aber bei den Russen sind es mehr als 200 Mann. Es ist ihnen gelungen, einige MGs auf den Höhen rechts und links in Stellung zu bringen. Man darf sich nicht mehr auf der Straße zeigen, eng an der Hauswand entlang führt der Pfad, der allein noch gangbar ist.

Am nächsten Tag gehen unsere Leute schon in der Dunkelheit vor. Es gelingt ihnen, ein Gehöft auf der rechten Höhe zu nehmen, welches die ganze Höhe beherrscht. Aber trotzdem kommen sie nicht wesentlich weiter. Vor unseren Häusern liegt ein größeres freies Feld bis zu dem anderen Dorfabschnitt, und über dieses Feld ist es fast unmöglich hinauszukommen. Viermal greifen unsere Männer an, aber viermal kommen sie unverrichteter Dinge zurück, Tote und Verwundete mit sich führend. Einige bleiben vorn liegen, trotz größter Anstrengung können sie nicht zurückgeholt werden. Ich habe auf meinem Verbandsplatz den ganzen Tag über schwer zu arbeiten. Wir haben am Morgen Verstärkung erhalten. Artilleristen sind es, die keine Geschütze mehr haben und jetzt infanteristisch eingesetzt werden. Sie haben große Verluste, da sie nicht gewohnt sind, als Infanteristen zu kämpfen. Ich habe meinen Verbandsplatz im 5. Haus. Das ist allerdings sehr weit vorne, aber es wäre unmöglich, die Verwundeten unverbunden weiter zurückzubringen, ohne dass sie verbluten und erfrieren. Am Abend wird es ruhig. Erschöpfung auf beiden Seiten. Wir bekommen zum ersten Mal warmes Essen und werden satt. Ich habe noch eine Pfeife geraucht und mich dann, die Waffe neben mir, schlafen gelegt.

Helmut.

26. Januar 1942

WÜRDELOS: WER LIEGEN BLEIBT, WIRD ERSCHLAGEN!

Nicht ohne Grund war die Verteidigung von Nikiforowka durch die Russen so hartnäckig. Zunächst einmal war es ein Kampf um die Wärme, das warme Quartier, ohne dass man bei der Kälte von über –40 Grad mit dem eisigen Sturm einfach zugrunde geht. Gab der Russe Nikiforowka auf, so fand sich nach Osten auf zehn Kilometer Entfernung kein Dorf und kein Schutz. Der nächste Ort auf der russischen Einbruchsstraße war Novo-Alexandrowka.

Wie Gefangene aussagten, hatten ihnen die Kommissare gedroht, wenn sie Nikiforowka räumten, würden sie in Novo-Alexandrowka nicht eingelassen. Das heißt, sie müssten auf der weiten Ebene zwischen beiden Dörfern im Schneesturm erfrieren. Da der russische Soldat weiß, dass der Kommissar seine Drohungen wahrmacht, gab es also kein Zurück.

»Warum sie dann nicht überliefen?«

Sie seien überzeugt gewesen, dass jeder Gefangene von den Deutschen erschossen würde. Außerdem sei das nicht leicht, denn die Kommissare säßen an einzelnen Stellen, die das Gelände beherrschen, und erschießen jeden sofort mit ihren Schnellfeuergewehren, der sich entfernt.

Leider haben unsere Soldaten auch einen taktischen Fehler gemacht, der sich gerächt hat. In ihrer Wut über die hartnäckige Verteidigung und die hohen eigenen Verluste haben sie die Besatzung der Häuser, nachdem sie sich endlich ergeben wollten, über den Haufen geknallt, und dies angesichts des Feindes. Der Russe musste darin seine Vorstellung von der Behandlung der Gefangenen bestätigt finden und verteidigte sich bis zur letzten Patrone, bis zur völligen Kampfunfähigkeit. Es ist vorgekommen, dass unsere Leute Handgranaten in die Häuser geworfen haben, aber die Russen gaben die Verteidigung nicht auf. Erst als drei Handgranaten im Haus explodiert waren und das Haus anfing, zu brennen, krochen sie, schwer verwundet, hervor und wurden dann umgelegt. Der Kampf nahm grausige Formen an. Von uns haben die Russen keinen lebend gefangen. Wer verwundet liegen blieb und nicht zurückgebracht werden konnte, war verloren.

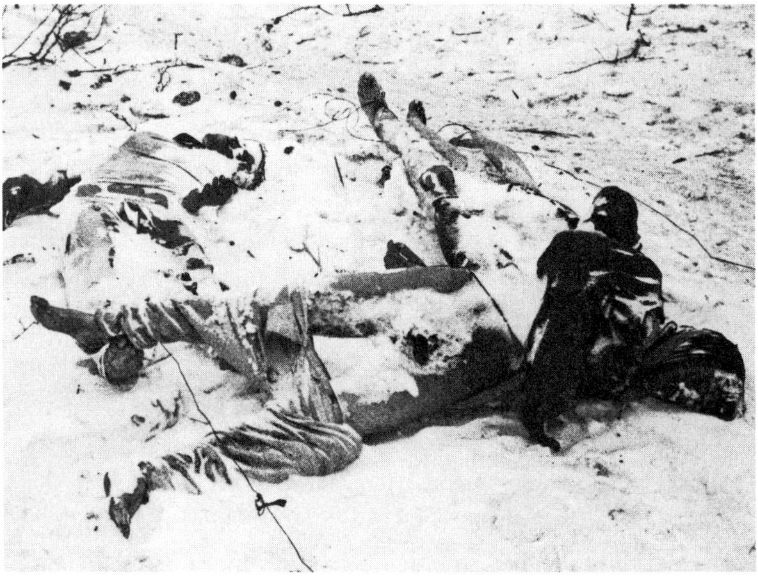

Verstümmelte und erfrorene Landser

Ich habe drei Soldaten von uns gesehen, die offenbar nur geringfügig verwundet und in die Hände der Russen gefallen waren. Sie lagen, Schädel durch Kolbenschlag zertrümmert, Geschlechtsteile abgeschnitten, nur mit Unterhose und Hemd bekleidet, erfroren im Schnee.

Der Einbruch, der am 18. Januar mit Panzern und ungeheuren Menschenmassen durchgeführt wurde, ist den Russen gelungen. Am 20. vormittags gingen sie zum Angriff auf Nikiforowka über. Es entzieht sich unserer Kenntnis, wie es möglich war, dass die Truppenteile in Nikiforowka an diesem Tag so vollständig überrascht worden waren. Die Nachrichtenübermittlung und die Aufklärung haben sicher versagt. Sonst hätte es nicht sein können, dass die Russen, Infanterie und schnelle Skitruppen, am 20. unerwartet plötzlich auf den Höhen östlich Nikiforowka erschienen sind und den Ort angriffen. Die Truppe hier hat alles, aber auch alles zurücklassen müssen und nur das nackte Leben durch eilige Flucht gerettet. Sprechen wir lieber nicht darüber. Mit Bitterkeit aber stellen wir fest, dass es vor allem deutsche Waffen sind, insbesondere Pak-Geschütze, mit denen uns der Russe beschießt und die unseren Panzern das Leben sauer machen. Man hat nicht einmal mehr Zeit gefunden, diese Pak-Geschütze zu zerstören und die reichlich gelagerte Munition zu sprengen!

Aber der Russe ist seines Besitzes nicht froh geworden. Am 20. nahm er Nikiforowka, aber bereits am 21. nachmittags haben wir, dank der schnellen Beweglichkeit unserer Truppe, angegriffen und den Südteil wieder besetzt. Leider war den Russen Zeit genug geblieben, die vielen hier liegen gebliebenen Lkws und die Lager an Kleidung und so schmerzlich entbehrten Marketenderwaren zu plündern und zu zerstören.

Wir sind überhaupt sehr schlecht zu sprechen auf unsere Kameraden der hiesigen Division, deren Fehler und Versäumnisse wir mit eigenem Blut wiedergutmachen müssen. Ein Verbindungsoffizier, der sich nach Rag-Alexandrowka durchgeschlagen hat, um dem dortigen Ia[88] über den Stand der Kämpfe zu berichten, wurde von diesem empfangen: »Na, hoffentlich habt Ihr unsere schönen Einrichtungen in Nikiforowka nicht noch ganz versaut.«

Worauf sich der Offizier bewogen fühlte zu erwidern: »Die sicherste Art, sie vor Zerstörung zu bewahren, wäre gewesen, sie zu verteidigen.« Womit er zweifellos recht hatte.

Wir verstehen auch nicht, warum man von Norden aus, von Rag-Alexandrowka aus, nicht energisch Gegenstöße unternimmt, um den Russen von zwei Seiten zu fassen. Aber wahrscheinlich reichen dort die Kräfte nicht aus. Lipowka, das gestern von uns genommen wurde und dann von Norden her besetzt worden war, musste, dem Druck der Russen zufolge, wieder aufgegeben werden. Einige unserer Herren sind sehr erbost und behaupten, es sei das typische Beispiel der Ausnutzung unterstellter, fremder Truppenteile. Wir aber verbluten uns hier langsam in einem Kampf, für den eine Aufklärungs-Abteilung eigentlich nicht bestimmt ist, verlieren unsere wertvollsten Führer und Unterführer. Unersetzlich in ihrer Spezialerfahrung der Aufklärung und Spähtrupp-Arbeit, setzen [wir] bereits die Kraftfahrer im Kampf mit ein und machen uns Sorge, wie überhaupt einmal die Aufklärungsarbeit wiederhergestellt und [sie] ihrer eigentlichen Aufgabe, die nicht infanteristischer Natur ist, gerecht werden soll. Nach der strategischen Bedeutung dieses Ortes ist zu erwarten, dass der Russe bald Verstärkungen heranholen und zum eigenen Angriff übergehen wird.

Helmut.

88 Ia: Erster Generalstabsoffizier.

26. Januar 1942

LANDSER: DIE STILLEN HELDEN DES KRIEGES

Unsere Auffassung, dass der Russe Verstärkungen heranholen und bald selbst zum Angriff übergehen werde, nachdem er drei Tage die entscheidende Stelle des Ortes gehalten hatte, sollte sich bewahrheiten. Am Morgen des 24. Januar wurden wir zum ersten Mal mit Artillerie und Granatwerfern beschossen. Ein Splitter geht durch das Fenster meiner Stube quer hinüber zur Tür, reißt dort ein Loch und bleibt stecken. Ich hebe mir den Splitter auf, der von einem weit entfernt einschlagenden Granatwerfer stammt, aber noch mit erheblicher Kraft durch die Gegend gesaust kommt. Ich bleibe jetzt tagsüber im Revier und schlafe nachts, der Sicherheit wegen, beim Kompanietrupp von Hauptmann Dörnemann[89] nebenan. Es ist zu gefährlich, allein mit einem Burschen ein Haus zu bewohnen.

Heute Morgen ist bei Tagesgrauen ein russischer Spähtrupp auf Skiern auf der Straße gesehen worden. Ein Irrtum ist kaum möglich, denn unsere Leute haben keine Skier. Ich finde das Haus, wo ich meine Revierstube habe, weit geöffnet und die wenigen Sachen,

89 Hauptmann der 2. Kompanie der Panzer-Aufklärungs-Abteilung 16, in der auch Helmut kämpft.

die dort liegen geblieben sind, wurden durcheinander gekramt. Waren es unsere Landser, oder hat sich der Spähtrupp für das Revier interessiert?

Am Morgen kommen die vier Mann zurück, die gestern Abend noch in später Stunde zwei Schwerverletzte zurückgebracht haben. Da uns die Pferde fehlten, haben sie den Schlitten mit ihren Kameraden selbst durch den Schnee geschoben. Niemand wollte ihnen hinten die Verwundeten abnehmen, niemand ein Fahrzeug zur Verfügung stellen, in das die Verwundeten hätten umgeladen werden können. So haben sie die beiden selbst weitergebracht, schließlich Pferde gefunden und davor gespannt und in der Nacht 25 Kilometer weit bis vor Artemowsk gebracht, wo sie noch lebend in die Hand eines Chirurgen kamen. Dann sind sie die Nacht den gleichen Weg durch Schnee und Kälte wieder zurück und fanden sich am Morgen bei der Truppe wieder ein.

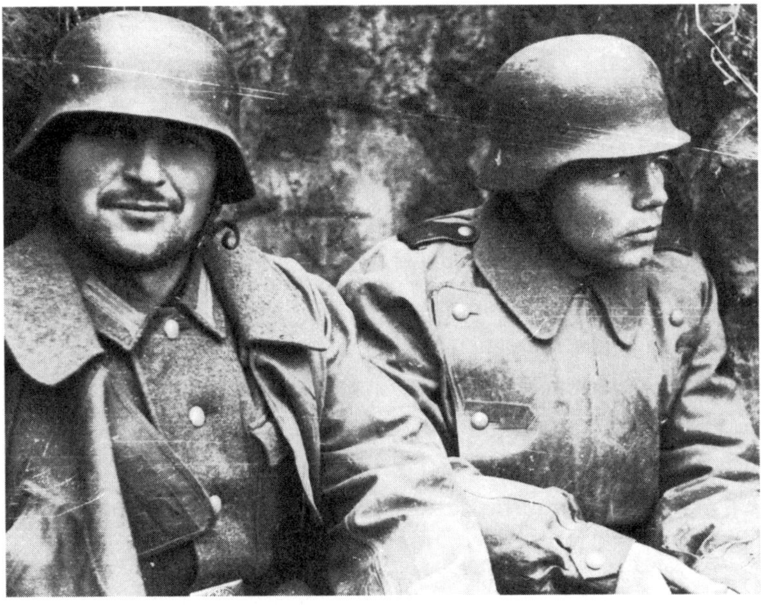

Landser im Unterstand

Das sind die stillen Helden des Krieges, von denen niemand spricht. Als Gegenbeispiel halte ich fest, dass ich unseren Kommandeur, der mit seinem Wagen nebenan hielt, bat, einen Schwerverwundeten mitzunehmen. Er sagte zu, und ich machte den Verwundeten fertig zur Fahrt. Als ich mit ihm vor die Tür trete, ist der Wagen weg, er hatte nicht fünf Minuten Zeit zu warten auf den, der für uns mit dem Tode rang. Zur Ehre des Kommandeurs muss ich hinzufügen, dass er später den Wagen wieder schickte, aber kostbare Zeit war unterdessen vergangen. Es ist der Prüfstein für das Herz des Menschen, wie viel er für seine Verwundeten übrig hat. Und wenn ich alles übersehe, von der handgreiflichen Hilfe bis zur Unterstützung der ärztlichen Einrichtungen bei der Truppe, kommt der einfache Mann, der Landser, besser weg als mancher hohe Offizier. Ich habe, soweit es mich betrifft, fast mehr getan als meine Pflicht, indem ich stets ganz vorne war, im oder dicht hinter dem Gefecht. Und ich habe besonders in diesen Tagen manchem das Leben gerettet, der verblutet oder erfroren wäre. Der stumme Dank des Mannes und seine Hochachtung, die sich in seinem Zutrauen ausdrückt, ist mir Anerkennung genug.

Es ist schwer, wenn sie jetzt kommen mit ihren erfrorenen Fingern und Zehen, mit Blasen an den Füßen, dass sie kaum noch gehen können, sie zu überzeugen, dass sie trotzdem noch etwas durchhalten müssen, denn unser Haufen ist zu klein. Übermüdet, hungrig und durstig kommen sie zu mir, ich verbinde ihnen die wunden Füße, und dann geht es wieder hinaus in die Stellung, ohne ein Wort der Klage. Es muss sein, das wissen sie, sollen wir nicht alle zugrunde gehen. Tagsüber greifen sie an, nachts stehen sie Wache oder auf Sicherung, je eine halbe Stunde mit eineinhalb Stunden Pause zu schlafen, aber eine halbe Stunde brauchen sie, um auf ihren Posten zu kommen, und zurück eine halbe Stunde, um erst einmal warm zu werden. Kaum mehr als eine halbe Stunde liegen sie dicht gedrängt in halb zerschossenen Häusern zum Schlafen.

»Wenn der Kampf noch lange dauert«, sagen sie, »gehen wir noch alle drauf.« Aber dann gehen sie wieder zu ihrer Pflicht, in ihre Stellungen in den zerschossenen Häusern, auf die wind- und schneegepeitschten Höhen und auf die unendlich mühsamen und gefährlichen Spähtrupps, die uns vor Überraschungen bewahren. Jeder von ihnen ist ein Held, erprobt und pflichtbewusst. Die meisten tragen ja auch schon das EK. Solange wir noch solche Männer haben, braucht es uns nicht bange zu sein, und ich fühle mich hier vorne unter ihnen sicherer und wohler als weiter zurück.

Kaum, dass sich jemand unter ihnen befindet, der seine Beschwerden übertreibt. Bei den Artilleristen, die uns unterstellt sind, und bei unseren als Infanteristen eingesetzten Kraftfahrern kommt das wohl mal vor, auch bei den Bäckern und Veterinären, die eilends hier als Infanteristen eingesetzt wurden. Da bin ich streng und lasse keinen durchkommen. Sie sollen die Härte des infanteristischen Dienstes kennenlernen, damit sie zeitlebens nicht anders als voll Hochachtung von den infanteristischen Truppen denken.

Für den 24. Januar morgens ist ein Stuka-Angriff angesetzt, der die befestigten Stellungen der Russen, insbesondere die Artillerie, ausräuchern soll. Zuerst kommen zwei Aufklärer von uns, dann drei silberne Stukavögel, die in großen Bögen, von der Sonne glitzernd beschienen, über den Stellungen der Russen kreuzen. Wir schießen weiße Leuchtkugeln und Rauchgranaten, um die Grenzen unserer Stellung zu bezeichnen, damit wir nicht selbst den Segen abbekommen. Es ist ein schöner Anblick, dieses Spiel in der Luft, aber leider bleibt es dabei. Die Stukas finden keine lohnenden Ziele und ziehen unverrichteter Dinge wieder ab.

Kaum sind sie weg, beginnt die russische Artillerie wieder zu sprechen. Sie bollert mit wahrer Wollust auf die große Schule, die, auf einer kleinen Höhe gelegen, ein gutes Ziel bietet. Die Russen haben in Massen drin gelegen, von uns aber ist niemand drin. Endlich haben die Russen die Schule gefasst – es hat lange genug gedauert –, und sie schießen sie mit einigen Treffern in Klumpen. Uns ist das gleichgültig. Auch den viel umkämpften Kolchoshof auf der Höhe schießen sie in Trümmer. Sie ersparen uns damit die Arbeit, denn der Kolchos würde eine unangenehme Ausgangsstellung für einen russischen Angriff bilden. Leider aber schießen sie auch zwischen die Häuser, das ist schon unangenehmer, denn fast jedes noch bewohnbare Haus ist von uns belegt. Unsere Verluste sind gering, nur einige kleine Splitterverletzungen kommen. Man ist in den Häusern mit den dicken Lehmwänden noch verhältnismäßig sicher, sofern nicht ein Volltreffer in das Haus geht. Am Nachmittag kommen russische Flieger im Tiefangriff über das Dorf. Sie schießen blind auf die Häuser, einige Häuser mit Strohdächern brennen ab. Bei mir geht ein Schuss durch Decke und Wand und an der anderen Seite wieder hinaus. Sonst verläuft der Tag ruhig.

Wir haben Gefangene gemacht, die einen Spähtrupp nach unserem Dorf unternehmen wollten. Sie sagen aus, dass man drüben einen Angriff vorbereite. Man muss vorsichtig sein mit den Aussagen von Gefangenen, die sich gerne wichtigmachen. Aber dies ist auch unsere Auffassung, dass der Russe bald angreift. Heute ist es so ruhig, weil er Kräfte sammelte. Wir fragen die Gefangenen, ob sie sehr unter der Kälte zu leiden hätten. Sie machen eine Gebärde des Jammers: »Sehr«, antworten sie. Sie sind seit drei Tagen marschiert. Abends zögen sie in einen Wald und stellten sich um kleine Feuer. Um nicht einzuschlafen, da sie sonst erfroren wären, gingen sie zu je drei um das Feuer herum, die Arme eingehängt. Der mittlere Mann kann dann im Gehen etwas schlafen. Wegen Erfrierung krankmelden darf sich nur, wer vorne in der Feuerstellung mindestens zwei Tage gelegen hat. Wer sich weiter rückwärts wegen Frostschäden vom Dienst befreien lassen will, wird wegen Drückebergerei sofort erschossen. Das ist Russland.

Wir erwarten den Angriff. Unser Spähtrupp, der am Abend zurückkommt, meldet, dass das Waldstück ostwärts von uns von den Russen besetzt ist. Es sind auch Panzer gesehen worden.

Unsere Offiziere machen sich Sorgen, ob wir einem Angriff standhalten können. Verstärkung ist uns zugesagt, aber noch nicht eingetroffen. Wir legen uns in voller Kleidung, die Waffen griffbereit, zur Ruhe. Jedes Haus soll verteidigt werden. Die ruhende Mannschaft ist alarmbereit auf die Häuser verteilt, die anderen liegen in Stellung. Da ich zunächst keine Funktionen habe, schlafe ich noch am besten von allen, aber man hört doch jedes Geräusch. Gut, dass wir Vollmond haben, die Nächte sind hell und klar. So leicht kann niemand durch die Sicherung kommen. Um halb zwei Uhr [morgens] ist Alarm. Kurzes Schießen auf der östlichen Höhe. Der Feind hat den Kolchos besetzt. Das dort liegende MG hatte Ladehemmung, weil es eingefroren war, und musste sich zurückziehen. Leider hat der Russe jetzt eine gute Ausgangsstellung auf der Höhe.

Am Morgen kurz vor Hellwerden um halb sechs Uhr (25. Januar) ist wieder Alarm. Der Feind greift jetzt auf breiter Front an mit Unterstützung von sechs bis zehn Panzern. Man hört das »Horräh« der Russen von der Höhe herunter bis ins Dorf. Es klingt aber recht dünn und wenig überzeugend. Wir sind alle auf dem Posten, aber der Angriff bleibt vor unseren Sicherungen liegen. Einzelne Schüsse russischer Panzer dröhnen zwischen das Bellen der MGs. Unsere Artillerie greift ein. Nochmals und nochmals schallt ein »Horräh« herunter. Aber schon dämmert der Tag, und wir atmen auf, die kritische Stunde ist überwunden.

Die ersten Verwundeten treffen ein, und ich gehe hinüber zu meinem Verbandsplatz, doch muss ich mir ganz alleine helfen, denn die Sanitäts-Unteroffiziere sind bei ihren Kompanien. Die Verwundeten sind guter Dinge. Es habe fabelhaft geklappt. Die Russen seien müde angekommen. Unsere Artillerie und Granatwerfer hätten wieder einmal fabelhaft geschossen und von vornherein Unruhe in die Reihen der Russen gebracht. Einer der Panzer sei bis auf 50 Meter vor unsere Pak gefahren und abgeschossen worden. Darauf hätten die anderen kehrtgemacht. Noch ein zweiter sei auf der Höhe abgeschossen worden. Der Angriff sei damit liegen geblieben. Man rechne mit mindestens 100 toten Russen. Leider seien auch fünf unserer Leute gefallen. Die 79er[90] neben ihnen hätten sich fabelhaft geschlagen, man sähe immer wieder, was richtige Infanteristen seien.

Der Russe versuchte es jetzt, nachdem der Angriff gescheitert war, auf eine andere Tour, [um] uns den Aufenthalt im Dorf zu verleiden. Er fuhr drei Panzer auf der Dorfstraße auf und pfefferte mit MG und Panzergranaten durch die Straße, dass es ungemütlich wurde. Aber er hatte auch diesmal Pech. Ein Panzer, der sich zu weit vorgewagt hatte, lief auf die von uns ausgelegten Minen, der zweite wurde im Wenden von unserer Pak zerschmettert, und der dritte bekam im Abfahren noch eins ins Hinterteil, dass er auch liegen blieb. Das nahmen die übrigen Russenpanzer übel. Sie fuhren auf die halbe Höhe und begannen systematisch, ein Haus nach dem anderen in Trümmer zu schießen. Erst kam das vorderste Haus dran, in dem ich am ersten Tag die Verwundeten verbunden hatte. Es war von Mannschaften belegt, die mit Mühe, aber ohne nennenswerte Verletzungen aus den zusammenstürzenden Mauern herausgekrochen kamen. Dann das zweite und dritte. Ich lag im fünften Haus und war schon am Ausrechnen, wann dieses Haus an die Reihe käme; ich überlegte, ob es nicht besser wäre, den Verbandsplatz zurückzuverlegen. Aber dort lag Artilleriefeuer. Der Panzerbeschuss war verhältnismäßig harmlos, da der Panzer mit Panzergranaten und nicht mit Sprenggranaten schoss. Dem Panzer aber mochte die Reihenfolge zu langweilig geworden sein. Er schoss jetzt in die zurückliegenden Häuser, überall dorthin, wo

90 Schützen-Regiment 79, das der 16. Panzer-Division unterstand.

Rauch aus dem Schornstein kam. Wir hatten sofort unser Feuer gelöscht.

Durch den Gefechtsstand von Hauptmann Dörnemann schoss der Panzer mitten durch die Stube, wo drei Offiziere saßen. Es gab zwei Löcher in die Wände, aber passiert ist – abgesehen von Schrammen – niemandem etwas. Zum Überfluss schossen die russischen MGs noch flankierend von den Höhen. Es war schwer zu entscheiden, auf welcher Häuserseite man sich entlangschlängeln sollte, musste man einmal herausgehen. Dass der Abtransport der Verwundeten mit erheblicher Gefahr verbunden war, erübrigt sich zu sagen.

Aber auch dieser Tag ging einmal zu Ende. Am Abend fingen wir einen unverschlüsselten russischen Funkspruch auf: »N. ist auf jeden Fall anzugreifen und zu nehmen.«

Und die Antwort: »Unmöglich.«

Das war nun denn ein unfreiwilliges Kompliment an unseren zwar gut bewaffneten, aber kleinen Haufen. Da haben wir denn die Nacht, immer noch in Alarmbereitschaft, gut und tief geschlafen. Auch der 26. Januar brachte nichts Neues. Wir vermuteten schon, der Russe sei abgezogen. Ein Stoßtrupp unterrichtete uns jedoch darüber, dass er die Stellungen noch besetzt hielt. Gefangene sagten aus, die Verluste der letzten Tage seien furchtbar gewesen. Besonders vor unserer Artillerie habe der Russe großen Respekt. Ein Volltreffer sei in das Haus des russischen Bataillonskommandeurs gegangen. Von den 20 Mann blieb keiner am Leben.

Ich fuhr zurück zum Oberarzt, der seinen Verbandsplatz im südlichen Ortsteil hatte und vor allem für den Weitertransport der Verwundeten sorgte. Zu meiner Freude hörte ich, dass alle meine Verwundeten, auch die Schwerverletzten, wohlbehalten angekommen seien. Nur ausnahmsweise habe er den Verband erneuern müssen, weil er durchblutet und gefroren war. Als ich zurückkam, fand ich Zeit, mich einmal zu waschen und zu rasieren. Wie ein

U-Boot-Kommandant mochte ich ausgesehen haben. Auch frische Unterwäsche habe ich angezogen. Da es an Seife fehlt, habe ich die Stücke nur auskochen können, um das Ungeziefer loszuwerden.

Am Abend kommen die Offiziere zusammen, um den Angriff zu besprechen, der für den nächsten Tag festgesetzt ist. Von drei Seiten gleichzeitig soll das Dorf angegriffen werden: frontal von der Straße aus, durch Umgehung von Lipowka von Norden und vom Rücken her aus Osten. Die Kräfte werden verteilt und die Aufgaben bis ins Einzelne besprochen.

Helmut.
(Bitte sendet Schreibpapier, Briefumschläge laufend und Muster-ohne-Wert-Kuverts.)

29. Januar 1942

ARZT VERWUNDET: WEITERMACHEN!

Wir wollten gerade das Mittagessen abholen, als der Befehl kam: »Sofort fertig machen zum Angriff auf Lipowka!« Ich war ärgerlich, dass man uns wieder einmal nicht Zeit ließ zu essen, bei den ohnehin schon knappen Rationen. Lipowka war schon einmal von uns angegriffen worden. Nun galt es, den Ort erneut zu nehmen. Damals hatte es wenig Verluste, aber zahlreiche Erfrierungen an den Füßen gekostet, da die Schützen auf den Panzern durch eine eisige Kälte von über –40 Grad über die Höhe gefahren werden. Ich zog mich daher warm an und begab mich mit den anderen zum Sammelpunkt. Das Wetter war milde, aber ein steifer Wind trieb den körnigen Schnee in die schmerzenden Augen.

Die Panzer warteten schon auf uns und brachten uns, einen Bogen schlagend, zunächst nach Federowka. Von dort aus sollte es auf die Höhe westlich Lipowka gehen, zwei Panzer sollten uns beim Angriff begleiten. In Federowka aber erwies es sich, dass die Panzer, den starken Schneeverwehungen zufolge, nicht weiterkamen. So stapften wir denn allein zur vorgeschriebenen Ausgangsstellung. Wer einmal durch knietiefen Schnee gewatet ist, kann sich vorstellen, wie mühsam dieser Aufstieg war. Hauptmann Dörnemann, der den Angriff leitete, wurde schon ungeduldig, weil immer noch Truppenteile fehlten. Endlich war die Kampfaufstellung beendet, und jede Gruppe erhielt ihr Angriffsziel. Links von uns zog in etwa zwei Kilometer Entfernung eine Kolonne nach Westen. Sie hielt an und äugte zu uns herüber, und wir äugten herüber. Es mussten Russen sein, aber wir nahmen keine Notiz von ihnen, denn unser Kampfauftrag hieß Lipowka. Langsam setzte sich die lange Linie unserer Kompanie, verstärkt durch andere Einheiten, über die Höhe nach dem Orte zu in Bewegung. Wir waren uns im Klaren, dass nun, da die Panzer ausfielen, der Angriff schwierig werden würde. Aber wir ahnten nicht, dass es einer der schwersten und verlustreichsten Kämpfe werden sollte.

Lipowka liegt im gleichen Tal wie Nikiforowka etwa zwei Kilometer nördlich, zu beiden Seiten von Höhenzügen umgeben. Über die westliche Höhe gingen wir zum Angriff vor. Hier zieht sich das Dorf im Bogen eine Höhe hinan. Unser Angriffsziel waren zunächst diese oberen Häuser, die möglichst schnell zu besetzen waren, da sie uns einen gewissen Schutz boten, und von hier aus weiter in das Dorf vorzudringen.

Unser Hauptmann setzte zuerst den linken Flügel in Bewegung, der auf einer breiten freien Schneise zwischen einem angrenzenden Wald und unserer mit Sonnenblumengestrüpp bewachsenen Höhe langsam vorging. Kaum aber kam er ins Blickfeld des Feindes, als ihn ein heftiges Feuer aus MG und Pak von der oberen Häuserreihe aus empfing. Die Schützen suchten Deckung hinter kleinen Bodenerhebungen und blieben liegen. Unterdessen kamen wir mühsamen Schrittes, watend durch tiefen Schnee und geblendet von dem uns entgegenwehenden Schneesturm, über den Kamm der Höhe. Es war unschwer, die Gefahr zu erkennen, die uns drohte. Der Abhang war von der Häuserreihe mit MG zu bestreichen, ohne dass sich uns eine Deckung bot. Und es hätte nur ein »Vorwärts« gegeben, in das Feuer hinein, kein Ausweichen und kein Zurück. Dabei konnten wir nur mühsam vorankommen, und fast vergeblich feuerte unser Hauptmann die Schützen zu schnellerem Tempo an. Seine Stimme verhallte im Wind.

Aber seltsamerweise schienen uns die Russen überhaupt nicht bemerkt zu haben. Sie waren so gebannt durch den Kampf mit dem linken Flügel, dass wir unbehelligt die halbe Höhe herunterkamen. Dann erst pfiffen uns einige Kugeln entgegen.

Unsere MGs gingen in Stellung zur Erwiderung des Feuers. Aber schon löste sich die Russenfront in Verwirrung auf. Das unerwartete Erscheinen unserer breiten, dicht besetzten Kette in ihrer linken Flanke lässt sie die Nerven verlieren. Sie lassen Pak, MGs und ein Infanteriegeschütz im Stich und fluten, von Haus zu Haus springend, zurück. Damit ist das Spiel gewonnen. In wilden Sprüngen jagen unsere Schützen die letzten 50 bis 100 Meter zu den Häusern vor, kämpfen den letzten Widerstand nieder und arbeiten sich, von Haus zu Haus Deckung nehmend, weiter vor. Das Geschütz und die Pak, bei denen noch genügend Munition liegen, werden umgedreht und feuern nach den tiefer liegenden Häusern, wo sich der Russe festsetzt. Jetzt pfeifen die Kugeln der MGs die Höhe hinan, zu spät: Wir haben Deckung. Auch ich springe in eines der Häuser. Hier stehen Schlitten und Wagen mit Munition und MGs, die Pferde noch dampfend. Man war also gerade dabei, die Stellung auszubauen. Ich suchte nach einem geeigneten Haus als Verbandsplatz, aber die Häuser sind noch vom letzten Kampfe her alle zerschossen. Die Türen fehlen, große Löcher sind in den Wänden, und der eisige Wind pfeift durch die leeren Fensterhöhlen.

Darum gehe ich mit dem Hauptmann vor bis zu den vorderen Häusern am Hang, wo der Hauptmann zunächst seinen Gefechtsstand errichtet. Der Russe verteidigt sich mit der ihm eigenen Hartnäckigkeit. Das Kampffeld wird unübersichtlich. Es schießt jetzt von verschiedenen Seiten, ohne dass man weiß, woher. Man sieht es jetzt, was unsere erfahrenen Landser sind. Sie sind überall zwischen dem Feind, wohl wissend, dass Schnelligkeit im Angriff entscheidend ist. Hat sich der Russe erst festgesetzt, wird der Kampf verlustreich. Aber die uns zugeteilten Truppenteile, weniger geübt im infanteristischen Kampf, findet man meist in Deckung liegend oder hinter den Häusern stehend, nicht einmal in Verbindung mit dem Gruppenführer. Der Hauptmann schickte sie wutentbrannt immer wieder nach vorne, aber es war unmöglich, sie alle zu fassen. So war es nur ein kleiner Haufen, der wirklich noch im Kampfe stand. Da kommt ein Melder zu mir, Leutnant Jungblut sei schwer verwundet und liege in einem vorderen Haus. Ich lasse mir das Haus bezeichnen. »Von wo wird geschossen?«

»Das lässt sich nicht sagen.«

Ich springe zu dem bezeichneten Haus. »Liegt hier Leutnant Jungblut verwundet?«

Zwei Landser, die von der Hausecke nach dem Tal zu schießen, wenden sich und schütteln den Kopf, nichts bekannt. Ich fluche etwas zusammen, natürlich immer die alte Sache, ungenaue Meldung. Da ruft man von hinten: »Das Haus links über die Straße.«

Ich muss also jetzt über die hier verhältnismäßig freie Straße hinüber. Schon bin ich über die halbe Straße, da: ein Knall und Schlag im Nacken. Ich werfe mich hin: verwundet! Kein Schmerz, der Kopf lässt sich auch noch drehen, also kann's nicht schlimm sein, denke ich und krieche, dicht auf die Erde gebückt zu dem Haus hinüber in Deckung.

»Arzt verwundet«, ruft man von dort zurück. Ich lasse den Nacken freimachen und nachsehen: Es ist nur eine kleine Hautwunde unter dem linken Ohr, durch Streifschuss von schräg hinten. Mantel, Jacke und Pullover haben Löcher, der Kopfschützer ist zerfetzt. Nochmals Glück gehabt, diesmal haben diese verfluchten Scharfschützen schlecht gezielt, sonst hätte es einen original russischen Nackenschuss gegeben. Also Pflaster drauf, und dann sehe ich nach dem Leutnant Jungbluth. Nach hinten lasse ich durchgeben: »Arzt arbeitsfähig.« Es ist kurz nach 3 Uhr.

Das Haus ist auch nicht besser als die übrigen. Die Tür schließt notdürftig, die Fensterscheiben fehlen. Der Leutnant liegt im Wohnraum, der keine Möbel mehr hat. Es stinkt nach Unrat. Hier haben Russen gehaust. Es liegt noch etwas Stroh am Boden, ein Sanitäter ist damit beschäftigt, seine Kleider aufzumachen. Ich sehe mir die Bescherung an. Es ist ein Bauch-Streifschuss. Die Bauchdecke ist aufgerissen, aber die Bauchhöhle nicht eröffnet. Dagegen ist die Beckenschaufel gebrochen, das Bein hängt nach außen. Während ich nachsehe, geht es »batsch«, ein Schuss durch die Wand und das Zimmer und noch einmal »batsch, batsch«. Wir bücken uns dicht an den Boden. Die verfluchten Sauhunde lassen uns nicht einmal jetzt in Ruhe! Ich sehe zur Wand. Die Schüsse liegen etwa einen Meter hoch und gingen schräg nach oben. Während ich noch überlege: »batsch, batsch«, auch durch die andere Wand von rechts. Jetzt wird es mir ungemütlich. Kriechend ziehen wir den Verwundeten, den vor Schmerzen stöhnenden, aus dem Zimmer und legen ihn auf ein Drahtbett in der Küche. Sie ist so klein, dass man sich kaum drehen kann, aber es ist sicherer hier. Den Verwundeten in ein anderes Haus tragen ist ganz unmöglich. Mit vieler Mühe die dicke Kleidung auseinanderhaltend, verbinden wir ihn und decken ihn mit allen warmen Lumpen zu, die wir finden können, denn es ist empfindlich kalt. Nachdem ich ihn darüber beruhigt habe, dass er das Bein nicht verlieren werde, zeigt er jene stille Zufriedenheit, die Verwundete erfüllt, die einer großen Gefahr entgangen sind. Es ist, als sei der Krieg für sie beendet.

Draußen geht der Kampflärm weiter. Ich will mich nach einem anderen Haus umsehen, aber schon werden weitere Verwundete gebracht: Armschüsse, Beinschüsse und zwei schwere Lungenschüsse. Ich muss hier bleiben. Notdürftig lasse ich den Nebenraum reinigen und etwas frisches Stroh hineinlegen. Die Fensterrahmen werden mit Stroh verstopft und die Läden von außen zugeschlagen. Jetzt ist es zwar dunkel, aber wenigstens bläst der Wind nicht mehr durch den Raum. Ich zünde meine Kerze an, die ich in der Verbandstasche immer bei mir trage. Schon füllt sich der Raum mit Verwundeten. Die Kameraden, die sie gebracht haben, stehen mit ängstlichen Augen im Raum.

»Wie steht es draußen?«, frage ich.

»Wir kommen nicht weiter, der Russe ist zu stark, nur die oberen Häuser sind genommen.«

»Müssen wir zurück?«, frage ich leise einen Feldwebel. »Vorerst nicht«, erwidert er, »wie es bei Dunkelheit ist, weiß ich nicht.«

»Gehen Sie zu Hauptmann Dörnemann und sagen Sie, ich lasse bitten, der Verwundeten wegen, mich frühzeitig zu unterrichten, falls sich die Lage ändert. Sie sehen ja selbst, wie es hier aussieht.«

Zwei Landsern befehle ich, einen Schlitten zu leeren und mit Pferden hinter dem Haus zum Abtransport der Verwundeten bereitzuhalten. Dann werfe ich alle, die hier nichts zu sagen haben, kurzerhand hinaus und beginne zu verbinden.

Die Lungenschüsse sind am schlimmsten dran; sie sind ausgeblutet, zittern vor Kälte und ringen nach Luft. Es ist unbeschreiblich mühsam, die vielen Kleidungsstücke vom Körper abzuziehen, und doch muss ich wenigstens den Oberkörper frei haben, um richtig verbinden zu können. Trotz der Kälte rinnt mir der Schweiß von der Stirne; von der vorausgehenden Erkrankung noch nicht wieder ganz hergestellt und durch den mühsamen Anmarsch durch den Schnee erschöpft, arbeite ich unter Aufbietung meiner letzten Kräfte. Draußen kämpfen sie mit dem Feind, ich kämpfe hier mit dem Tode!

Endlich sind die am schwersten Verwundeten versorgt und notdürftig gebettet. Sie sind jetzt ruhiger, aber sie wimmern noch vor Kälte. Ich lasse hoch Stroh über sie werfen, dass man kaum noch etwas von ihnen sieht. Einen Landser beauftrage ich, Feuer im

Herd zu machen, mag es qualmen, wenn es nur wärmt. Bei den Leichtverletzten geht das Verbinden schneller. Die braven Jungs sind vernünftig, sie helfen mir, trotz ihrer Verwundung, wo es nur geht. Einige geben, obwohl sie selbst frieren, ihre dicken Übermäntel über die Schwerverwundeten. Ein stummer Blick des Dankes ist ihr Lohn. Der Landser ist im Allgemeinen ein Egoist, aber im Anblick der Not ist er Kamerad.

Neue Verwundete kommen. Wieder sind Schwerverletzte dabei. Die beiden Stuben sind überfüllt, aber immer findet sich noch ein Plätzchen. Man muss über die Körper hinwegsteigen. Da bringt einer die Nachricht: »Leutnant Blomberg ist verwundet.« »Leicht oder schwer?«, rufe ich ihm zu. Er weiß es nicht. Niemand weiß Näheres. Er soll ziemlich weit herunter ins Dorf gekommen und vorne verwundet worden sein. Mich trifft die Nachricht wie ein Donnerschlag. Heute Morgen noch habe ich mit diesem prächtigen, immer fröhlichen Menschen zusammengesessen, einer der besten Offiziere. Ich kann hier im Augenblick nicht weg, aber ein junger Unteroffizier, selbst verwundet durch Streifschuss am Arm, erbietet sich, nach vorne zu gehen und nähere Nachricht zu holen.

Nach kurzer Zeit kommt er zurück, nochmals verwundet durch einen Schuss im Arm. Er habe nichts erfahren können über die Verwundung Blombergs, aber es sei im Augenblick unmöglich, an ihn heranzukommen oder ihn zurückzubringen. Ein MG beschieße flankierend die Straße. Ich verbinde den tapferen Unteroffizier nochmals, er sitzt jetzt matt und bleich am Herdfeuer, das zwar brennt, aber doch nur wenig den Raum erwärmt.

Jetzt kommen neue Verwundete, vier leichte und ein Schwerverwundeter, die sich mühsam den Weg heraufgeschleppt haben. Sie bringen auch Kunde von Leutnant Blomberg, denn sie haben selbst versucht, ihn heraufzubringen, und sind dabei selbst angeschossen worden. Während ich verbinde, erfahre ich: Leutnant Blomberg hat vorne, als er hinter einer Mauer stand, die aber nicht genügend schützte, einen Oberschenkelschuss bekommen und gleich viel Blut verloren, da die Schlagader verletzt war. Man habe das Bein abgebunden und ihn auf einen Pferdeschlitten geladen, der gerade in der Nähe stand. Aber kaum sind sie einige Schritte gefahren, da werden die Pferde zusammengeschossen. Da sie ihren geliebten Leutnant nicht im Stiche lassen wollten, sind sie selbst zugesprungen, um den Schlitten zu schieben. Dabei sind fünf von ihnen verwundet worden. So hat man den Schlitten denn stehen lassen müssen, bis das gefährliche MG vernichtet ist. Sie geben ihren Leutnant auf, denn er sei sicher ebenfalls getroffen worden. Er müsse bald gebracht werden. Er wird bald gebracht. Leblos liegt er auf dem Schlitten. Ein Brustschuss, ein Bauchschuss und ein Kopfschuss haben ihm den Rest gegeben. Sein Körper ist schon steif gefroren. Wir legen ihn vor die Tür neben einen anderen toten Kameraden.

Meine Kerze ist niedergebrannt, das Verbandmaterial aufgebraucht. Noch kommen einzelne Verwundete. Aber gibt es eine Lage, in der sich ein Landser nicht zu helfen weiß? Wir suchen in den Taschen der toten und gefangenen Russen, finden zwei Kerzen und einige Verbandspäckchen, und weiter geht die Arbeit. Es ist schon dunkel draußen, der Gefechtslärm verebbt. Über 25 Verletzte, acht Schwerverwundete und wohl ein Dutzend Tote sind die Ernte dieses blutigen Kampfes. Dicht gedrängt stehen und liegen sie in den kleinen Räumen. Sie bitten um etwas Essen, und noch quälender ist der Durst. Aber wir haben ja selbst nichts bei uns.

Ich trete vor die Hütte. Der Gefechtslärm im Ort ist fast verstummt. Nur einzelne Schüsse hallen noch herauf. Und hier und da schießt die russische Artillerie einen Brocken herüber. Noch immer bläst der eisige Wind von Osten und wirbelt den Schnee ins Gesicht. Ich mache mir Sorgen um meine Verwundeten. Wie soll man die ausgebluteten Männer in dieser Kälte transportieren, ohne dass sie erfrieren? Besteht Verbindung mit der Truppe im andern Ort, und ist der Rückweg über die Höhe, selbst wenn er befahrbar ist, vom Feind frei?

Ich gehe zum Gefechtsstand zum Hauptmann, um Meldung zu machen und die Lage zu erfahren.

»Die Lage?«, sagt der Hauptmann bekümmert, »die kenne ich selbst nicht genau.«

»Der Funk klappt nicht, es besteht keine Verbindung mit der Truppe. Wir haben das obere Dorf besetzt und halten es, wenn der Feind diese Nacht nicht mit Übermacht angreift. Daran glaube ich allerdings kaum, denn der Feind hat schwere Verluste gehabt. Lipowka wurde von drei Seiten angegriffen: Von uns über die Höhe, durch das Tal von Nikiforowka aus, und außerdem griffen unsere Panzer eine nach Osten zurückflutende Kolonne an, von der kaum etwas übrig geblieben ist. Ob der Russe aber Verstärkung von Norden heranzieht, bleibt abzuwarten. Es ist ihm alles zuzutrauen. Eine Verbindung durch das Tal nach Nikiforowka besteht jedenfalls nicht.«

Ob der Rückweg über die Höhe feindfrei sei? Angesichts dieser Ungewissheit verabrede ich mit ihm, die Schwerverwundeten in Schlitten zu packen und über die Höhe nach Federowka zurückzubringen. Er will einen Stoßtrupp zur Sicherung des Transports mitgeben.

Die Schlitten sind besorgt und mit je drei bis vier kräftigen Russenpferden bespannt. Ich beginne, die Verwundeten auszuwählen und zu verladen, eine mühsame Arbeit. Zuerst kommt eine dicke Schicht Stroh auf den Schlitten, dann werden die Männer hineingelegt, so warm verpackt wie nur möglich, vor allem die Füße, und dann kommt nochmals ein hoher Strohberg darüber, dass nur ein kleines Loch zum Atmen bleibt. Und zuletzt die Russenplane über alles, durch Seile gut verschnürt. Ich habe getan, was ich konnte. Bald setzt sich die kleine Karawane von drei Schlitten in Bewegung, gefolgt von einigen Leichtverletzten und geschützt von den beherzten Männern des Stoßtrupps.

Die Zurückgebliebenen sehen mich vorwurfsvoll an: »Werden wir nicht mehr zurückgebracht?«

»Es lassen sich heute Abend keine Schlitten mehr finden, aber«, so suche ich sie zu trösten, »seid zufrieden, der Weg über die Höhe ist kein Vergnügen. Wer weiß, ob die Schlitten überhaupt durchkommen. Und morgen früh ist der Ort genommen. Dann ist der Weg über Nikiforowka viel kürzer und weniger beschwerlich.«

Man kann ihnen nichts vormachen, unseren Landsern. Sie wissen zu gut, die Lage ist brenzlig. Aber immerhin, wir haben jetzt Zeit, uns mehr dem Einzelnen zu widmen und persönliche Wünsche zu erfüllen, Stiefel auszuziehen, halb erfrorene Füße mit Schnee zu reiben und vor allem für Wärme und wieder Wärme zu sorgen. Der Raum ist jetzt nicht mehr so kalt, aber sie frieren immer noch.

Ich gehe noch einmal zum Hauptmann. Aber dort weiß man nichts Neues. Man schläft bereits, dicht gedrängt im Raum, sitzend, liegend und stehend, wie es gerade kommt. Ich gehe wieder zu meinen Verwundeten und lege mich, müde wie drei Hunde, zwischen sie aufs Stroh. Im Halbschlaf lausche ich auf das Brausen des Windes und auf das kurze Geknatter unserer MGs, die zeitweise schießen, damit sie nicht einfrieren. Dann schlafe ich fest ein. Jeweils einer von uns bleibt aber wach, um das Feuer zu schüren und darauf zu achten, dass wir nicht überrumpelt werden. Gott sei Dank sind die Nächte hell, denn es ist Vollmond.

Beim ersten Morgengrauen bin ich wieder beim Hauptmann. Aber ich brauche gar nicht zu fragen. Sein sorgendurchfurchtes Gesicht sagt mir genug. Noch immer keine Verbindung durch Funk und die Batterien fast leer. Der Stoßtrupp noch nicht zurück, und auch von einem zuverlässigen Melder, der über die Höhen geschickt wurde, keine Spur! Ist der Feind im Rücken? Ist überhaupt Nikiforowka noch in unseren Händen? Sind unsere Verwundeten abgefangen worden? Wir können den Ort nicht halten, wenn wir isoliert sind, denn die Munition wird knapp.

Aber, wie so oft im Leben: Wenn man glaubt, die Not sei am größten, ist die Hilfe nah. Um 7 Uhr stieg die erste weiße Leuchtkugel aus dem Dorfe auf, das verabredete Zeichen, und eine Kompanie der Unsrigen rückte in den Ort ein. Gleichzeitig erschienen unsere Panzer auf der gegenüberliegenden Höhe. Der Ort war in der Nacht vom Russen geräumt worden. Das Unternehmen war geglückt.

Wie ein Aufatmen ging es durch unsere Reihen. Die Mienen glätteten sich, Hunger und Durst waren vergessen, und man plauderte, als wenn man sich lange nicht gesehen hätte. Und als wir hinunterzogen ins Tal, der Hauptmann mit seinen wackeren Leuten, ich mit zwei Schlitten zufriedener Verwundeter, an der großen Beute von Geschützen, Paks und MGs vorbei, war es, als wenn die Natur sich mitfreute über unseren Sieg. Die Sonne brach durch die Wolken und beleuchtete eine strahlende Winterlandschaft. Sturmwind und Schnee hatten in der Nacht Freund und Feind mit weichem Tuche bedeckt.

Helmut.

30. Januar 1942

HILFERUF: FRAU KAPUTT, KIND KAPUTT

Es war vorauszusehen: Der Russe würde uns den Erfolg nicht gönnen. Den ganzen Tag über pfiffen gestern die russischen Granaten über unser Dorf. Aber der Russe hatte ein schlechtes Zielen. Ihm fehlte die direkte Feuerleitung, da wir auch die Höhenzüge in Händen hielten, und im Planschießen ist der Russe – bei den schlechten Karten verständlich – kein Meister! Die Granaten gingen meistens über das Dorf in den Talgrund oder den Gegenhang.

Immerhin, es war keine reine Freude, dem Konzert zuzuhören. Man hörte den fernen, dumpfen Abschuss, dann nach ein bis zwei Sekunden Dauer das ominöse Heulen und endlich den Einschlag.

»Bumm« der Abschuss, »Hiu« das Heulen und »Bruch« der Einschlag.

Je kürzer der zeitliche Zwischenraum zwischen Abschuss und Heulen der Granate, umso näher der Einschlag. Ich stand eine Weile vor meinem neuen Revier, das ich jetzt im Nordteil aufgeschlagen hatte, und hörte mir das Morgenkonzert an. Da kam ein besonders schnelles und lautes Heulen, dass ich mit einem Satz hinter der Hauswand stand. Ein dumpfer Aufschlag, dass das Häuschen wackelte, aber keine Explosion. Noch mal dasselbe und noch mal:

Drei Blindgänger mussten in nächster Nähe niedergegangen sein. Ich lugte um die Ecke: nichts zu sehen. Dann ging ich wieder hinein. Mein Bursche, der gerade die Stube kehren wollte, war noch ganz bleich.

»Was ist los?«, rief ich.

»Das Häuschen hat gewackelt«, antwortete er.

Und tatsächlich: Es hat Risse bekommen an Wänden und Decke. Gut, dass die Blindgänger nicht explodiert sind! Einen haben wir dann noch gefunden zwischen Straße und Haus. Er muss den Schornstein gestreift haben, der jetzt verbogen und windschief auf dem Haus herumbalancierte und dann kopfüber-kopfunter in den Schnee gepurzelt ist. Es ist anerkennenswert, dass der Russe, wenn er schon auf das Krankenrevier schießt, nur Blindgänger benutzt.

Endlich gegen Abend ließ das Schießen nach. Jetzt kamen auch die Hausbewohner aus ihrem tiefen Kellerloch, das im Sommer zur Aufbewahrung von Lebensmitteln dient, herausgekrochen und baten mit verfrorenen, durchwachten Gesichtern demütig, sich etwas Warmes kochen zu dürfen. Seit sieben Tagen, seitdem die Russen ins Dorf eingefallen waren, hätten sie ihre kalte Höhle nicht mehr verlassen und kaum etwas gegessen. Tod und Zerstörung sind über sie hinweggegangen. Man muss Russe sein, solches ertragen zu können. Ich räume ihnen das kleine Nebenzimmer ein, in dem auch ein Herd steht, und schenke ihnen ein altes Brot. Sie bringen mir das Beste, was sie haben: einen kleinen Topf Milch, holen – wer weiß woher – eine Petroleumlampe, hängen eine Uhr an die Wand und einen Spiegel. Die Kuh im Stall lebt noch, ihre einzige Habe. Hühner und Schweine, von den Deutschen sorgfältig gezählt und bewahrt, sind von den hungrigen Russen geschlachtet worden. Sie hatten schon einigermaßen geregelte Verhältnisse, ehe die Russen wiederkamen. Jetzt sitzen sie klagend und jammernd in der Küche. Auch die Männer sind endlich zum Vorschein gekommen: »Frau kaputt, Kind kaputt«, klagt ein bärtiger Alter in seinem Schafspelz. Ich schiebe ihn hinaus. Allzu viel Zutraulichkeit ist mir nicht angenehm, der Läuse wegen.

Helmut.

30. Januar 1942

300 TOTE: DER FEIND IST STINKBESOFFEN

Gegen Abend wird die Schießerei wieder heftiger. Ein Spähtrupp hat einige Überläufer mitgebracht, die, als Sicherung ausgeschickt, mitsamt ihren Waffen zu uns übergegangen sind, und gemeldet, dass eine starke Kolonne sich auf die beiden östlichen Wälder zubewege, dem üblichen Ausgangspunkt für die Angriffe. Die Russen erzählen, die Kommissare hätten ihnen erklärt, sie müssten heute Nacht den Ort nehmen, denn »wenn wir die Deutschen nicht jetzt im Winter besiegen, im Frühjahr jagen sie uns, wohin sie wollen«.

Damit mögen sie die Wahrheit gesagt haben. Es seien meist alte Leute, wie sie selbst, irgendwo zusammengelesen oder weit hergeholt. Sie selbst sind Kaukasier, dem Russen spinnefeind. Man verwende sie auch meist nur beim Tross und nur ausnahmsweise beim Kampf. Hätten sie nur eine Möglichkeit zum Überlaufen, die meisten ihrer Leute kämen von selbst. Aber die Möglichkeit bestünde nicht. Man sagte ihnen, die Deutschen seien nur noch schwach, aber sie wüssten es besser. Sie wüssten, es ginge in den sicheren Tod. Panzer hätten sie nicht bei sich.

Wir alarmierten unsere Männer und sahen dem kommenden Angriff mit Ruhe entgegen. Das Selbstvertrauen unserer Leute war durch die Erfolge der letzten Tage gestärkt. Ruhe bewahren bedeutete jetzt alles. Ich bereitete mich zur Nachtruhe in meinem neuen Revier vor, bat mir aber für alle Fälle zwei Männer aus, die mit mir und meinem Burschen im Hause schliefen. Dann schritt ich selbst noch mal den Schnee hinter dem Haus ab. Nein, hier war kein Durchkommen, bis zu den Hüften sank man in den tiefen Schneeverwehungen ein, die sich hier in den letzten Tagen angesammelt hatten. Ein besserer Schutz als der festeste Drahtverhau. Hell lag der weite Hang in der mondhellen Nacht. Lasst sie kommen!

Und sie kamen. Um 11 Uhr hörten wir das erste »Horräh« im mittleren Dorfabschnitt. MGs und Schützenfeuer antworteten. Dann erfolgte ein Angriff über unsere Höhe nach dem Osteingang des Dorfes. Er musste mit erheblichen Kräften angesetzt gewesen sein, denn es entstand ein Höllenlärm. An dem Strich der russischen Leuchtspurgeschosse, die hoch über unser Dorf hinweggingen, konnte ich verfolgen, wie die Schlacht stand: Die Russen kamen nicht über die Höhe hinweg. Ich legte mich eine Weile schlafen und ging dann wieder vors Haus. Immer noch Angriffe, aber keine Änderung des Bildes. Bis um 5 Uhr morgens dauerte der Gefechtslärm, dann wurde es ruhig.

Nun kamen ein paar Leichtverwundete, die bis jetzt draußen geblieben waren, weil jeder Mann gebraucht wurde. Sie erzählen, dass mindestens 1000 Russen, in mehreren Wellen, angegriffen hätten. Sie seien bis 50 Meter herangelassen worden und dann im Feuer liegen geblieben. Mehr als 300 Tote lägen vor den Linien. Der Rest sei getürmt und werde jetzt von den Panzern verfolgt. Die größte Schwierigkeit sei gewesen, dass die MGs einfroren. Aber sie hätten die Stellung mit Karabinern leicht halten können. 20 Gefangene habe man gemacht, sie seien stinkbesoffen.

Helmut.

30. Januar 1942

MUT DER VERZWEIFLUNG: KÄMPFEN BIS ZUM LETZTEN MANN

Ich habe mir heute den östlichen Ortsausgang angesehen, den der Russe die ganze Zeit noch verteidigt hatte, der aber am 27. Januar von unserer 2. Kompanie, unterstützt durch Pioniere und Panzer, in überaus schneidigem Angriff, gleichzeitig mit unserem Angriff auf Lipowka durch die 3. Kompanie genommen wurde. Er wurde zur eigenen Verteidigungsstellung ausgebaut und gegen die Massenangriffe der Russen von Osten in der gestrigen und heutigen Nacht verteidigt. Es ist die Stelle, wo die Vormarschstraße der Russen, auf der der Einbruch erfolgt war, von Osten auf unser Dorf Nikiforowka trifft und hier nach Norden abbiegt. Die Schlüsselstellung also für den Ort, ja, für die ganze russische Offensive. Denn mit der Einnahme und Verteidigung dieser Stelle wird die Spitze der eingebrochenen russischen Armee von ihrer Versorgung abgeschnitten, und die weiter folgenden Teile werden abgeriegelt. Daher die schweren Angriffe der Russen auf diesen Punkt in den letzten Nächten.

Ein Schlachtfeld, wie ich es noch nicht gesehen habe. Hier ist kein Haus unbeschädigt. Teilweise sind sie ausgebrannt, die übrigen zerschossen durch MGs und Granaten. Zwischen den Häusern und in den Wohnungen der Russen liegen die Leichen der Russen, die sich hier, man muss es zugeben, mit Heldenmut bis auf den letzten Mann verteidigt und so unsere Angriffe mehrere Tage immer wieder zurückgeschlagen haben.

»Heldenmut« ist vielleicht nicht das richtige Wort, es ist bei den Russen mehr eine durch Sturheit geförderte Zähigkeit, durch den Terror der Kommissare in eisernem Zügel gehalten und überhaupt nur erklärlich durch die völlige Missachtung des menschlichen Lebens.

Wenn man die Straße hinaufgeht, versteht man, warum unsere Angriffe tagelang ohne Erfolg geblieben sind. In die Häuserwände sind Schießscharten geschlagen und zum Kugelfang, da die Kugeln die Lehmwände durchschlagen, Steine innen oder außen aufgeschichtet. Durch diese Löcher schoss der russische Scharfschütze – der Russe hat viele gute Schützen – aus dem Inneren der Stube, sodass das Mündungsfeuer von außen nicht zu sehen war, der Schütze daher nicht ausgemacht werden konnte. Weiter oben stehen dann auch die Geschütze, die uns das Leben im südlichen Ortsteil sauer gemacht haben. Der etwas höher gelegene Ortseingang bietet ein Bild des Grauens. Hier ist die russische Protzenstellung durch unseren Angriff überrascht worden und Mann, Pferd und Wagen, aber außerdem auch Paks und Geschütze zu einem grausamen Durcheinander zusammengehauen worden.

Hier steht auch der schwere russische Panzer, ein 52-Tonner, der offenbar den Ortseingang sichern sollte. Nicht ganz 30 Meter oberhalb des deutschen Panzers, der diesen Panzer in einem unerhört heldenmütigen Einsatz zusammengeschossen hat, dabei selbst aber abgeschossen war. Dieses Duell zweier Panzer auf kürzeste Entfernung war ungleich, denn der Russenpanzer war in Geschütz und Panzerung dem unsrigen weit überlegen.

Im Gefühl sicherer Überlegenheit ließ der Russe den deutschen Panzer herankommen, und die ersten Granaten sind an dem Russen auch tatsächlich wirkungslos abgeprallt. Man sieht die kleinen Schrammen und Eindellungen an seiner Vorderseite. Langsam richtete der Russe sein Geschütz auf den Deutschen. Da traf eine Granate die MG-Kuppel des Panzers, sprengte das MG mitsamt seiner Lagerung heraus, und auf diese Weise entstand eine handspannweite Öffnung an der Vorderseite. In diese Öffnung schoss der Deutsche die nächste Granate, und der Russe ging in Flammen auf.

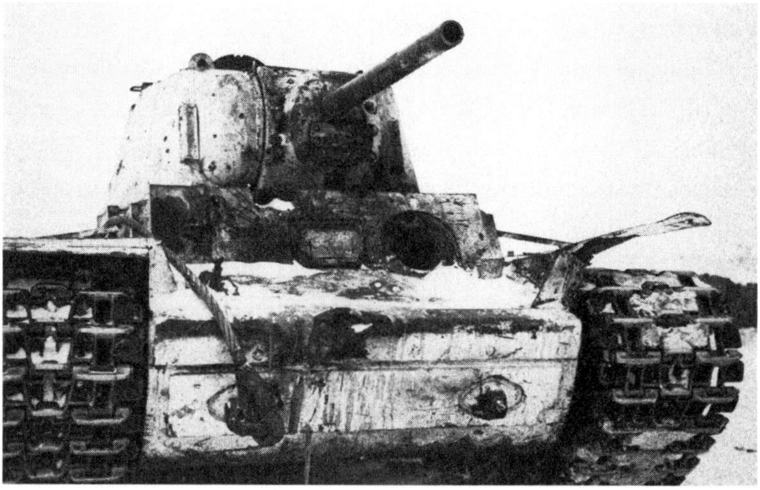

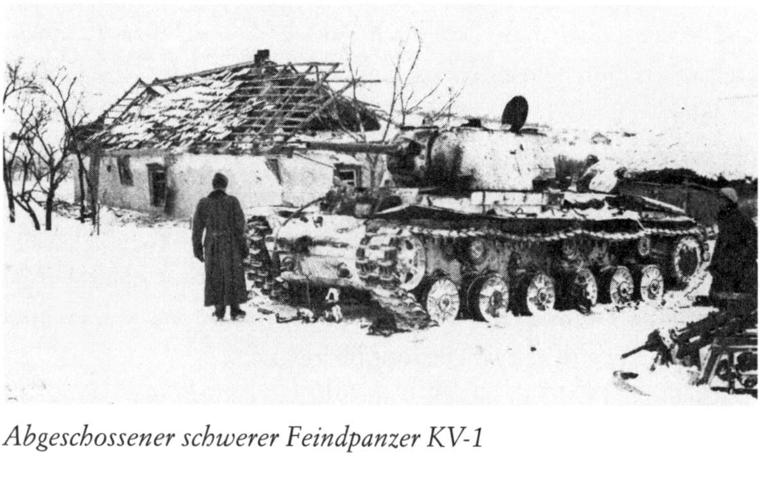

Abgeschossener schwerer Feindpanzer KV-1

Gleichzeitig aber fegte sein Geschoss den Turm vom deutschen Panzer. Unsere Leute konnten sich ohne Verlust aus ihrem Panzer retten, die Russen aber verbrannten sämtlich. Während dieses dramatischen Kampfes waren die Pioniere, die auf dem Panzer saßen, heruntergesprungen, bemächtigten sich der Geschütze und machten die Besatzung nieder. Das Übrige taten die nachfolgenden Infanteristen. Sie brachten ihre MGs in Stellung und machten alles Lebendige nieder. Es war ein Verzweiflungskampf, denn ein Zurück gab es für die Unsrigen nicht mehr. Sie wären auf einer Flucht über die tief verschneite Höhe restlos niedergemacht worden.

Der Russe war durch diesen kühnen Stoß in seinen Rücken überrascht worden. Man fand unter den Toten höhere Offiziere, Kommissare und eine russische Ärztin. Ich sehe die Leichen, von Schneewehen bedeckt, hinter dem Panzer liegen, wo sie Schutz gesucht hatten. Es ist fast unglaublich, dass dieser Vorstoß uns nur geringe Verluste gekostet hat. In der 2. Kompanie zum Beispiel, die zum Teil auf diesem und einem nachfolgenden Panzer gefahren war, hatten wir weder einen Toten noch Verwundeten. Die Überraschung ist im Kriege entscheidend.

Ich wende mich nun weiter nach Osten, wo eine flache, kahle Höhe sich erhebt. Über diese Höhe griff der Russe in der vergangenen Nacht mit etwa 2000 Mann an, nachdem wir die oberste Stellung am Ortsausgang zur eigenen Verteidigung ausgebaut hatten. Ich sagte schon, dass dieser Versuch, die Schlüsselstellung des Ortes zurückzugewinnen, misslungen ist. Ein unvergessliches Bild bietet sich hier. Die ganze Höhe ist dicht bedeckt von toten Russen. Ich zähle an die 200 Leichen, und über der Höhe sollen noch mehr liegen. Der Russe kam hier in zahlreichen Wellen die ganze Nacht hindurch, aber jede neue Welle wurde niedergemäht wie die vorausgehende. Nur Trümmer gelangten über die Höhe zurück, sie wurden am folgenden Morgen noch von unseren Panzern verfolgt. Eine solche Ernte des Todes, sagte mir ein erfahrener Panzerführer, habe er während des ganzen Krieges weder in Frankreich noch in Russland gesehen. Das ist das Bild des russischen Krieges mit seiner unerhörten Grausamkeit. Die Leichen, teilweise noch in Kampfeshaltung, sind gefroren und teilweise bereits von Schnee bedeckt. Bald wird der Schnee seine verhüllende Decke über das Schlachtfeld ausgebreitet haben.

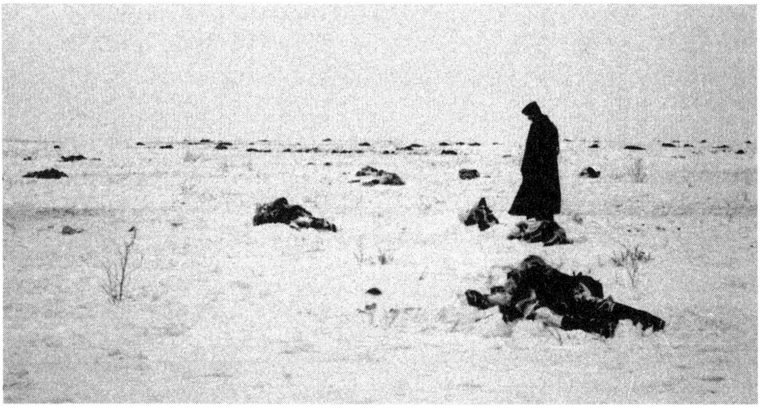

Eisige Ernte des Todes: ein Feld übersät mit Leichen

Ich wende mich wieder zurück und gehe in mein Quartier, denn noch schlagen vereinzelte Granaten auf dem Hügel ein. Zwischen den rauchenden Trümmern suchen verstörte Bewohner des Ortes nach Resten ihrer Habe. Vor meiner Revierstube miaut eine Katze kläglich vor Hunger und Kälte. Ich lasse sie herein, gebe ihr einen Napf Wasser und ein Stück Fleisch eines toten Pferdes. Zum Dank überlässt sie mir ein paar Flöhe, darum jage ich sie wieder hinaus.

Helmut.

04. Februar 1942

BLICK AUF DIE GRÄBER: WANN WERDEN WIR FOLGEN?

Unruhig werfe ich mich auf meiner Holzpritsche hin und her. Ich kann heute Abend nicht einschlafen. Die Granaten sind es nicht, die noch vereinzelt in unser Dorf fahren. Habe ich mich doch schon manchmal durch Artilleriefeuer nicht stören lassen. Es ist mir zu heiß in der Bude, und ich habe wohl auch zu viel geschlafen in den letzten Tagen. Ich schlüpfe in Stiefel und Mantel, die griffbereit liegen, und trete vor das Haus. Dann wandle ich langsam die Dorfstraße hinunter. Zwei Posten treten aus dem Schatten eines Hauses auf mich zu: »Parole.« Die weiß ich natürlich wieder einmal nicht und antworte: »LmA^2.«[91]

Sie verstehen und lachen, ich kann passieren.

Der Wind treibt noch immer eisig über die Felder und wirbelt den Schnee ins Gesicht. Der Mond steht am Himmel und beleuchtet eine friedliche Winterlandschaft. Wenn die Granaten nicht wären, die hier und da aufleuchten. Auf der Höhe stehen, als dunkle Schatten, die Sicherungen. Brave Kerls sind das, nun seit Tagen

91 LmA^2: »Leck mich am Arsch«. Parole, die man unter Landsern einzuschätzen wusste.

schon da oben, Tag und Nacht in Wind und Wetter. Tag und Nacht je zwei Stunden, von selbst gebauten Schneewänden nur notdürftig geschützt. Durchfroren und müde, und auch hungrig, der schmalen Rationen wegen, kommen sie zu mir ins Revier und lassen ihre verfrorenen Hände und Füße verbinden, um dann wieder zurückzukehren auf ihren Posten, denn noch brauchen wir jeden Mann. Schweigend und selbstverständlich leisten sie Unmenschliches.

Ein totes Pferd liegt am Wege, den Kopf zurückgeschwungen, als wollte es aufspringen, von wehendem Schnee zu einem bizarren Standbild umgeformt. Und hier, vom Eise bedeckt, ein toter Russe. Nur das braune Gesicht blickt düster in die mondhelle Nacht. Ein verkohlter Arm ragt winkend hervor.

Jetzt bin ich an der Stelle, wo sie unsere 40 Kameraden gebettet haben. Schon deckt der treibende Schnee die Hügel, und nur die Kreuze mit den Stahlhelmen zeigen an, wo sie liegen. Noch vor wenigen Tagen waren sie unter uns. Jetzt sind sie ausgelöscht, und bald wird man ihre Gräber kaum noch finden. Die Lieben in der Heimat wissen noch nicht, dass sie tot sind, sorgen sich noch um sie und schreiben noch, wie an uns, Briefe an sie. Ausgezogen sind sie als Söhne, Gatten und Väter, mit Sorgen und Hoffnungen, wie wir. Dann waren sie nur noch Soldaten, ohne Vergangenheit und Zukunft, wie wir. Wann werden wir ihnen folgen? Wenn dieses Morden noch lange dauert, wird kaum einer übrig bleiben von uns allen; stark gelichtet schon sind die Reihen. Die Besten von uns, sie liegen hier, in der fremden Erde. Auch unser Leutnant Blomberg ist unter ihnen, der immer fröhliche, einzige Sohn und Erbe einer großen Fabrik, der Stolz und die Hoffnung seiner Familie. Angesichts des Todes werden die Werte des Lebens ein Nichts. Die Laune eines Feldwebels hat, wie ich bemerke, die Toten ausgerichtet nach Rang und Dienstalter: links die Offiziere, am rechten Flügel der jüngste Schütze. So sind sie denn angetreten zur letzten Parade.

Es kommt mir in den Sinn, dass es unwürdig ist, als Soldat in der Nacht so ohne Zweck herumzustreichen. Außerdem friere ich. Als ich zurückkomme zum Revier, stehen meine Kameraden, Schrecken in den Gesichtern, vor dem Haus. Eine Granate ist eingeschlagen und hat ein großes Loch in das Dach gerissen, durch das jetzt neugierig die Sterne schauen. Einer ist leicht verwundet.

Helmut.

07.Februar 1942

HANSI VERMISST SEINEN VATER

Lieber Vati!
Wir bauen uns im Garten einen Schützengraben von Schnee. Der Schnee ist Mindestens ein halbes Meter hoch. Hoffentlich kommst du bald. Uns geht es allen gut. Heute hat Mutti uns deinen Weihnachts-Brief vorgelesen. Ich habe gehört, daß ihr Hunger hattet. Jetzt haben wir Kohlenferien[92]. Vielleicht bauen wir mit Mutti einen Schneemann. Mutti ist nach Münster gewesen. Sie hat uns einen Ausschneidebogen und einen Holzgriffel mitgebracht, und Dieter hat Buntstifte bekommen. Jetzt sitzen wir gemütlich im Eßzimmer.

Es grüßt dich herzlich
Dein Hansi.

92 Zwischen den Kriegsjahren 1941–1943 außerplanmäßige Ferien zur Einsparung von Kohle als Heizmaterial.

15. Februar 1942

KRIEG IST NICHTS FÜR FRAUEN

Liebe Erna,
wie es bei uns zugeht, wirst Du aus meinen Berichten entnehmen, die ich zuletzt wieder reichlicher sandte. Aus unserer jetzigen Stellung gingen Berichte, die ein eindrucksvolles Bild von den starken Winterkämpfen vermitteln. Ich mache mir nun Sorge, ob es richtig war, sie Dir zu lesen zu geben. Ich fürchte, Du regst Dich zu sehr auf, es ist eigentlich nichts für Frauen. Aber schließlich musst Du ebenso tapfer durchhalten wie wir hier vorne. So sende ich sie denn vorerst weiter. Es wäre mir nun denn sehr interessant, einmal eine ausgiebige Kritik zu hören, das Was und Wie betreffend. Dass es vor allem die Kämpfe sind, die uns interessieren, versteht sich, aber ich versuche jetzt auch mehr das rein Menschliche mit hineinzubringen.

Als schriftstellerische Leistungen sehe ich die Berichte daher zunächst nicht an, da sie sich – absichtlich – an die Tatsachen halten. Ob man diese Unterlagen später einmal schriftstellerisch verarbeiten kann, ist eine andere Frage.

Die Kämpfe gehen hier noch weiter, der Russe greift noch ab und zu an, aber wir glauben, dass das Schwierigste der Situation doch überwunden ist. Vielleicht haben wir Glück, im Frühjahr, das heißt im März, aus dem Kampf gezogen zu werden, denn unsere Truppe ist nun arg zerzaust worden. Abwarten. Ich hoffe auch, dass ich jetzt das EK I bekomme, das ich mir wohl verdient habe, und dass dann unsere Gesuche eingereicht werden können. Vielleicht, dass ich dann auch als Augenarzt tätig sein kann, der Dienst bei der Fronttruppe wird mir doch recht sauer. Auch hier heißt es abwarten.

Die Postverbindungen sind sehr schlecht. Daher haben wir nur wenig Post erhalten, und auch die eingehende Post bleibt voraussichtlich lange liegen, ehe sie weiter befördert werden kann. Das gesandte Briefpapier und die Umschläge sind viel zu wenig, hier ist schon wieder der letzte Bogen, und ich kann nicht mehr schreiben. Sonst brauche ich vorerst wenig, weil ich nämlich »ohne Gepäck« reise und nicht mitnehmen kann, was nicht in meinen Brotbeutel geht. Wintersachen sende jetzt jedenfalls nicht mehr. Lesebogen habe ich erhalten, enttäuschten aber. Besser sind kleine Reclam-Hefte.

Es grüßt Euch alle herzlich
Euer Vati.

17. Februar 1942

HÄRTE: IM ERTRAGEN VON LEID IST DER RUSSE BEISPIELLOS!

Trotz seiner hohen Verluste hatte der Russe nicht aufgegeben. Nach einigen Tagen Ruhe kam er mit neuen Kräften wieder. Jagdflieger waren es zunächst, die uns den Tag über belästigten, der Russe benutzt sie zur Aufklärung. Am Sonntag früh [15. Februar] ab 4 Uhr begann ein wüstes Trommelfeuer aus schweren, an verschiedenen Stellen der Front neu aufgefahrenen Geschützen auf den Südteil, den Ort unserer Protzenstellung und – die Hauptstoßrichtung – nach dem südlich sich anschließenden Ort Petrowskoje. Gegen 7 Uhr griff der Russe auf breiter Front an, dabei mit 30 Panzern.

Der Kampf dauerte über sechs Stunden, dann trat etwas Ruhe ein. Aber am Nachmittag begann erneut das Schießen. Der Russe erreichte an einzelnen Stellen die Ortsgrenze, wurde aber wieder zurückgeworfen. Die Nacht über blieb der Russe auf den Höhen liegen, trotz der Kälte, die unterdessen wieder eingebrochen war. Das Artilleriefeuer donnerte die Nacht hindurch an, und am Morgen [16. Februar] griff der Russe erneut an. Aber auch dieser Angriff verlief erfolglos, obgleich der Russe an verschiedenen Stellen versuchte einzubrechen. Von seinen 30 Panzern verlor er 17.

Wir standen am linken Flügel dieses Kampfes und hatten die Hauptlast mitzutragen. Auch das Artilleriefeuer lag meist mehr südlich. Aber dennoch: Diese Kämpfe, in denen wir nun schon fast vier Wochen stehen, nehmen einen mit. Man muss seine Nerven fest in den Händen halten, um sie nicht zu verlieren. Unserem Hauptmann Dörnemann ist gestern zum dritten Mal das Haus über dem Kopf zusammengeschossen worden, es liegt neben dem meinigen. Eine Granate ging gegen die Seitenwand, gerade dort, wo der Hauptmann sein Bett stehen hatte. Aber es explodierte nur der Zünder, riss ein Loch in die Wand und zerschmetterte das Bett. Die Granate selbst, ein mit Schrapnellkugeln gefülltes 7cm-Geschoss, explodierte nicht, sondern rollte in die Stube. So blieben die beiden Männer, die sich im Haus befanden, der Adjutant Leutnant Corte und Unteroffizier Schneider, unverletzt. Der Hauptmann selbst hatte wenige Augenblicke vorher, nachdem er bis dahin auf dem Bett gesessen hatte, das Haus für wenige Minuten verlassen. Er wäre sonst zerrissen worden.

Wie oft lächelt einem doch das Kriegsglück! Am 15. in der Frühe verließ unser Kampfgruppenleiter mit seinem Stabe seinen Gefechtsstand, weil dieser Teil des Ortes dem Artilleriefeuer zu stark ausgesetzt war. Wenige Stunden später gingen zwei Volltreffer in das Haus und zerstörten es bis auf die Grundmauern. Allmählich wurde der ganze Südteil geräumt, der mehr und mehr zu einem Trümmerhaufen wurde. Als Letztes verließen ihn die Telefonisten, deren Haus bisher noch verschont geblieben war. Kaum waren sie weg, als das Haus durch zwei Panzergranaten zum Einsturz gebracht wurde. Aber man kann auch Pech haben. Ein Feldwebel eines Nachbarregimentes, Oberfeldwebel Sander, Ritterkreuzträger[93], kam von seinem Sonderurlaub, den ihm das Ritterkreuz eingebracht hatte, aus der Heimat zurück. Beim ersten Gefecht am

93 Ritterkreuz: Hohe, selten verliehene Tapferkeitsauszeichnung.

folgenden Tag erhielt er einen Volltreffer durch Granatwerfer, der ihn in Stücke riss.

Wer diesen Winterkrieg in Russland mitgemacht hat, ich wiederhole es, der weiß, was Krieg ist. Wir können es uns auch jetzt vorstellen, wie es unseren Vätern im Weltkrieg[94] zumute war, wenn sie wochenlang mit Trommelfeuer die Stellung halten mussten. Gewiss, auch die vergangenen Kämpfe waren anstrengend, aufregend und verlustreich, aber die waren kurz dauernd. Nach Tagen harter Kämpfe kamen Tage der Ruhe, oder wenigstens waren sie abwechslungsreich. Hier aber liegen wir im Grunde untätig, passiv und warten darauf, beschossen und angegriffen zu werden! Der Angriff liegt uns Deutschen mehr als die Verteidigung. Und ich verstehe auch jetzt, dass es zutrifft, was man uns immer lehrte: Der Angreifer ist im Vorteil. Er bestimmt das Kampffeld und den Augenblick.

Der Russe greift mit einer Hartnäckigkeit an, die erstaunlich ist. Er will eben unter allen Umständen jetzt einen Erfolg im Süden erzwingen. Er nimmt von anderen Frontabschnitten seine Truppen weg und konzentriert sie hier, wohl wissend, dass wir im Augenblick zu einer Gegenoffensive nicht fähig sind. Seine letzten Reserven erschöpft er. Ja, sogar politische Gefangene aus Sibirien schickt er hier an die Front unter der Verheißung der Freiheit. Er greift die Männer auf, wo er sie findet und kleidet sie ein oder schickt sie auch uneingekleidet an die Front. Es ist ihm gleichgültig, wenn sie zu Hunderten, ja Tausenden, im Feuer liegen bleiben, sodass, wie bei uns, die Leichen die Höhen bedecken wie die Baumstümpfe eines gerodeten Waldes. Neue Wellen werden in den Kampf getrieben. Vielleicht gelingt es ihnen, doch irgendwo einmal einzubrechen und durchzustoßen.

Im Ertragen von Leid ist der russische Mensch ohne Beispiel. Es muss eine Eigenart seines Charakters sein. Wo in der Welt wäre es

94 Gemeint ist der Erste Weltkrieg.

möglich, Menschen wie Schlachtvieh, nur scharenweise, zu Hunderten gleichzeitig in den sicheren Tod zu treiben? Und welche Völker könnten die Schrecken des Krieges und die ungeheuren Anstrengungen ebenso widerspruchslos hinnehmen wie der Russe? Seit fast vier Wochen liegt er nun schon in den Wäldern uns gegenüber, in Kälte und Schnee. Während des Tauwetters sollen die Wälder unter Wasser gestanden haben, und der Geruch der zahlreichen Leichen, die dort durch unseren Artilleriebeschuss gelegen haben sollen, sei unerträglich gewesen. Bei Angriffen liegen sie nicht selten den ganzen Tag über auf den Höhen, wenn der Angriff im Feuer stockte, oder auch die ganze Nacht über, um morgens wieder anzutreten. Und dann torkeln sie herunter, zu Tode erschöpft, um in unserem Feuer endgültig liegen zu bleiben. Man muss lange darüber nachdenken, diese geistige Verfassung zu verstehen.

Dass der Russe seine letzten Reserven ausschöpft, ist keine Frage. Das wird sich im Frühjahr rächen, wenn wir wieder auftreten. Denn wir sind verdammt sparsam mit unseren Reserven. Sie werden herausgezogen, neu ausgerüstet, erneut einexerziert und werden als frische, vollständige Divisionen in den Kampf treten.

Das mag richtig sein. Aber für uns, die wir unterdessen die Front zu halten haben, wird es verdammt schwer. Wir tun unsere Pflicht, das ist klar. Aber unsere letzte Kraft, aber auch die letzte, muss aufgeboten werden, standzuhalten. Wir dürfen nicht zurück, so lautet der Befehl. Also halten wir stand. Und der Weg nach Westen führt nur über unsere Trümmer hinweg.

Wir richten uns die Keller ein als Wohnstätte. Die Häuser sind nicht mehr sicher genug.

Helmut.

17. Februar 1942

WILLY: EIN TREUER UND UNHEROISCHER BURSCHE

Mein Bursche – damit Ihr auch einmal etwas über ihn erfahrt – heißt Wessel. Er hat allerdings nichts Heroisches an sich, und sein Vorname ist auch nicht Horst[95], sondern Wilhelm; den Dritten könnte man ihn nennen, denn er ist der dritte Wilhelm, den ich schon verschlissen habe in den kurzen Monaten des Russlandfeldzuges. Seine Vorgänger hatten ebenso wenig Heroisches an sich. Er ist klein von Statur, sodass er sich jedes Mal auf den Stuhl stellen muss, wenn er etwas vom Schrank herunternehmen will, und seine besonderen Merkmale sind, abgesehen von einer seinem jugendlichen Alter entsprechend recht beträchtlichen Glatze, die bogenförmig geschwungenen Beine, weshalb er erst zur Kavallerie kommen sollte. Da er aber in seinem Zivilberuf ein gediegener Kraftfahrer war, kam er zu den »Motorisierten«.

Bei Beginn des Russlandfeldzuges verstand er, rechtzeitig krank zu werden, hat sich einer etwas unklaren Operation wegen »Bauchfellrisses« (wahrscheinlich ein Bruch) unterzogen und so lange in

95 Eine Anspielung auf den »Helden« der nationalsozialistischen Bewegung: Horst Wessel.

der Heimat herumgeschlängelt, bis ihn eines Tages eine Marschkompanie aufgriff und, wie das so geht, in monatelangem Marsch endlich an der Front bei uns ablieferte.

Ich war damals gerade wieder einmal ohne Burschen. Einem schäbigen Unterarzt, der ich ja nun leider immer noch bin, steht eigentlich ein Bursche überhaupt nicht zu. Und ich hatte mich schon damit abgefunden, da ich ja auch keinen Wagen mehr hatte, um die wenigen Verrichtungen des täglichen Landser-Lebens selbst auszuführen. Da kam er denn an bei uns, und weil man für einen Kraftfahrer doch nur wenig Verwendung hatte, denn viele Fahrzeuge sind verschlissen und ausgeschieden, beließ man ihn mir als Bursche und als Fahrer, sofern die Zukunft oder das Christkindchen für spätere Jahre mir doch wieder einen Wagen bescheren sollte. So kam der »kleine Willy«, so nennen wir ihn, zu mir.

Wenn hinreichend materielle Gründe dafür vorliegen, bildet sich bald ein herzliches Verhältnis heraus. So auch mit dem kleinen Willy und mir. Mir war er lieber als gar keiner, und außerdem musste ich eine Hilfe im Revier haben. Ihm aber passte der Posten ganz gut. Einmal ist es im Revier schön warm, und das hässliche Postenstehen fällt auch meist weg. Auch ist es nicht so gefährlich bei mir als dort, wo die Kugeln dauernd pfeifen. Und schließlich fällt beim Unterarzt hier und da auch noch ein nahrhafter Brocken ab.

Denn der kleine Willy gehört zu den Leuten, die in beständiger Sorge leben, doch irgendwann noch einmal verhungern zu müssen. Und daher vertritt er die Auffassung: Solange es noch etwas zu essen gibt, sich den Wanst so vollzustopfen wie möglich, damit er Kräfte im Vorrat hat. Und wenn er für mich zum Beispiel Bratkartoffeln macht, so rechnet er in kluger Voraussicht von vorneherein die doppelte Menge für sich. Dieser Trieb geht allerdings nicht bis zur Selbstentäußerung, beileibe nicht. Wenn er nämlich die Kartoffeln erst selbst »besorgen« soll und den Speck, der dazugehört, was der Landser »organisieren« nennt, dann versichert er mir treuherzig, er habe den ganzen Ort schon durchsucht, es sei rein gar nichts mehr zu finden. Gehe ich aber dann selbst in die umliegenden Keller und weise auf die dort liegenden Vorräte hin, dann weiß er immer eine Antwort und meint: »Ja, die! Die sind ja sicher schon alle erfroren. Und erfrorene Kartoffel kann ich Herrn Unterarzt nicht anbieten.«

Am liebsten ist es ihm, man bringt ihm Kartoffeln und Speck und Fleisch geschlachteter Kühe und was es der Leckerbissen mehr gibt für den Landser in Stellung, direkt ins Haus. Dann aber bricht seine vorsorgende Natur wieder durch, und er macht mit dem kostbaren Speck, den ich mir mühsam zusammengebettelt habe, die Kartoffeln so fett wie nur möglich, denn: »Was man gegessen hat, geht nicht mehr verloren«, meint er nach echter Landserart. Er ist dann sehr geschäftig und stolz, das Seine getan zu haben, um Kräfte für die Zukunft zu sammeln. Er hat bereits ein ganz nettes Wänstlein voll Kräftevorrat.

Leider hat er unter der längst überstandenen Operation noch viel zu leiden, wenn man nach den Seufzern und dem Ächzen schließen will, das seine Tagesarbeit begleitet. Er kann eigentlich nicht ausatmen, ohne einen Stöhner daran zu hängen, gleichgültig, ob er nun Holz hereinbringt für den Ofen oder meine Schuhe putzt oder am Ofen sitzt und das auf der Herdplatte röstende Brot wendet. »Wenn Herr Unterarzt wüssten, was ich noch für Schmerzen habe von der Operation her«, antwortet er mir, wenn ich ihn auf seine, ihm lieb gewordene Gewohnheit aufmerksam mache. Mir bleibt dann nichts übrig, als ihn zu bedauern: »Sie ärmster Mensch!«

»Herr Unterarzt können sich das gar nicht vorstellen. Ich bin auch nur aus freiem Willen wieder zur Front gekommen.« »Mensch«, sage ich, »du solltest mich nicht immer in der dritten Person anreden. Du weißt doch, dass ich das nicht vertrage.« »Jawohl, Herr Unterarzt!«

Aber nach dem dritten Satz ist die dritte Person wieder da. Er ist zu lange schon Soldat, fünf Jahre schon bei »Preußens«, da kann man ihm das nicht mehr abgewöhnen, und die meisten Offiziere verlangen das ja auch – sonderbarerweise.

Seine stärkste Seite ist aber, andere Leute zur Arbeit anzustellen: »Du holst jetzt Holz, du Wasser, du gehst Portionen empfangen.« Für ihn bleibt dann die anstrengende Tätigkeit des Stubenkehrens, die ja auch verrichtet sein will. Aus diesem Grunde, weil er gerne kommandiert, was kleine Leute ja überhaupt gerne tun, gerät er sich dauernd mit meinem Sanitätsgefreiten Mogk in die Haare, einem sonnigen Kindergemüt, das sich seinen Humor selbst in Russland bewahrt hat und der in den Gefechten seinen ganzen Mann stellt. Der pflegt ihm nämlich strahlend und höflich zu antworten: »Leck mich in der Täsch.« Und das reizt ihn gewaltig. Denn schließlich ist er ja ein alter Obergefreiter.

In einem Punkte allerdings verträgt er sich schlecht mit seinem Herrn. Der hat nämlich die Angewohnheit, die Kumpanen seines Schlafgemaches morgens um 6 Uhr, aber spätestens um halb 7 Uhr aus den Federn zu werfen. Zu sagen wagt er zwar nichts, obwohl er der Meinung ist, dass der Schlaf am Vormittag der bekömmlichste sei. Wenn aber gar der Russe noch früher zu schießen anfängt oder angreift – und der Russe ist früh auf den Beinen –, dann wird er richtig ärgerlich, und es ist mit ihm lange kein gutes Wort zu reden, der ganz überflüssigen Störung wegen. Das Feuermachen dauert dann doppelt so lange, und der Kaffee wird auch nicht vor 8 Uhr fertig. Als wenn er sagen wollte: Also wozu die frühe Störung, wir werden doch nicht früher fertig. Und passiert ist ja auch nichts, wie man sieht. Er pflegt dann den unterbrochenen Schlaf reichlich im Laufe des Tages nachzuholen, auch wieder, um Kräfte zu sparen und zu speichern.

Einmal jedoch ist ein wirklich herzliches Verhältnis zwischen uns gewesen, und er hat an diesem Tage alle meine Klamotten, Rock und Mantel und Decken, gereinigt und ausgebürstet, was sonst für einen Landser nicht nötig ist, da er ja doch wieder verdreckt. Ich habe über diesen Eifer gestaunt. Das war, als der große Angriff auf Nikiforowka und Lipowka startete und ich ihn für zwei Tage allein im Revier zurückgelassen habe. Da war er ganz einsam, und er mochte sich bei dem vielen Geschieße vorn und hinten sehr um sich gesorgt haben. Da war er richtig froh, wieder in sein altes Mauseloch kriechen zu können, und hat auch wohl seinen Herrn schätzen gelernt. Wir verstehen uns also ganz gut, der kleine Willy und ich!

Helmut.

19. Februar 1942

ERSCHÖPFUNG: SCHLAFEN SIE SICH LIEBER MAL AUS!

Unsere Kompanie wurde in andere Quartiere verlegt, da eine neue Verteilung im Kampfabschnitt vorgenommen war, und ich zog mit dem Hauptmann wieder in die Dorfmitte, nicht weit von der Stelle, wo ich ganz zu Anfang der harten Ortskämpfe mein Revier aufgeschlagen hatte. Aber wie hatte sich der Ort verändert! Durch die zahlreichen Angriffe auf den Ort, die Panzerbeschüsse, Granaten und Fliegerbomben war kaum noch ein Haus unbeschädigt geblieben. Die meisten zeigten große Löcher in Mauern und Dächern, und viele waren niedergebrannt. Durch die Dorfstraße floss, von der Höhe kommend, das Wasser des schmelzenden Schnees und bildete, an vielen Stellen zu kleinen Seen gestaut, Hindernisse, die man sorgfältig umschreiten musste. Wollte man nicht, dass einem das Schmelzwasser in die Stiefelschäfte lief. Und all dieses Wasser war, ich übertreibe nicht, rot gefärbt von dem Blut von Menschen und Pferden, die hier überall in dem Schnee eingefroren waren. Jetzt tauten die Leichen auf, und das Schmelzwasser spülte auch das ehemals gefrorene Blut mit herunter. Außerdem fingen die Leichen an zu stinken. Darum wurden Arbeitskommandos in den Abschnitten eingesetzt, die Leichen zusammenzutragen. Hinter Pferden zog man sie, die eine an die andere gebunden, an einer Stelle der Talmulde zusammen, wo sie sich bald zu einem Berge zu häufen begannen.

Erst jetzt ließ sich übersehen, welche Ernte der Tod unter den Russen gehalten hat. Ich erinnere mich an den Wortlaut eines Wehrmachtsberichtes, der von Gefangenen spricht und dann fortfährt: »Ein Vielfaches davon ließ der Feind an Toten zurück.«

Gefangene haben wir nicht viel gemacht, aber allein in diesem kleinen Abschnitt sind es Hunderte von Toten, die sich hier anhäufen. Und immer wieder neue kommen mit schwindendem Schnee zum Vorschein. Die Erde ist hier buchstäblich mit Blut gedüngt. In der Talmulde hatte eine Fliegerbombe schweren Kalibers ein tiefes Loch in die Erde gerissen. Dies wurde durch weitere Sprengungen vergrößert, denn noch ist der Boden in der Tiefe gefroren, und da hinein sollten dann die Kadaver geschüttet werden, Mensch und Pferde getrennt. Sachlich und munter sind unsere Landser bei der Arbeit. Man wundert sich, unberührt zu bleiben von diesem grausigen Bild des Krieges.

Der Hauptmann, der schon am Morgen vorausgegangen war, hatte mir ein gutes Quartier besorgt. Von den wenigen noch unversehrt gebliebenen Häusern war es eines der besten. So gut habe ich in ganz Russland noch nicht gewohnt: große Fenster, ein heller, weiß getünchter Raum und darin mit Leder bezogene Sessel, ein Tisch, eine Kommode und vor allem ein richtiges Bettgestell mit Sprungfedermatratze. Indessen war das Haus ein leichter Backsteinbau mit Ziegeldach, also schon eine Kulturerrungenschaft. Ein richtiges altes Bauernhaus mit dicken Lehmwänden wäre mir lieber gewesen. Zumal ich sehr bald feststellte, dass, obwohl wir hinter einer Höhe und also im Kugelschatten lagen, die von weit oben abgeschossenen Infanteriegeschosse ihre Flugbahn gerade auf unserer Straße beendeten und hier aufschlugen. Ich ging deshalb noch in die Nachbarhäuser, um zu sehen, ob es nichts Besseres gäbe, aber es fand sich nichts Besseres. Wenigstens war neben dem Haus ein recht sicheres Kellerloch und leicht zu erreichen. So baute ich denn hier mein Revier auf.

Wie ich am Herumstöbern war, traf ich im Nachbarhaus den Kollegen einer anderen Einheit an, die von hier verlegt worden war. Es war ein junger Assistenzarzt, gerade damit beschäftigt, sein Revier abzubauen.

»Da treffe ich ja unverhofft einen Leidensgefährten«, begrüßte ich ihn. Er lud mich ein, zu sitzen und etwas dazubleiben.

»Das können Sie wohl sagen! Meine Einheit ist schon weg, ich folge ihr morgen. Ich bin vollständig erledigt, ich kann einfach nicht mehr.«

Erst jetzt fielen mir seine Gesichtszüge auf, die wie aufgelöst schienen. Der Mann hatte einen Nervenzusammenbruch. »Waren Sie gestern bei dem Angriff dabei?«

»Natürlich, solch ein Blödsinn! Ich sage Ihnen, es war furchtbar. Die russischen Panzer haben uns verfolgt über die Höhe, die reinste Hasenjagd. Das ist schon die dritte Flucht, die ich mitgemacht habe. Ich habe die Nase voll! Ich möchte überhaupt wissen, was wir Ärzte beim Angriff zu tun haben. Wir können auf dem freien Feld doch nicht mehr tun als die Sanitäter. Und überhaupt dieser Angriff, ein Wahnsinn! So gegen die Russen anzulaufen. Die Panzer haben uns nur so gejagt. Wer nicht laufen konnte bei dem tiefen Schnee, war verloren.«

Er sprach gehetzt und wirr durcheinander.

»Haben Sie denn Verwundete zurücklassen müssen?«, fragte ich.

»Nein, von meinem Bataillon sind alle zurückgekommen. Die Leute haben sich getragen und geführt, gegenseitig.«

Dann kann es auch nicht so schlimm gewesen sein, dachte ich bei mir. Der Kollege war wirklich am Ende seiner Kräfte.

»Ich würde an Ihrer Stelle jetzt ein Schlafpulver nehmen und einmal tüchtig schlafen«, riet ich ihm. »Sie haben sicher die Nacht nicht geschlafen.«

»I wo, gestern Nacht Bereitstellung, den Tag über Angriff und heute Nacht Rückmarsch nach hier.«

»Dann schlafen Sie sich jetzt einmal aus. Ihre Arbeit kann ich unterdessen übernehmen, denn Ihre Leute müssen von Lipowka doch hier durch. Und heute Abend kommen Sie noch etwas zu mir herüber auf ein Gläschen Wacholder? Wir haben nämlich gerade Marketenderware bekommen.«

»Das haben wir schon lange nicht mehr bekommen.«

Der musste sich einmal ausquatschen, wie man das nennt. Ich musste mich des Kollegen annehmen. Am Abend kam er dann herüber zu mir. Er hatte gut geschlafen, zumal es den Tag über ruhig war, und sah schon wieder viel besser aus. Die Mienen hatten sich geglättet, und sein Gesicht hatte wieder Farbe. Wir ließen uns einen Wacholder schmecken, und ich kramte sogar eine meiner guten Zigarren aus, die tags zuvor aus einem Päckchen von Lony[96] ans Tageslicht gekommen waren. Leicht zerknüllt, denn das Päckchen war fast drei Monate unterwegs gewesen, aber noch gut rauchbar. Es geht nichts über eine gute Zigarre, sofern und vorausgesetzt, dass man sie hat.

»Wie war das mit dem Angriff gestern?«, fragte ich ihn. »Wir waren diesmal nicht dabei, sondern hatten die Aufgabe, den Ort zu verteidigen, falls der Russe unterdessen angriff. Wir hörten die starke Rumserei unserer Artillerie am frühen Morgen und dann den Gefechtslärm im Norden und Süden. Es soll ja nicht geglückt sein.«

»Das Unternehmen konnte gar nicht glücken, denn dazu waren wir viel zu schwach, wir wussten das von vorneherein. Was sollen wir auch mit den paar Mann, die unsere Kompanien noch haben, ausrichten gegen die Massen der Russen? Und gegen die schweren Panzer, von denen man ja wusste, dass sie irgendwo im Gelände einmal auftauchen würden? Unsere Waffen sind dagegen machtlos,

96 Älteste Schwester von Helmut.

das ist doch bekannt! Und trotzdem wäre der Stoß vielleicht noch gelungen, denn der Russe war überrascht worden. In der Ferne sahen wir Nikiforowka liegen. Unerhörte Mengen von Russen verließen den Ort bereits nach Osten über den Berg. Aber unsere linke Flanke kam nicht mit. Dort haben natürlich unsere Panzer wieder versagt.«

»Wie kam das?«

»Zwei Panzer wurden abgeschossen, zwei hatten Defekt, die letzten zwei gingen daraufhin zurück. Als das die Infanterie sah, war sie auch nicht mehr zu halten und ging mit zurück.«

»Die waren dann wohl den Angriff mit Panzern ungewohnt.

Wir haben oft die Panzer zurückgehen sehen und doch weitergekämpft. Schließlich muss ein Panzer auch einmal neue Munition haben.«

»Unsere Leute haben die Nerven verloren. Sie sind ja auch fertig mit ihrer Gesundheit und ihren Nerven. Ich habe schon im Dezember berichtet, dass, genau genommen, mehr als die Hälfte der übrig gebliebenen Mannschaft untauglich geworden ist. Ich habe da einen schönen Anschiss bekommen vom Divisionsarzt, der das einfach nicht glauben wollte. Bedenken Sie: Über 2000 Kilometer sind die Leute zu Fuß gewetzt bis hierher, täglich 30, 40 Kilometer, ja 40 bis 50 Kilometer und dann zwischendurch gekämpft. Und wie! Dann wieder gewetzt in dem Dreck und Schlamm. Die Wagen noch geschoben, weil die Pferde schlapp machten. Krankmeldungen durfte es so gut wie nicht geben, die Leute mussten immer wieder ran. Und sie haben es auch gemacht. Aber jetzt ist es mit ihnen zu Ende. Wundert das? Sie hatten es besser, Sie waren motorisiert und konnten fahren!«

»Ich weiß, wir hatten es besser. Was die marschierende Infanterie geleistet hat, steht einzig da.«

»Ja, und als dann unser linker Flügel nicht mitkam, konnten wir auch nicht weiter vor. Drei Stunden lagen wir untätig auf der Höhe vor dem Dorf. Da hatte der Russe Zeit, sich zu sammeln. Und dann gab's einen auf die Jacke! Er versuchte, uns zu umgehen und abzuschneiden, und schoss von allen Seiten. Den Rest gaben uns dann die heranrollenden Panzer.«

»Sind Sie denn überzeugt, dass man den Ort wirklich nehmen wollte? Wir können das doch gar nicht übersehen. Ein solcher Vorstoß allein genügt, die Russen in ihrer Bereitstellung durcheinanderzubringen und, da er Kräfte vermutet, die wir vielleicht nicht haben, ihm die Lust zu weiteren Angriffen zu nehmen.«

»Na, ich danke, wir sind keine Russen und müssen mit jedem Mann rechnen.«

»Sind die Verluste groß gewesen?«

»Gott sei Dank nicht. Der Russe hat uns nur verfolgt bis zu seiner Verteidigungslinie und blieb dort stehen. Wäre er uns gefolgt, hätte es anders ausgehen können.«

»Ich glaube, dass ihm die Lust vergangen ist, uns hier zu besuchen, nachdem er sich zweimal böse die Zähne ausgebissen hatte, das letzte Mal unter Verlust fast aller seiner Panzer. Aber Sie mögen recht haben, dass mit Ihrer Division nicht mehr viel los ist, sonst hätte der Russe hier überhaupt nicht durchbrechen können. So, wie wir den Ort Nikiforowka nun schon seit vier Wochen halten, so hätte man auch damals halten können.«

»Was wollen Sie machen, wenn er mit einem Dutzend schwerer Panzer ankommt, und Sie haben nur eine kleine Pak? Wir wussten genau, dass der Angriff stattfinden würde. Die Überläufer sagten das schon tagelang aus, und wir hörten über die Höhe das Geräusch von Traktoren und Panzern Nacht für Nacht. Wir haben das auch gemeldet, aber man glaubte uns ja nicht. Dann ist der Russe mit seinen Panzern und seinen Infanteriemassen haargenau dort durchgebrochen, wo unsere schwächste Stelle war, wo nämlich keine Minen lagen. Das ist natürlich verraten worden. Kann das einen wundern, wenn alle Stellungen durch Zivilisten ausgehoben werden, von denen man doch weiß, dass sie Halunken und Verräter sind? Man lässt die Baubataillone hinten in Ruhe liegen, weil angeblich vorne keine Quartiere sind? Sogar die Überläufer kamen schon durch die minenfreien Schleusen! Als dann der Schlamassel da war, hat man die zurückliegenden Truppenteile vor der Gefahr nicht rechtzeitig gewarnt. Der Russe stieß mit Skitruppen schnell durch. Und dieser Ort hier zum Beispiel hatte eine Verteidigung gar nicht erst versucht. Alles ist liegen und stehen geblieben. Schade um die schönen Marketenderwaren, die hier blieben, und um die Weihnachtspäckchen. Alles ist den Russen in die Hände gefallen.«

»Nun, lange hat er jedenfalls keine Freude daran gehabt, denn einen Tag nach dem Einbruch waren wir schon hier. Unsere Landser haben noch manche schöne Beute gemacht.«

»Und glauben Sie«, so fragte er mich weiter, »dass Sie diesen Ort wirklich halten können, wenn der Russe ernstlich angreift? Der Russe sammelt jetzt Kräfte drüben, und eines Tages kommt er an mit einer solch erdrückenden Übermacht, dass er schließlich doch durchbricht. Was bedeuten ihm die Menschen? Er hat ja viel davon, und sie sind ihm weniger als ein Stück Vieh!«

»Das hat er ja schon versucht. Den Erfolg sehen Sie oben auf den Höhen. Keiner ist durchgekommen und kaum einer zurück. Es heißt eben, die Nerven behalten und am Platz bleiben.«

»Und wenn er mit seinen Panzern kommt: 10, 20, 40 Stück gleichzeitig? Und dazu die Infanterie in rauen Massen? Dann gibt es nur eines, die Flucht. Und Sie können hier überhaupt nicht heraus, weil es keine Rückmarschstraße gibt, die nicht unter Beschuss liegt. Warum sind die Stäbe schon in Federowka? Von uns Ärzten verlangt man, dass wir bei der Truppe sind, damit die Truppe beruhigt ist. Warum bleiben die hohen Stäbe nicht bei der Truppe? Das würde erheblich das Vertrauen stärken.«

Er war wieder in seine nervöse und gereizte Art zurückgefallen und ging aufgeregt im Zimmer auf und ab. »Der einzige Arzt, der nicht hier ist, ist der aktive Stabsarzt. Der hält sich nämlich sieben Kilometer von hier nach rückwärts auf, wo seine Truppen gar nicht liegen.«

»Überhaupt«, so fuhr er fort, »Wo sind die aktiven Ärzte? Haben Sie schon einmal einen aktiven Arzt an der Front gesehen? Wenn ja, dann als Ausnahme und nur für kurze Zeit, bis er seine sogenannte Frontbewährung hat. Doch hinten sitzen sie als Adjutanten bei den Divisionsstäben und bei der Sanitätskompanie bestenfalls oder den Lazaretten. Uns Reserveärzte jedoch schickt man hinaus, wo geschossen wird. Dafür gelten wir ja auch nur halb, weil wir Reservisten sind, und werden zudem nur langsam befördert, haben den Mund zu halten. Wir haben die Hauptlast zu tragen, und wer dankt es uns? Kommen wir aus dem Krieg zurück, legen wir die wenigen Orden, die man für uns übrig hat, mit der Uniform ab, und keiner fragt mehr nach uns. Die aktiven Herren aber tragen die geschmückte Uniform täglich. Der Krieg ist für sie geradezu ein Geschäft, das beruflich nur Vorteile bringt. Für uns bringt es nur Opfer und Verluste. Es ist genau so, wie bei den aktiven Offizieren und Reserveoffizieren.«

»Sagen Sie nichts gegen unsere aktiven Offiziere«, entgegnete ich ihm, denn ich merkte, er war verärgert und wurde ungerecht. »Ich kenne darunter aus eigener Erfahrung viele hervorragende Menschen. Und die vielen Verluste im aktiven Offizierskorps beweisen seine Tapferkeit, wenn man überhaupt darüber reden will. Dass der Aktive Vorzüge genießt, lässt sich vielleicht aus militärischen Gründen erklären. Ich habe übrigens nicht die Erfahrung gemacht, dass man auf uns Reservisten herabsieht, in unserer Abteilung wenigstens nicht. Im Gegenteil, der Reservearzt ist besonders angesehen bei der Truppe, weil er meist über eine größere ärztliche Erfahrung verfügt als der aktive, – aus der Vielseitigkeit seiner jahrelangen Erfahrung nämlich.«

»Und das gerade ist das Ungerechte! Man benutzt unsere

jahrelange ärztliche Erfahrung, gibt uns aber eine Dienststellung, die einer kurzfristigen Dienstzeit entspricht. Nehmen wir zum Beispiel Sie: Sie sind Unterarzt, also Feldwebel. Wann haben Sie zu studieren begonnen? Vor 20 Jahren. Also ist Ihre Dienstzeit, wenn man es genau nimmt, 20 Jahre und nicht zwei Jahre, wie beim Oberarzt. Mit 20-jähriger Dienstzeit ist man Major zumindest.«

»Es ist mir gleichgültig«, antwortete ich, »ob ich Unterarzt oder Oberarzt bin oder welchen Rang ich einnehme. Es ist nicht weniger ehrenhaft, seinem Vaterland als einfacher Soldat oder als Unteroffizier oder Offizier zu dienen, sofern man seine Pflicht erfüllt.«

»Das ist ja schön gesprochen! Aber warten Sie ab: Sobald man Sie nicht mehr braucht, wird man Sie merken lassen, dass Sie nur Unteroffizier und nicht Offizier sind.«

»Das wird mir gleichgültig sein. Wie ich meine Pflichterfüllung nicht einrichte nach dem, was andere machen, so ist mir auch das Urteil der anderen kein Maßstab für die eigene Selbstachtung.«

Aber wir waren abgekommen von dem, was wir eigentlich besprechen wollten. Ich ließ von meinem Burschen einen Kaffee aufgießen, und bei der dampfenden Tasse kam ich nochmals zurück auf das, was mir wichtig erschien: das Vertrauen zu sich selbst, zu der eigenen Truppe und den eigenen Waffen zu wecken. Wie ich auch aus anderen Äußerungen vermuten konnte, gerade bei dieser Truppe, die zweifellos viel Schweres – ob verschuldet oder unverschuldet, bleibe dahingestellt – in der letzten Zeit mitgemacht hatte.

»Sie sind ein Pessimist«, so begann ich. »Aber man darf im Kriege nicht Pessimist sein. Was nutzt es, sich von allen Möglichkeiten nur die Schlechteste vorzuhalten? Das lähmt die Kampfkraft und macht die Gefahren nur größer, wenn sie wirklich da sein sollten. Es gibt in dem wechselvollen Spiel des Krieges eben Lagen, in denen man nur hoffen kann, dass die schlimmste Möglichkeit nicht eintrete. Ich will nicht sagen, dass man nicht an sie denken soll, aber man soll nicht nur an sie denken. Damit soll nicht dem frisch-fröhlichen, naiven Optimismus das Wort geredet werden, der sicher umso weniger am Platze ist, je größer die Verantwortung ist, die man zu tragen hat. Und bei ganz hohen Stäben ist die nüchterne, von jedem Gefühl unbeeinflusste kalte Berechnung das einzig Wahre. Wir aber, die wir an der Front stehen und nur einen ganz kleinen Ausschnitt des Krieges übersehen können, vermögen überhaupt keine einigermaßen stichhaltigen Überlegungen anzustellen. Der Augenblick ist für uns allein wichtig. Und deshalb dürfen wir allein auf etwas hoffen, was man Kriegsglück nennt. Das Kriegsglück ist nämlich manchmal noch wichtiger als alle Überlegungen. Ich bin heute Mittag, da ein so schöner Sonnenschein war und auch nicht geschossen wurde, die Stellungen abgegangen, um einige Fotos zu machen. Da sind in der Tat feste Stellungen in Eis und Erde! Und gegen die Panzer gibt es ja auch noch einige Scherzartikel, die ihnen unangenehm werden, wenn sie wirklich hier nochmals durchzubrechen versuchen. Und mit welcher Ruhe und Zuversicht unsere Männer in den Stellungen liegen! Hier kommt kein Russe durch, davon bin ich jetzt selbst überzeugt. Unsere Leute wissen aus eigener Erfahrung, sie sind den Russen gewachsen, auch wenn er in Massen kommt. Und kommt er mit Panzern, dann vertrauen sie ihrem Kriegsglück.«

»Und wenn er wirklich hier nicht durchkommt, dann wird er morgen seine Massen nördlich oder südlich von uns einsetzen, so lange, bis ihm der Einbruch gelingt. Unsere Linien sind eben überall zu schwach besetzt. Jetzt rächen sich die Fehler und Irrtümer des Herbstes, da man glaubte, der Russe pfiffe aus dem letzten Loch!«

»Diese Frage bleibe dahingestellt. Ich habe diese Auffassung nie geteilt. Aber das eine ist heute gewiss: Die Kräfte des Russen sind nicht unbeschränkt. Und wenn er jetzt alles nur Verfügbare einsetzt, so wird sich das bald rächen, wenn erst wir wieder antreten. Er zieht, wie wir wissen, ganze Truppenverbände aus anderen Frontabschnitten heraus, sodass unserer Linie kaum noch Russen gegenüberliegen. Weil er weiß, dass wir jetzt nicht angreifen. Und er steckt alte und junge Männer, wo er sie gerade herbekommt, unausgebildet in die Front, nur, weil er jetzt unter allen Umständen zu einem Erfolg kommen will und muss. Auf unserer Seite muss man, der Gerechtigkeit halber, bedenken, wie unerhört schwer der Übergang von Angriff auf die Verteidigung war. Denn es galt, die Riesenfront vom Weißen bis zum Schwarzen Meer lückenlos zu besetzen. Schütze an Schütze, MG an MG und Artillerie an Artillerie. Für den Angriff haben diese Kräfte ausgereicht, für die Verteidigung sind sie fast zu schwach, denn der Angreifer ist immer im Vorteil, weil er bestimmt, wo und wann angegriffen wird. Er massiert seine Truppen, während der Verteidiger seine Linien, wenigstens zunächst, gleichmäßig verteilen muss. Niemand ist sich darüber im Unklaren, dass diese Winterkämpfe von allen, die an der Front stehen, Unerhörtes forderten. Sie werden ein Ruhmesblatt in der Geschichte sein. Lassen Sie den Russen meinethalben hier angreifen und uns überrennen. Hinter uns wird sich die Front doch wieder schließen und widerstehen. Denn zu einem durchschlagenden Erfolg, zu einem Aufrollen ganzer Heeresabschnitte, wie es der Russe ja vorhatte mit seinem Vorstoß auf den Brückenkopf in Dnjeprpetrowsk, ist es heute schon zu spät. Schon zieht im Süden das Frühjahr ein. Bald beginnt die Schlammperiode, die alles unwegbar macht, auch für den Russen. Der Donez vor uns, dem Russen im Rücken, tritt Hunderte von Metern über seine Ufer, und der Russe muss sich beeilen, wenn er überhaupt noch einmal über ihn zurückkommen will. Und dann, wenn es trocken wird, beginnt die deutsche Offensive! Haben Sie noch nichts gehört von den endlosen Zügen, die aus der Heimat anrollen, beladen mit neuen, schwersten Panzern und anderen schweren Waffen und beladen mit Truppen über Truppen? Erst gestern kam ein Feldwebel von dort zurück, der sie mit eigenen Augen gesehen hat. Gewiss, für uns sind sie nicht bestimmt. Wir müssen so halten, wie wir sind. Denn unsere Heerführung macht nicht den Fehler der Russen, die Kräfte im Winterkrieg zu verbrauchen. Aber hinter uns baut sich, stetig wachsend, eine neue Front auf, die – wenn ihre Zeit gekommen ist – mit einer Wucht losbrechen wird, dass dem Russen Hören und Sehen vergeht. Der russische Spuk ist dann bald zu Ende. Wir haben so lange auszuhalten, bis die neue Front über unsere Linien hervorbrechen kann. Dann haben wir, wenn auch verbraucht und dezimiert, unsere Pflicht erfüllt.«

So sprach ich ihm Mut zu, denn das war meine Meinung. Ich weiß nicht, was aus ihm geworden ist, denn am nächsten Tag war er weggefahren, um sich für acht Tage beim Tross zu erholen.

Helmut.

20. Februar 1942

DANKE FÜR DIE SKIER!

Im Osten, den 20. II. 1942

Sehr geehrte Frau Machemer,
Will ihnen als unbekanter weise aus dem fernen Osten mein besten Danck für Ihre gespendeten Schneeschuhe mitteilen, ja es hatt mich sehr gefreuht dass die Heimat auch Ihr letztess für die Soldaten opfert, ja denn ich weiss selbst wie sehr sich eine Sportlerin von seinen Brettern trennt, ja aber, die Heimat giebt alles für uns Soldaten an die Frond ja und dann dancke ich Ihnen nochmals dass auch sie sich von ihren Brettern trenten und uns hinaus ins Feindesland santen. Ja, nun will ich enden mit den besten Grüßen an sie und ihre Familie sendet Ihnen

Günther.

Hoffe auf ein Brieflein!

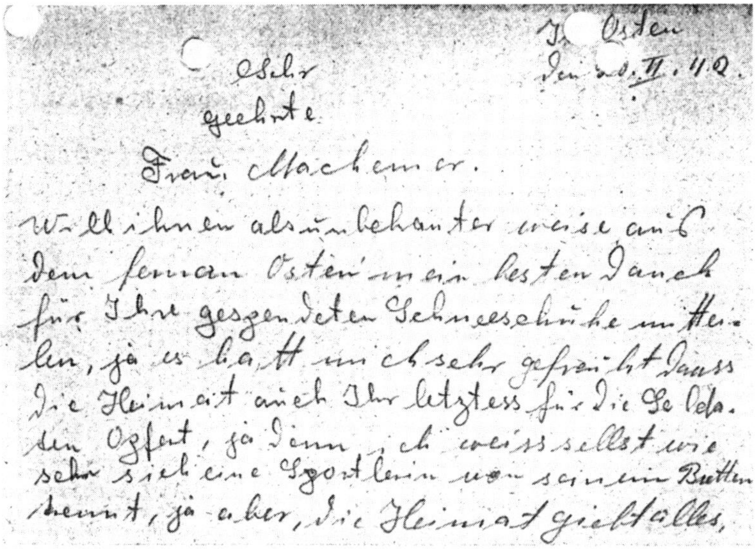

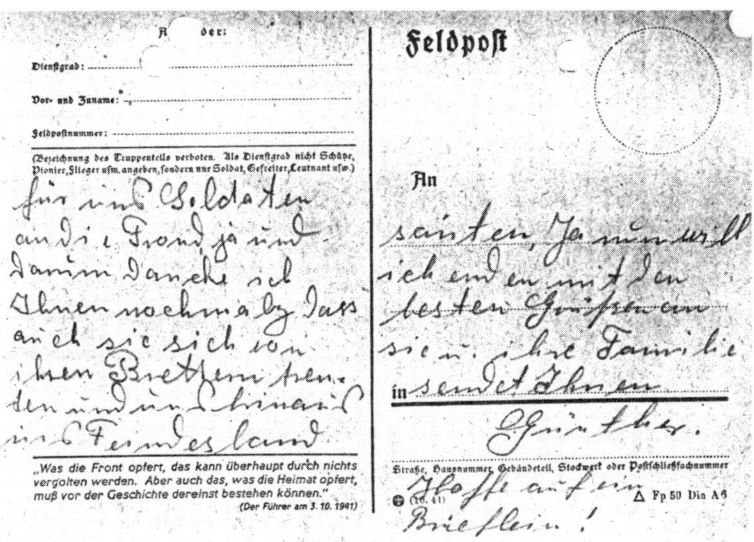

Der Empfänger der gespendeten Skier bedankt sich.

22. Februar 1942

SKISPENDE? DER FRONTSOLDAT OPFERT SCHON GENUG!

Meine Frau hat, wie sie mir schreibt, nach langer Überlegung und Beratung mit Bekannten auch meine eigenen Skier mit zur Winterspende abgegeben. Leider, ohne mich zu fragen. Ich kenne ihre Beweggründe, teile aber dennoch nicht ihre Auffassung. Das Warum möchte ich einmal klarlegen.

Es dreht sich nicht darum, dass ich mit diesen Skiern seit 15 Jahren laufe und dass man mit solchen Brettern ein persönliches Verhältnis haben kann wie – sagen wir – ein Geiger mit seinem Instrument –, was allerdings etwas überschwänglich gesagt ist. Auch nicht darum, dass solches abgelagertes Holz, seit Jahren mit Öl und Fett behandelt, unersetzliche Qualitäten zeigt und diese Spezialskier mit besonderen Messingkanten, die man zudem nur in der Schweiz wieder erhält, kaum für 140 RM[97] wieder zu kaufen sein werden. Auch davon möchte ich schweigen, dass wir Frontsoldaten – in vielem enttäuscht und deshalb nüchterner denkend – der ganzen Skisammelaktion wenig dringende Bedeutung beimessen. Da sie, wie auch die Sammlung der Wintersachen, zu spät einsetzte, sodass der Winter

97 RM: Reichsmark.

vorbei ist, ehe die Sammlung sich auswirken konnte. Von den Woll- und Pelzsachen haben wir an unserer Front – und auch wir haben den russischen Winter erlebt und in –40 Grad Kälte den härtesten Stellungskampf ausgeführt (die tiefste Temperatur war –55 Grad) – so gut wie nichts gesehen. Und haben uns auch ohne diese zu helfen gewusst. Schon beginnt die Sonne zu wärmen, und die Kraft des Winters ist gebrochen. Wie die Woll- und Pelzsachen, die ja auch erst umgearbeitet und transportiert werden müssen, so werden auch die gespendeten Skier zu Hunderttausenden gelagert bleiben. Denn man stellt nicht von heute auf morgen Skibataillone auf, auch Skilauf muss gelernt sein.

Darum handelt es sich nicht! Sondern um etwas Grundsätzliches. Spenden und Opfern ist Angelegenheit der Heimat, nicht des Frontsoldaten! Dann allein hat es Sinn, auch wenn nicht jedes einzelne Stück unmittelbar und dringend gebraucht wird. Und zwar einfach deshalb, damit die Heimat ein Gegengewicht aufbringt gegen die unerhört großen Opfer, die vom Frontsoldaten, besonders in diesem Winterkrieg, täglich, ja stündlich gefordert werden und die er gibt, ohne zu murren und sich zu beklagen: für die Heimat. Aus diesem Grunde sollte der Sammler an der Tür des Frontsoldaten schweigend und voll Ehrfurcht vorübergehen. Denn auch die Familie bringt unvergleichliche Opfer: Die Frau gibt den her, vielleicht für immer, der ihr Lebensinhalt war. Und die Kinder entbehren ihren Beschützer und Ernährer. Welches Opfer ist diesem gleich? Eben deshalb ist es sinnlos, ja sinnwidrig, vom Frontsoldaten und seiner Familie andere Opfer als diese zu verlangen oder nur zu erwarten. Vielleicht noch: Es ist eine Beleidigung fast, gegen die sich der Stolz eines jeden Frontsoldaten, der weiß, was er leistet, empören muss. Dann ist es gleichbedeutend mit der Herabwürdigung aller der Werte, die er in die Waagschale des Krieges geworfen hat und wirft.

Einen übereifrigen Sammler, der – aus welchen Gründen immer – dies nicht einsieht, möchte ich nur für acht Tage aus seinem

Lebens- und Gedankenkreis herausnehmen und hierherstellen, wo unsere braven Jungen schon seit vielen Wochen stehen und kämpfen: in Sturm und Kälte, Hunger und Durst, wo die Übermacht des Russen die kleine Schar der Getreuen täglich und nächtlich bedroht, wo die pfeifenden Kugeln vor dem Hauseingang, die Splitter der die Wände durchschlagenden Granaten und die Kugeln der täglich mehrmals wiederkehrenden Flieger an den Nervensträngen reißen, sodass schon mancher zusammengebrochen ist. Und dennoch, die Front steht: Er wird einsehen, dass dieser Frontsoldat einen Anspruch, ein Recht hat darauf, dass er ausgenommen wird aus der Gruppe der »Heimatopferer«, zu der er nicht gehört, und dass ihm der kleine eigene Besitz in der Heimat, den er ohnehin nicht pflegen und vermehren kann während all dieser Jahre, dass ihm dieser Besitz bewahrt bleibe, bis er einst in die Heimat zurückkehrt. Das ist der Heimat Dank, ein kleiner nur, aber symbolhaft!

Das ist ja die große Sorge von uns allen, die wir an der Front stehen: Dankt uns die Heimat einmal, was wir für sie tun? Nicht mit Worten, das ist leicht, sondern mit dem Herzen und mit aus innerer Überzeugung geborenen Taten? Schon sieht man, wie im Weltkrieg es war, Ansätze für eine Denkungsweise wie etwa: »Ihr habt eure Pflicht getan, aber auch wir taten unsere Schuldigkeit.«

Als wenn beides überhaupt miteinander zu vergleichen wäre! Es werden nicht viele der alten Kämpfer sein, die die Antwort auf diese Frage geben werden, denn die Reihen lichten sich. Umso mehr wende ich mich mit Leidenschaft gegen jede Auffassung, die dieser Entwicklung Vorschub leisten könnte.

Um aber nicht missverstanden zu werden, sei eines noch hinzugefügt: Das Gesagte gilt nur allgemein. Für den Fall, da Not am Mann ist, gilt es nicht. Wie der Soldat hier draußen unbedenklich für seinen Kameraden, der in Not ist, Gut und Leben einsetzt, so wird er – wer zweifelt daran? –, wenn die Not es verlangt, seinen Besitz restlos dem Vaterland geben.

Morgen, am 23. Februar 1942, feiert der Russe den 20. Jahrestag der Revolution. Zu diesem Termin, so sagen uns die Überläufer und Gefangenen schon seit einiger Zeit, sollen gewissermaßen zur Bewahrung und Bestätigung der Kraft dieser Revolution Massenangriffe mit erheblichen Kräften an verschiedenen Frontabschnitten, unter anderem auch bei uns, vor sich gehen, die endlich den schon lange erstrebten Durchstoß und Wintererfolg bringen sollen. Seit einigen Tagen ist es ruhig vor unserer Front, von kleinen örtlichen Vorstößen der Russen abgesehen, auffallend ruhig. Das Wetter ist klar geworden und, obwohl die Nächte noch kalt sind, wärmt die Februarsonne schon so kräftig, dass am Tage der Schnee auf den Straßen und den Hängen taut und man in der klaren und fast warmen Luft am liebsten spazieren gehen möchte. Nur vereinzelte Granaten, die uns suchen, und ein reger Fliegerverkehr erinnern uns, dass noch Krieg ist. Nachts aber hört man über den Höhen, wo der Russe steht, Motoren von schweren Traktoren brummen, ein Zeichen, dass etwas vor sich geht. Eine Ruhe vor dem Sturm, so fühlt jeder.

Man hat unsere Front etwas zurückgenommen, um sie besser zu festigen. Schanzwerke sind ausgehauen, alle Möglichkeiten eines Angriffs überlegt und Vorkehrungen getroffen. Wir können uns auf unsere Männer verlassen, das wissen wir. Ist ihr Häuflein auch nur klein und sind sie auch ermattet vom langen Kampfe: Sie werden nicht weichen. Das ist auch der Befehl, nicht zu weichen, auch wenn wir eingeschlossen sein sollten. Jeder weiß, was das bedeutet. Ein Ausweichen gibt es auch nicht, denn die gangbaren Wege führen an der Front entlang, und eine Flucht über die freien Höhen hinter uns wäre der sichere Untergang. Wir müssen halten, denn westlich von uns liegen Städte mit wertvollem Material und Einrichtungen, die unersetzlich sind.

Mag der Russe kommen. Wir sind bereit, ihn zu empfangen.

Helmut.

23. Februar 1942

ERNA VOLL BEWUNDERUNG

Lieber Helmut,
Eben erhalte ich von Dir Nachricht. Lass uns Gott danken, dass Du diese Gefahren überstanden hast. Ich bin voll stummer Bewunderung für unseren Truppenarzt.

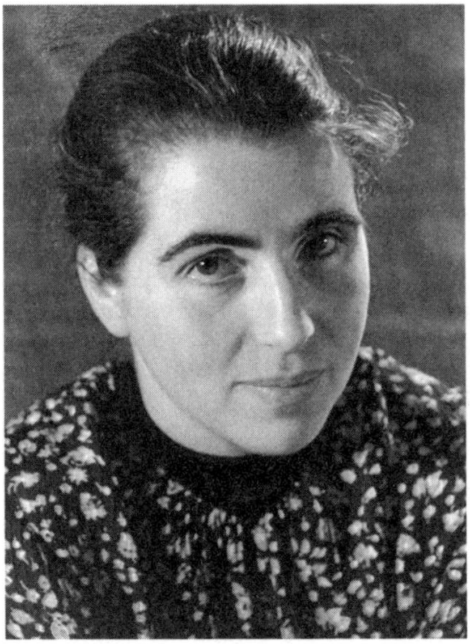

Erna, 1938

So gibt es wohl jetzt etwas Ruhe. Bleib gesund!

Ein wenig Tabak schickte ich kürzlich (4 x 50 g). Dazwischen Feigen und Schokolade (4x) heute.

Wir grüßen Dich
von Herzen
Deine Erna.

(Die Kinder haben noch Kohlenferien[98] und machen Aufgaben bei mir. Sind alle prima gesund und munter! Ich lege noch einmal Bilder bei, falls Du die anderen nicht bekommen hast.

98 Kohlenferien: In den Kriegsjahren 1941–1943 außerplanmäßige Ferien zur Einsparung von Kohle als Heizmaterial.

26. Februar 1942

VERHÖR: WARUM SIND DIE SO MUTLOS?

Aus der großen Schule, die die Russen in den ersten Tagen der Kämpfe mit großem Eifer, aber völlig sinnlos – weil die Schule nämlich nicht belegt war – mit Artillerie beschossen und arg zugerichtet hatten, ließ der Hauptmann etwas Wertvolles retten und in seine Behausung bringen: ein Klavier. Zwar fehlten einige Töne und die übrigen waren verstimmt, dennoch war es, so sonderbar es klingt, ein Erlebnis, als er sich davor setzte und mit geübter Hand und mit Schwung zu spielen anfing: Walzer und Schlagerlieder und auch Soldatenlieder.

Den Ohren, die seit Wochen nur das Pfeifen von Granaten gehört hatten, kam diese Musik vor wie aus einer anderen Welt. Es störte gar nicht, dass das Instrument kläglich verstimmt war, und wenn draußen noch eine Granate knallte, dann wurde nur umso lauter gespielt. Eingehüllt in den Rhythmus der Töne, vergaß man für einen Augenblick die Welt um sich. Und als der Hauptmann, selbst strahlend voller Laune, geendet hatte, war man erfrischt wie nach einem erquickenden Schlaf. Ja, so etwas gab es noch! Und ehe wir uns versahen, sprachen wir von der Heimat und dass einmal jedoch die Zeit wiederkommen müsse, da auch wir wieder zu Hause wären.

Dann wurde wieder an den Krieg erinnert und an die Welt um uns. Drei Gefangene, Überläufer, wurden gebracht zum Verhör. Sie standen schüchtern an der Tür, alle unsere Bewegungen ängstlich verfolgend, ob wir nicht – nach Cäsarenmanier – den Daumen nach unten hielten. Der Hauptmann, noch guter Laune, gab jedem eine Zigarette. Da tauten sie sichtlich auf, sie nahmen es als gutes Zeichen. Es waren drei junge Burschen. Der eine hatte deutlich mongolische Züge, die beiden anderen sahen deutlich russisch aus: harmlos bäuerlich, fast kindlich. Man sollte nicht glauben, dass diese Menschen solcher Grausamkeiten fähig sind. Aber so ist die russische Volksseele: abgründig, undurchsichtig.

»Zu welchem Regiment sie gehörten?«, begann der Hauptmann. Sie nannten das Regiment, von dem wir schon wussten, dass es uns seit einiger Zeit gegenüberlag. Wer das Regiment führe? Ein Leutnant Soundso. Auch dies wussten wir bereits. Es musste ein starker Offiziersmangel herrschen, wenn Leutnante Regimenter führen.

Wie stark das Regiment wäre? Früher sei das Regiment stark gewesen, aber jetzt seien es nur noch etwa 100 Mann, die anderen seien tot oder verwundet. Wodurch denn diese hohen Verluste eingetreten seien? Hauptsächlich durch die Artillerie, die in ihre Wälder schoss, aber bei den Angriffen durch die MGs.

Dass unsere Artillerie gut schoss, wenn sie schoss, fanden wir immer wieder bestätigt. Und die Wirkung unserer MGs haben wir selbst sehen können.

Warum sie dann immer wieder angriffen, wenn sie doch wüssten, dass sie in den Tod gingen?

»O, Pan«, antworteten sie, »Wir wollen nicht, aber wir müssen. Der Politruk (siehe auch Seite 134 und 199) zwingt uns.«

Warum sie denn dann den Politruk nicht umlegten, dann hätten sie doch Ruhe?

»Das geht nicht, es sind immer wieder Neue da. Und unter den

Soldaten sind die Genossen (zu Deutsch: Parteigenossen), die uns verraten.«

Warum sie dann nicht überliefen?

»Das geht auch nicht, denn wer sich entfernt, wird sofort erschossen.«

Wie sie denn überhaupt hierherkommen konnten?

Sie hätten den Auftrag gehabt, sagten sie, zu erkunden, wo unsere Panzer stünden. Als sie unterwegs gewesen seien, wären sie übergelaufen.

Ob es denn viele gäbe, die überlaufen wollten?

»Ja, viele, viele.« Aber sie könnten nicht.

Warum sie denn am 23. Februar nicht unseren Ort angegriffen hätten, wie geplant?

»O, Pan, wir wissen, Nikiforowka ist eine Festung und nicht einzunehmen« (Sehr angenehm zu hören!).

Wann sie lieber angriffen, nachts oder am Tag? Lieber des Nachts, aber die Kommissare wollten das nicht.

Warum?

Weil dann zu viele wegliefen.

Ob sie überhaupt noch einmal angriffen?

Sie selbst nicht, sie seien zu schwach, aber es sei gesagt worden, es kämen noch Verstärkungen. (Sollen kommen!)

Wie lange es ihrer Meinung nach dauerte, bis sie den Krieg gewönnen, frug der Hauptmann weiter. Die drei sahen sich an und merkten, dass sie verspottet wurden.

»Wir werden den Krieg nicht gewinnen, sonst ständet ihr nicht hier.«

Ihre Kommissare hätten ihnen gesagt, wenn sie jetzt im Winter die Deutschen nicht vertrieben, müssten sie im Frühjahr bis hinter den Ural zurück.

Da sollten sie am besten gleich hingehen, wo der Pfeffer wächst, sagte der Hauptmann, aber sie wussten damit nichts anzufangen.

Ob sie Ukrainer wären und solche Pässe hätten, fragte der Hauptmann abschließend, denn dann könnten sie sogleich nach Hause gehen. Sie kramten in ihren Taschen herum, holten alles hervor: losen Tabak, Brotreste, zerknitterte Papiere und ein Bild ihrer Braut, ein Pass war nicht dabei. Nein, Pässe hätten sie nicht, Ukrainer wären sie auch nicht, sondern Weißrussen und der eine aus dem Kaukasus. Aber Bauern wären sie alle drei, und die Deutschen wären doch gutgesinnt zu den Bauern.

Na, dann sollten sie mal fürs erste Holz klein machen, sagte der Hauptmann. Man gab ihnen einen Rest von Essen, das sie verschlangen, als wenn sie drei Tage nichts gegessen hätten.

Helmut.

27. Februar 1942

KOSTBARKEITEN UND VATERGEFÜHLE

Liebe Erna,
ich habe Dir heute eine Menge Post zu bestätigen, denn eben gerade kam der Postillion und brachte einen gelben Sack voll, alle für mich, zum Neid meiner Kameraden. Vor allem waren es die Weihnachtspäckchen, die schon lange ausstanden.

Nun zuerst zu den Päckchen. Ich habe jetzt einen ziemlichen Berg von Kostbarkeiten um mich versammelt, die wir aber gerade jetzt gut gebrauchen können, da wir verhältnismäßig abseits liegen.

Also, sehr begrüßt wurden Nahrungsmittel, die zurzeit hier etwas knapp sind, weil der Antransport erheblich Schwierigkeiten macht. So war mir vor allem die Butter, die übrigens vollständig frisch (!) hier anlangte, sowie die herrlichen Scheiben Speck und Dein Schmalz sehr willkommen, da wir uns jetzt frische Bratkartoffeln machen können. Der Schinken von Fräulein Twiehues ist eine Kostbarkeit. Ein Hochgenuss war der Bols[99], den ich aber auf einen Satz mit einem Kollegen ausgetrunken habe. Die Wollsachen kamen endlich auch an, auch von der Heimat-Woll- und Pelz-

99 Eine Weinbrandmarke.

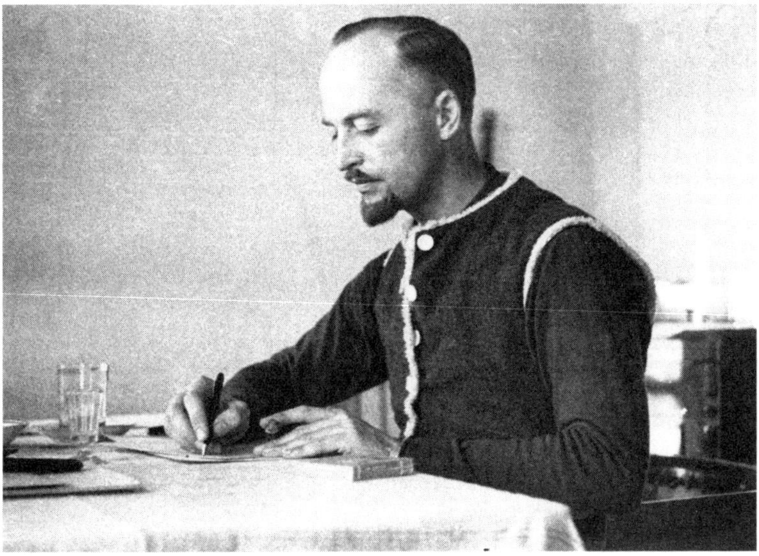

Helmut schreibt einen Brief an die Familie in der Heimat.

sammlung, nachdem es bei uns wärmer wird. Ich will einmal sehen, was ich davon selber behalte. Das andere geht an Dich zurück.

Als ich die Lammfellweste sah, musste ich – Meister Hüing[100] möge mir verzeihen – laut lachen! Der war noch nicht in Russland gewesen, sonst wüsste er, dass das Fell nach innen kommt. Was sollen die schönen, mit Seide gefütterten Ärmel? Das Futter kühlte, statt zu wärmen, der Pelz muss nach innen! So kann ich das Prachtstück nicht gebrauchen. Ich habe mir jetzt von unserem Kompanieschneider die Ärmel abtrennen lassen, drehe das Mittelstück nach innen um: So kann ich dieses Teil noch gut gebrauchen, da es – ohne Ärmel – auch nicht zu warm ist. Die Ärmel gehen zurück, man kann aus ihnen für die Kinder ein paar nette Pelzmützen ma-

100 Der Schneider in der Heimatstadt.

chen. Gott behüte, dass ich selbst eine solche nochmals nötig habe. Sage aber Meister Hüing nichts davon, sondern erzähle ihm, ich hätte mich sehr gefreut. (Das hab ich ja auch).

Die Weihnachtsplätzchen kamen eigentlich alle gut an, ich habe sie nach altem Brauch frisch aufgebacken. Betreffs Hüing möchte ich Dich noch um Folgendes bitten, was mir gerade einfällt. Ich habe im Schrank zu Hause noch einen alten Militärmantel (Dienstmantel, nicht den guten Eigenmantel). Gib diesen an Hüing, damit mir dieser daraus eine Militärreithose schneidert, ähnlich der ehemals hergestellten. Letztere geht nämlich jetzt in die Brüche. Einen geeigneteren Stoff als den Mantelstoff kann man nicht auftreiben. An die Sitzfläche und die Beininnenseite soll er eine zweite Stoffauflage aufnähen, oder aber das Ziegenfell, das ich Dir ehemals zum Färben geschickt habe. Dabei soll der doppelte Boden rückwärts weit nach oben gehen, sodass man ganz auf dem doppelten Boden sitzt (Die Hose reißt sonst leicht über dem Leder ein).

Nun weiter im Text: Von dem gemahlenen Kaffee erhielt ich zwei kleine Dosen voll, die zu manchem Becher Kaffee reichten. Aber Du sollst den Kaffee für Dich aufbewahren, da ich ihn Dir mitgebracht habe. Tee sende nicht nach hier. Wir finden ab und zu rumänischen schwarzen Tee, der ist zwar nicht ebenso gut, reicht aber aus. Also, Weihnachtsplätzchen und Honigkuchen sind gut angekommen. Tennisschuhe kann ich gut gebrauchen. Ich suche demnächst Leder zum Herstellen von Hauspantoffeln durch unseren Schustermeister in Stadtlohn. Die Uhr von Hansi ist heil angekommen. Es ist rührend von ihm, dass er sie abgetreten hat. Ich werde mich noch besonders bei ihm bedanken. Bücher sind immer willkommen, aber nur billigste Ausgaben.

Nun zu einzelnen Fragen der Briefe. Ich lese von strenger Kälte bei Euch im Januar bei –15 Grad. Wir nennen das »warm«. Hier waren es vor kurzem noch –40 bis –45 Grad! Einfrieren kann allerdings nichts, denn es gibt keine Wasserleitung.

Die Weihnachtsbilder der Buben sind recht nett, besonders bei den Trainingsanzügen. Aus den Aufnahmen der drei Buben ersehe ich, wie sehr die drei gewachsen sind, wird es doch bald ein Jahr her sein, dass ich sie nicht mehr gesehen habe. Es ist Zeit, dass ich wieder einmal Nachschau halte. Nicht allein, um den Tankwagen [Spielzeug der Kinder] zu reparieren, obwohl das auch wichtig ist.

In ihren Briefen verfolge ich die geistige Weiterentwicklung. Dabei kann ich immer wieder feststellen, dass Hansi seinem Bruder Robert kaum nachsteht, sowohl die Schreibkunst betreffend, wie auch in der Möglichkeit des Ausdrucks. Hansis Briefe sind sogar fast besser zu nennen, da er einen Gedanken beim Niederschreiben folgerichtig und klar weiterführt und deshalb einen besseren Stil hervorbringt. Seine Briefe sind manchmal direkt hübsch. Robert dagegen ist sprunghafter, um nicht zu sagen flatterhaft. Er erzählt Bruchstücke, die keinen Zusammenhang haben, weil seine Gedanken während des Schreibens wandern. Dadurch kommt es, dass seine Sätze oft den gleichen Aufbau haben und deshalb der Stil schlecht ist. Auch das Schriftbild lässt in dem gleichen Sinne zu wünschen übrig. Die Buchstaben gleichen Heinzelmännchen, die sich nur unwillig in Reih' und Glied stellen lassen. Weniger Soldaten mit Zucht und Ordnung oder jedenfalls solche, die es einmal werden sollen. Hierzu passen auch ganz seine Schwierigkeiten im Auswendiglernen und im Rechnen. Er dürfte in dieser Hinsicht seinem Vati gleichen, der in seinen jungen Jahren viel Last und Ärger mit sich selbst hatte. Man muss sehr aufmerksam über ihn wachen und seine Flatterhaftigkeit bekämpfen, wo man nur kann.

Strenge ohne Härte, und zwar eine unbeugsame Strenge in der Führung, tut ihm nötig, gepaart mit einsichtiger Liebe ohne Sentimentalität.

Dich der Erziehung der Kinder voll anzunehmen ist Deine Hauptaufgabe. Robert wird man am besten durch Wecken seines Ehrgeizes erziehen können, während man Hansi vorerst noch mehr sich selbst überlassen kann. Wir müssen wissen, dass unsere Kinder mehr leisten müssen als andere, um bestehen zu können!

Aus diesem Grunde wird man den Schulaufgaben schon jetzt erhebliche Aufmerksamkeit zuwenden. Rücksprache mit den Lehrern ist zweckmäßig. Bei Robert ist unter allen Umständen auf eine bessere Schrift zu achten, schon aus »taktischen« Gründen. Warum schreibt jetzt eigentlich der eine Deutsch, der andere Lateinisch?[101]

Ich hebe die Briefe der Kinder auf und sende sie Dir zum Aufbewahren zurück. Wenn die Kinder briefschreiben sollen, gibt man ihnen am besten immer ein Thema zur Anregung.

Für die Skier lasse Dir eine Quittung und Bezahlung geben, nachdem es nun doch nicht mehr zu ändern ist. Ich bin der Meinung, dass Frontsoldaten nicht weiteres zu opfern haben, nachdem ihre Opfer groß genug sind.

Betreffend der Ikone[102] – als Ikone werden die Heiligenbilder und geprägten Messingplatten bezeichnet – bitte einmal über deren Wert, Echtheit und Alter nachfragen zu lassen. Die Beurteilung interessiert mich. Aufarbeitungen bleiben für später. Man kann die Ikone ohne weiteres jetzt aufhängen, denn sie hängen auch hier, natürlich nur an trockener Wand.

Betreffend unserer Gesuche: Die Herren (und Hans und Robert) machen sich falsche Vorstellungen von den Gegebenheiten. Ich glaube aber, wenn ich jetzt konsequent bleibe, endlich doch Erfolg zu haben, nötigenfalls erst am Ende des Krieges, wo sicherlich eine große Bereinigung – und entsprechende Gnadenerlasse – stattfinden wird. Ich bin übrigens der Meinung, dass das Kriegsende unter Umständen näher sein kann, als wir alle vermuten. Der

101 Hans schreibt noch Sütterlinschrift, lernt dann die Lateinschrift. Robert wurde bereits 1941 nach einem Führerbeschluss zur Schriftänderung auf diese umgeschult.

102 Helmut nimmt Bezug auf zwei Heiligenbilder, die er Erna aus der Ukraine sandte. Siehe Brief vom 30. November 1941.

Russe wird im Frühjahr sehr bald erledigt sein. Er verbraucht jetzt in verzweifelten Anstrengungen seine letzten Kräfte.

Sende laufend Papier und Umschläge, sowie Tinte (gesondert), Füllminen für Pelikanbleistifte (weich, nicht hart). Auch sende billigen Lesestoff, Muster-ohne-Wert-Umschläge. Keine Zigaretten, Rauchtabak und – allzu gern – ein paar Zigarren, Likör und Schnaps in beliebigen Mengen. Fett, Butter (solange es kalt ist), Speck, Zucker, Süßigkeiten (Bonbons).

Außerdem wäre mir wertvoll ein gutes Buch in deutscher Stilkunde, die mich jetzt interessiert, weil ich selbst schreibe. Ich besaß einmal ein dickes Buch: Engel, *Deutsche Stilkunde*[103], war sehr gut, ging mir aber verloren (oder ist es noch da?), gekauft etwa 1921–23. Ob alle Fotos hier angekommen sind, weiß ich nicht. Ich habe keine rechte Kontrolle.

Wie geht es Dir gesundheitlich? Wie kommst Du mit dem Geld aus?

Es grüßt Euch alle herzlich
Euer Vati.

---

103 Engel, Eduard: Deutsche Stilkunde, 1922.

01. März 1942

MÖGE EIN GÜTIGER GOTT DICH WEITER SCHÜTZEN

Lieber Helmut,
In dieser besinnlichen Stunde möchte ich Dir einen herzlichen Gruß sagen; wie stark sind in dieser Zeit immer unsere Gedanken bei Dir! Wo magst Du sein? Nach den Kämpfen Ende Januar doch wohl etwas in Ruhe? Ob Du auch gesund bist? Und ob die Feldpost Euch wenigstens ein wenig Freude aus der Heimat bringen konnte?

Ach Helmut, ich habe in den letzten Tagen Deine großen Berichte abgeschrieben. Ich konnte Dir nicht sofort schreiben, es ist alles so unsagbar ernst und hart. Wie dankbar müssen wir sein, dass Du bisher aus all diesem heil herausgekommen bist. Möge ein gütiger Gott Dich weiter schützen. Aber wir können es uns nicht vorstellen, dass Ihr in dieser Weise noch Monate aushalten sollt ohne Ablösung. Allerdings hörte ich jetzt wirklich gar keine andere Meinung!

Hier noch einige Worte zu den Berichten. Sie sind mehr als Tatsachenberichte. Manche sind in Form und Art künstlerisch in ihrer Schlichtheit: Tagebuch im Kriege. Wenn ich Dir stilistisch etwas raten darf: Fasse manche Gedanken in kürzere Sätze. Sie sind schöner und verständlicher. Du weißt, dass Du auch früher solche Bandwurmsätze verfassen konntest. Ich ändere nichts beim Abschreiben, das kann man vielleicht später. Es soll so unmittelbar bleiben.

Vielleicht kommen nun bald die fehlenden Hinweise noch an! Von uns sehr ersehnt, ein kleiner persönlicher Brief – wenn Dir wieder danach zumute ist.

Die Buben sind sehr gut in Ordnung. Heute Abend gab es für sie Höhensonne, ich war nachher auch darunter und denke, es ist eine gute Hilfe gegen die Frühlingsmüdigkeit.

Auch Zitronen gibt es als einziges Obst. Könnte man für Dich doch schicken! Denke Dir, seit etwa zehn Tagen haben Robert und Hansi Klavierstunde. Ich fragte im Anna-Stift wegen Musikunterricht, da zurzeit noch Kohlenferien sind und die Schule in dieser Beziehung nichts bietet. Die betreffende Schwester schlug mir gleich vor, mit Klavier-Unterricht zu beginnen als beste Grundlage. Üben können sie vorerst im Stift, haben zusammen 2x eine halbe Stunde wöchentlich (Preis für eine Stunde: 2,– RM). Sie seien im richtigen Alter, und sie habe noch mehrere solcher Kleiner, zum Beispiel von Doktor Schüttert. Ich bin gespannt auf ihr Urteil. Ich halte Hansi für den Musikalischen!

Bei uns ist noch immer Frost, wenn es auch tagsüber wärmer wird. Leider erscheinen seit einigen Tagen die Flieger wieder, und wir hatten sogar Alarm. Ich hatte gerade den Luftschutzkeller putzen lassen und von Fines Vater kälken [weißen] lassen. Wir haben den eisernen kleinen Ofen aus der Toilette unten hineingelegt, der dort gut wärmt.

Weißt Du eigentlich, dass am 16. März unser Ältester Geburtstag hat und neun Jahre alt wird? Sie freuen sich alle drei schon lange darauf und erinnerten daran, dass Du letztes Jahr dabei warst und es eine wunderschöne Torte gab! Dieses Jahr backt Mutti etwas selbst, einen Geburtstagskuchen, den man allein aufschneiden darf, und nachmittags etwas Handfestes für die kleinen Freunde! Wir wollen am Sonntag feiern, da passt es besser. An Wünschen ist er sonst bescheiden: Nur etwas »Kleines zum Spielen«, und ich muss in meiner Trost-Schublade im alten Schrank einmal suchen, ob ich noch was finde! Robert liest jetzt gern, und ich kann ihm von meinen Kinderbüchern manches geben. Sie haben ein feines Empfinden für gute, ihnen gemäße Bücher (in Inhalt und ihrem Alter entsprechend)!

Auch Hansi bekommt nun Freude am Selbst-Lesen. Er ist vielleicht ein wenig bequem. Er ist überhaupt manchmal ein köstliches »Professorchen«. Neulich sollte er Dieter das Lätzchen vorbinden und band es sich selbst um, obwohl er seines schon um hatte! Er ist auch ein kleiner Eigenbrötler. Da er die Geschwister hat, fühlt er sich wenig in Kameraden ein und außer einem kleinen netten Mädchen, Ingeborg, geht er meist mit Roberts Freunden mit. Kürzlich baten sie mich flehentlich um »Witzbücher«. Sie stürzen sich auf alle Witze der Illustrierten. Daraufhin gab ich ihnen am Sonntag das Busch-Album. Ob sie es verstanden haben?

Dieter ist allmählich »groß«, obwohl er mit seiner Sprache noch wirklich kindlich wirkt. Er sagt immer noch »ß« statt »sch«. Gestern erscheint er erst nach 7 Uhr zum Abendessen, und ich hatte mir vorgenommen, ihn durchzuhauen. Er kam aber so schluchzend zerknirscht nach oben – war bei Werner Borgolte gewesen, es war noch so hell –, dass ich es nicht fertigbrachte. Er wurde schwer verwarnt, musste zigmal wiederholen, dass er um halb sieben zu Hause sein müsse, und aß dann unendlich brav sein Ei, letzteres aber ohne den sonst heiß geliebten Schluss des Aufschneidens, bei dem immer wieder bejubelt wird, wenn die Mutti das umgedrehte, leere Ei erneut unter Schelten aufklopfen muss! Ich denke oft, dass Du dies alles nicht miterleben kannst.

Lesestoff habe ich einiges Gute hier, konnte es aber wegen der Sperre nicht senden. Auch Westermanns Monatshefte habe ich bis April (1 Jahrgang). Möchtest Du die Illustrierte geschickt haben? Erhältst Du Deine Frankfurter Zeitung? Willst Du den *Militärarzt* geschickt haben?

Wie ist das eigentlich mit Deinem Auto und Deinem Gepäck (Koffer etc.)? Zerschossen? Verloren?

Für heute Schluss, es ist der letzte Bogen! Alles, alles Gute!

Es grüßt Dich Deine Erna.

PS: Ich freue mich mit Dir, wenn Du jetzt das EK I erhältst! Wie ist es mit dem Panzersturmabzeichen geworden?

Ob Du die Kinderfotos erhalten hast? Ich lege noch eines bei, so laufen sie jetzt meist herum!

Ich bekam jetzt einen Dankesbrief eines Soldaten für meine Skier![104] Außerdem 30,– RM von hier ausgezahlt.

---

104 Siehe Abdruck des Briefes auf Seite 281.

01. März 1942

HÖLLENLÄRM: SCHIESST DA FREUND ODER FEIND?

Am 23. Februar hat der Russe nicht angegriffen. Nur fern im Süden hörte man einigen Kanonendonner. Im Übrigen war es ein herrlicher Tag, und die Sonne schien so warm, dass man versucht war, einen Frühjahrsspaziergang zu machen. Nichtsdestoweniger waren wir auf der Hut, und die Sicherungen waren alle besetzt. Gegen Mittag kam ein großes Geschwader von Sowjetbombern, in tadelloser Ordnung, wie auf dem Parteitag, kreuzte einmal über unserer Stadt, um dann weiterzuziehen. »Propagandaflug«, sagte der Landser mit treffendem Ausdruck und nicht ohne Ironie. Als sie zurückkamen, flogen sie ganz nieder über unsere Stellungen, schossen einmal kurz und verschwanden.

Auch der nächste Tag und der übernächste verstrichen in vollständiger Ruhe, wie stets, wenn der Russe etwas vorhat. In der Nacht zum 26. Februar fing es dann an. Schon gegen Mitternacht war Geschützfeuer zu hören in südlicher Richtung, bald fern, bald näher. Wir zogen unsere Stiefel an, um auf alles vorbereitet zu sein, und schliefen fürs Erste weiter. Gegen 3 Uhr fing dann ein Trommelfeuer an, wie es nicht leicht seinesgleichen hat. Einleitung eines Angriffs, das war ersichtlich! Ich trat vor die Tür, um festzustellen, wo das Feuer lag. Die Geschütze mussten in den Wäldern vor uns stehen und schossen über die Höhe in die Dörfer am südlichen Hang. Nur hier und da kam eine Granate, wie verirrt, auch zu uns herüber, schlug aber weit ab in den Gegenhang am Tal. Also wird es stimmen, wie die Gefangenen aussagten, dass der Russe südlich und östlich angreift, neben uns. Wir versuchten, wieder zu schlafen, doch war keine Ruhe mehr zu finden. Man verfolgte, ohne es zu wollen, den Artillerielärm, der in den Häusern fast noch deutlicher zu hören war als draußen, immer darauf achtend, ob sich die Richtung des Einschlages änderte. Bald kamen noch weitere, entfernt stehende Batterien, hinzu. Der Russe musste viel Munition haben. Es war ein Höllenlärm, fern, doch eindringlich.

Als es dämmerte, kamen auch Gefechtslärm der Infanterie, MGs und Schützenfeuer hinzu, dann der dröhnende, scharfe Knall von Panzern und Panzerabwehrgeschützen: Eine Schlacht war im Gange. Es war das erste Mal, dass ich eine solch heftige Schlacht von ferne sich abspielen hörte. Ein seltsames Erlebnis, das einen zwar nicht recht anging, aber doch erregte. Nicht allein, dass sich dies alles wie ein drohendes Unheil vor einem abspielte, bei dem man untätig zusehen – oder besser: zuhören – musste, sondern wir waren auch nicht im Geringsten unterrichtet, wie der Kampf stand.

Wird der Russe durchbrechen? Kann man die Linie halten?

Das waren unsere Sorgen, denn ein Durchbruch hätte uns den Russen in den Rücken gebracht. Auch hört sich eine solche Schlacht aus der Ferne noch viel schlimmer an, als sie in Wirklichkeit ist. Nicht kann man mehr unterscheiden, schießt Feind oder Freund, und Abschuss und Einschlag verwickeln sich ineinander. Schließlich hört man nur noch ein unausgesetztes Donnern und Rollen, wie wenn eine große Trommel geschlagen wird, dazu das Schnarren von 100 MGs und immer wieder den peitschenden Knall von Panzergeschützen.

So ging es, mit Unterbrechung von kurzer Dauer, den ganzen Tag über und die Nacht und nochmals den kommenden Tag. Das war auch für uns eine Nervenprobe.

Am dritten Tag endlich wurde es ruhiger, und es kamen sichere Nachrichten. Der Russe war am ersten Morgen, nachdem er fast ein Dutzend Panzer verloren hatte, mit seinem Rest durchgebrochen. Aber die Infanterie hatte im Wesentlichen gehalten. Ein verloren gegangener Ort wurde zurückerobert. In der Nacht hatte man dann noch 17 russische Panzer, die ohne Benzin im Gelände standen, durch Pionierstoßtrupps vernichten können. Am dritten Tage kam der russische Angriff endlich zum Erliegen. Die alten Stellungen blieben im Wesentlichen in unserer Hand. Wir haben unseren Kameraden der anschließenden Division im Geiste die Hände geschüttelt. Wir wussten, was sie geleistet hatten.

Helmut.

06. März 1942

PROPAGANDA: PANZER VERBRENNEN FÜR DIE KAMERA

Als ich am 24. Februar vor die Tür meines Reviers trat, um mir den Stuka-Angriff anzusehen, war es im Dorf völlig ruhig. Noch am Morgen hatte die Russenartillerie, die sich im oberen, noch zäh verteidigten Dorfabschnitt aufgestellt hatte, zwischen unsere Häuser gefunkt und auch mir einen Splitter durch Fenster und Tür gejagt. Jetzt aber, da bei strahlendem Sonnenschein die Silbervögel unserer Stukas über dem Dorf kreuzten, war jeder Kampflärm verstummt. Freund und Feind waren von dem Anblick gebannt, den die einen ebenso erhebend wie die anderen bedrohlich empfunden haben mögen.

Ich sagte bereits, dass es zu dem erwarteten Angriff nicht gekommen ist. Nachdem die Stukas eine Weile gekreuzt hatten, drehten sie unverrichteter Dinge wieder ab. Wahrscheinlich war das Ziel nicht lohnend genug. Immerhin war es herrlich anzusehen, wie die hohen Rauchsäulen unserer Rauchgranaten ringsum die eigene Stellung begrenzend, gegen den Himmel stiegen und sich plastisch von blütenweißem Schnee einerseits und vom blauen Himmel andererseits abhoben.

Ich hatte gerade meine Kamera gezückt, als ich sah, wie ein anderer Soldat, ebenfalls mit einer Kamera bewaffnet, die Straße mit dem Hauptmann heraufkam und eifrig in der Gegend herumknipste. Früher hatte jeder Soldat eine Kamera in der Tasche. Jetzt aber, da die meisten ihre Kamera verloren oder keine Filme mehr haben oder auch zu faul geworden sind zu fotografieren, ist es schon eine Seltenheit geworden, einen Soldaten fotografieren zu sehen. Ich dachte mir deshalb gleich: ein PK[105]-Mann! Und begrüßte ihn mit den Worten: »Aha, die Konkurrenz ist angekommen.«

Es war richtig, ein PK-Mann, und er erzählte, dass er die Kämpfe der letzten Tage zu schildern habe, um sie demnächst im Rundfunk zu sprechen. Wir fühlten uns richtig geehrt, und der Hauptmann gab ihm eine Schilderung der Tage vom 21. bis 23. Januar[106] und nahm ihn dann auch noch mit in die eine oder andere Stellung.

Wir waren nun sehr gespannt, ob er Wort halten würde. Und tatsächlich, in den ersten Tagen des März kam im Radio bei den Frontberichten eine Darstellung, von der man so etwa annehmen konnte, dass sie sich auf uns bezog. Unsere Funkstelle hat sie abgehört und mitgeschrieben. Es war das erste Mal, dass wir mit unseren wackeren PK-Leuten zu tun hatten. Aber bald haben sie uns noch einmal aufgesucht. Als die Kämpfe hier abgeschlossen waren, ging ich eines schönen Vormittags (11. Februar) den langen Weg durch das Dorf zurück, um den Oberarzt aufzusuchen, der am anderen Dorfende saß.

Ich wunderte mich nicht wenig, die längst erledigten Russenpanzer in der Dorfmitte wieder rauchen und qualmen zu sehen. Ein Meldekrad mit ein paar Schützen fuhr durch den Qualm, drehte um, fuhr wieder durch und kam wieder zurück, und so mehrmals.

---

105 PK: Propagandakompanie: Eine dem Oberkommando der Wehrmacht unterstellte Truppe zur medialen Massenbeeinflussung und Manipulation von Volk, Soldaten und Feinden.

106 Deutscher Angriff auf Nikiforowka.

»Was macht ihr denn da?«, rief ich, erstaunt über den mit Eifer betriebenen Unsinn. Aber da sah ich es schon. Unser PK-Mann stand im Hintergrund und filmte. »Wir machen Kampfaufnahmen«, sagte er trocken. Sie hatten die Panzer mit Benzin übergossen, damit sie noch einmal brannten. So, dachte ich – um eine Erfahrung reicher –, wie man wirksame Aufnahmen für die Wochenschau herstellt. Aber es soll auch tapfere PK-Männer geben, die ihre Aufnahmen während des Kampfes machen.

Helmut.

07. März 1942

KOMMANDEURS-KRANKHEIT: ZAHNBEHANDLUNG IN DER HEIMAT

Nachdem uns schon die zweite Woche des Februar plötzlich über Nacht warmes Wetter gebracht hatte, an den sich zunächst ein Regen und dann warmer Sonnenschein bei gelindem Frost anschloss, glaubten die meisten von uns, der russische Winter mit allen seinen Härten und Schrecken sei nun überwunden, und das Frühjahr werde sich nun bald einstellen. Mit Lächeln begrüßten wir daher die warmen Woll- und Pelzsachen, die endlich von der Heimat eintrafen. Ausgesprochene Optimisten gaben ihre wärmsten Sachen und Pelze schon zurück zum Tross. Man bereitete sich schon auf die zu erwartende Schlammperiode vor.

Da meldete sich noch einmal der russische Winter in ganzer Kraft. Es trat ein Wettersturz ein mit einem Schneegestöber und Sturm, der einen Tag und eine Nacht in solcher Stärke anhielt, dass er den Schnee an vielen Stellen wieder meterhoch zusammentrieb. Was hier in Russland geschieht, geschieht mit Masseneinsatz, beim Menschen wie beim Wetter. Heute hat unser Gefangener, der uns Holz sägt und die Wäsche macht, mehrere Stunden arbeiten müssen, um wenigstens den Weg zu unserem Kellerloch, das uns als Unterstand dient, freizuschaufeln.

Das war eine unangenehme Nacht, denn es war zu befürchten, dass der Russe die undurchsichtige Nacht zu einem Angriff benutzen würde. In der Dunkelheit, dem Schneetreiben und Sturm konnte man kaum die Hand vor Augen sehen. Es wäre unschwer gewesen, die Linien zu durchbrechen. Aber so wendig war der Russe nicht, sofort einen Angriff zu starten. So blieb die Nacht gegen Erwarten ruhig. Jetzt ist wieder klares Wetter und das Gelände durch den hohen Schnee schwer passierbar.

Bei uns ist jetzt auch die »Kommandeurskrankheit« ausgebrochen. Was ist das für eine sonderbare Krankheit? Sie hat mit dem Kommandeur so ohne weiteres gar nichts zu tun, und wir Ärzte haben sie auch nicht entdeckt oder benannt. Und doch müssen wir uns mit ihr befassen, denn sie kann um sich greifen wie eine ansteckende Krankheit und ist gefährlich. Es ist gar nicht leicht, mit ihr fertigzuwerden. Kein Mann an der Front ist vor ihr wirklich sicher, denn das ist ihre besondere Eigenschaft: Es gibt sie nur an der Front und wohl auch nur bei Truppen, die lange im Kampf liegen. Der Landser ist es, der diese Krankheit erfunden und mit dem ihm eigenen schlagenden Witz so benannt hat. Um es gleich zu sagen: Ihr wesentliches Merkmal ist, dass der Befallene zurück will in die Heimat!

Da kommt einer in die Revierstube und hat ein sehr schlechtes Gebiss. Es lässt sich nicht leugnen: Viele Zähne fehlen, einige sind angefault, andere nur noch Ruinen. Aber eine bodenlose Vernachlässigung gehört dazu, dass es so weit gekommen ist. Die Möglichkeit, sich die Zähne behandeln zu lassen, bestand oft genug. Aber jetzt fällt es ihm plötzlich ein, dass er nicht mehr kauen kann und dass er ein Gebiss braucht, das nur in Deutschland gemacht werden kann: Kommandeurskrankheit. Bei einem anderen ist es noch nicht so weit, er hat nur einige Zähne mit Löchern. Aber – er ist eine individuelle Behandlung gewöhnt – er möchte die Zähne nur in Deutschland von seinem eigenen Zahnarzt behandelt wissen:

Kommandeurskrankheit. Ein Dritter ist wegen eines Bruches in Deutschland operiert worden und – nach sorgfältiger Fachbehandlung und vielmonatiger Pflege – endlich wieder an die Front gekommen, auf eigenen Wunsch natürlich und obwohl die Ärzte noch ihre Bedenken hatten. Nun ist er kurze Wochen hier und hat solche Schmerzen, es geht halt nichts mehr! Die Operationsnarbe zeigt eine glatte Heilung, höchstens sind es Narbenschmerzen: die gleiche Seuche!

Oder einer ist verwundet worden und hat noch eine Kugel im Bein oder einen Splitter. Der Zeitpunkt scheint ihm jetzt für gekommen, den Splitter, der an ganz ungefährlicher Stelle sitzt, zu entfernen: ins gleiche Fach! Oder einer hat seit Geburt Plattfüße und damit den Feldzug bisher recht und schlecht hinter sich gebracht. Aber jetzt »in der Kälte« wird's unerträglich: Kommandeurskrankheit!

Ich sehe es ihnen schon an, wenn sie zu mir in die Revierstube kommen. Sie haben ein Anliegen, ein etwas schiefes, das steht ihnen im Gesicht geschrieben. Da heißt es, sorgfältig prüfen und unerschütterlich die Entscheidung treffen. Denn wehe dem Truppenarzt, der sich in seinem Urteil vergreift. Er hat gute Sachkenner und scharfe Beurteiler zu fürchten, bei denen er durch einen Missgriff Vertrauen und Ansehen verliert: die Kameraden. Sie wissen genau, was die Uhr bei dem Betreffenden zeigt. Sie sehen ihren Kameraden mit ungetrübten Augen an und verlangen von jedem andern, was sie auch von sich fordern müssen. Es ist eine verschworene Gemeinschaft, aus der sie keine Flucht dulden. Wer sich aus ihr entfernen will, verfällt der Acht.

Das eherne Gesetz des Krieges selbst ist es, das diese mitunter ans Grausame grenzende Gesinnung geschaffen hat. Das sind die Männer, die zu mir kommen mit ihren erfrorenen, wunden Füßen, aber gleich sagen: »Ich will nicht abgelöst werden, denn wir sind nur unserer sechs.«

Die, wenn sie es auch nicht sagen, aber dumpf fühlen: »Für das, wofür ich kämpfe, sind schon viele meiner Kameraden gefallen.«

Die, wenn sie auf ihrem Posten stehen, uns die Ruhe geben, um dicht hinter der Linie die Nacht hindurch fest zu schlafen. Und auch die Heimat ruhig schlafen lassen, solange sie ihre Wacht im Osten halten. Sie sind unerbittlich gegen ihre Kameraden, aber ihre Meinung, ihre Achtung gilt etwas bei ihnen. Und so genügt es denn auch zumeist, nur an sie zu erinnern, und der Heimatkranke zieht still auf seinen Posten zurück.

Wäre noch zu klären, warum diese Krankheit, die keine ist, sondern eine seelische Einstellung in schwacher Stunde, ausgerechnet »Kommandeurskrankheit« heißt?

Ich habe den Namen nicht erfunden und bin also nicht verantwortlich. Aber ich habe mir sagen lassen, dass diese Krankheit auch bei Offizieren, ja bei Kommandeuren vorkäme. Und ich halte es nicht für unmöglich, dass einer, je höher er im Range gestellt ist, desto eher mit seinem Wunsch durchdringt. Vorausgesetzt, dass er den richtigen, das heißt, den unrichtigen Arzt unter die Flügel nimmt. Aber ich will's nicht glauben, ehe ich es nicht selbst erlebt habe.

Helmut.

(Ich habe kein Briefpapier und keine Umschläge mehr.)

11. März 1942

OSTERGRÜSSE AN DIE KINDER

Liebe Kinder!
Nun will ich Euch vor allem einmal herzlich danken für Eure lieben Briefe, die Ihr mir geschrieben habt und die ich alle erhalten habe, obwohl der Weg nach Russland sehr weit ist. Gefreut habe ich mich auch, dass Ihr schon so schön schreiben könnt. Gebt nur darauf Acht, dass die Buchstaben immer schön gerade stehen: So wie die Soldaten gerade stehen, wenn sie etwas taugen.

Da Ihr brav und fleißig wart, hat Euch auch das Christkindchen, wie ich höre, sehr reich beschenkt. Euer kleines Päckchen mit der Schokolade, den Zigaretten und den schönen Laubsägearbeiten ist auch gut angekommen. Besonders schön fand ich den kleinen Zwerg.

Bis dieser Brief zu Euch kommt, wird es schon bald Ostern sein und der Osterhase die schönen Eier bringen. Als ich noch klein war, bin ich zu dieser Zeit mit einer Pfeife in den Wald gegangen, wo der Osterhase wohnt, und habe tüchtig gepfiffen. Wenn ich dann zurückkam, hatte der Osterhase unterdessen zumeist schon ein Ei in den Garten gelegt, auch wenn es noch nicht richtig Ostern war. Versucht es doch auch einmal!

Und nun seid alle herzlichst gegrüßt von
Eurem Vati.

11. März 1942

ERNA UND DER BEHÖRDENKRIEG

Lieber Helmut,
Heute Abend möchte ich wieder einmal ausführlich an Dich schreiben. Es wird zwar immer nur ein kleiner Auszug von all dem, was man Dir eigentlich erzählen möchte, und die lange Laufzeit der Post unterbricht das Erlebte.

Als Erstes möchte ich Dir für die letzten Briefe danken. Ich schrieb Dir in meinem letzten Brief eine »Kritik« dieser Berichte, die Du wohl erhalten hast. Du hast recht, sie sind erschütternd ernst und hart in ihrer Sachlichkeit. (Ich brauche immer einige Zeit, bis ich sie abschreiben kann, und bin Dir doch dankbar, dass Du mich und uns teilnehmen lässt an dem, was Du erleben musst.) Wir ständen sonst zu abseits trotz der offiziellen Frontberichte. Diese Sachlichkeit lässt die Tatsachen, das Grausame ertragen beim Lesen, und dass Du jetzt das Menschliche auch hineinbringst, lässt sie eben zu wirklich Erlebtem werden.

Heute kam ein Brief von Hans, in dem er mir mitteilt: Das Gesuch um Ausnahmebehandlung ist an das Oberkommando des Heeres zur weiteren Bearbeitung zuständigkeitshalber gegeben worden, und es wird um meine Fotos gebeten! Also ist das Gesuch doch weitergegeben worden!! Eine Hoffnung! Es ist zu wünschen, dass ich ihnen nun »gefalle«!

Ich sandte noch ein Familienbild mit den Buben und zwei Soldatenfotos von Dir an Hans, die seinerzeit noch nicht da waren. Außerdem kündigte Hans das Koffer-Grammo an!

Bei uns ist alles in bester Ordnung. Wir sind gesund und frisch. Bald erzähle ich Dir einmal ausführlich über die Buben. Heute muss ich noch berichten, dass Hansi gestern von sich aus allein den Spielschrank aufräumte! Er strahlte vor moralischem Plus!!

Herzliche Grüße von uns allen!
Deine Erna

Mutti hat ein neues grünes Strickkleid von Dir an! Alle Mitbringsel sind fest in Gebrauch und sehr beliebt.

Hast Du die Pelzweste erhalten?

Ein Gnadengesuch an den Führer

Unterarzt Dr. Machemer
10. März 1942
Pz. A. A. 16[107]
Fp. Nr. 23091
Betreffend: Gnadengesuch an den Führer um Beförderung zum Offizier

An den
Führer und Obersten Befehlshaber der Wehrmacht,
Adolf Hitler
A. d. D.

Der Umstand, dass ich in einer im Jahre 1932 geschlossenen Ehe mit einer Mischling 1. Grades verheiratet bin, hat bisher eine Beförderung zum San.-Offizier unmöglich gemacht. Ich bitte den Führer unter Hinweis auf meinen nunmehr 2,5-jährigen Kriegsdienst, insbesondere meinen Dienst an der Front in Frankreich und Russland, auf dem Gnadenwege die Beförderung zu genehmigen. Am Tage des Kriegsausbruches habe ich mich zum Heeresdienst gemeldet und wurde am 13.9.39 eingezogen. Nach der Grundausbildung wurde ich am 29.2.40 zum Unterarzt befördert und zum Off.-Anwärter ernannt. Ab Ende Mai 1940 habe ich als Hilfsarzt zuerst bei dem Feldlazarett mot.16 und später bei dem IR 60 der 16. Div. am Frankreichfeldzug teilgenommen. Anschließend wurde ich zum Kradschützenbataillon 16 und im Februar 1941 zur Sanitätskompanie mot. 2/16 (Fp.Nr.15187) versetzt, bei der ich während der ersten Monate des Russlandfeldzuges als Chirurg tätig war.

107 Abkürzungen in diesem Brief: PZ. A. A. 16: Panzer-Aufklärungs-Abteilung 16; Fp. Nr.: Feldpostnummer; A. d. D.: Auf dem Dienstwege; San.-Off.: Sanitäts-Offizier; mot.: motorisiert; IR: Infanterie-Regiment; Div.: Division.

Im September 1941 wurde ich zur Panzer-Aufklärungs-Abteilung 16 versetzt. Seitdem habe ich mich als Hilfsarzt an der ärztlichen Versorgung während der Herbst- und Winterkämpfe an sämtlichen Gefechten dieser Abteilung beteiligt.

Auf Veranlassung der Sanitätskompanie wurde mir im September 1941 das EK II verliehen. Ein gleichzeitig von dieser eingereichter Vorschlag auf Beförderung zum San.-Offizier wegen Tapferkeit vor dem Feinde wurde vom Divisionsarzt zurückgegeben. Da in der Nichtbeförderung über den Dienstgrad des Unterarztes hinaus, welchen ich seit zwei Jahren innehabe, die Truppe mit Recht eine Entehrung sieht, welche geeignet ist, das zur ärztlichen Betreuung notwendige Vertrauen zu beeinträchtigen und zu entziehen, bitte ich, von der Möglichkeit, auf dem Wege des Gnadengesuches eine letzte Entscheidung zu erhalten, nunmehr Gebrauch machen zu dürfen.

15. März 1942

MENSCHLICHKEIT: OPERATIONEN IM SOWJETISCHEN LAZARETT

Es war Anfang August 1941, noch ehe die Kämpfe um den Kessel von Uman abgeschlossen waren, da unsere Division bereits östlich von diesem Kampfgebiet nach Süden vorstieß, um vor Nikolajew einen neuen Kessel zu bilden. Unsere Sanitätskompanie folgte dicht hinter der kämpfenden Spitze, wurde aber durch einen hereinbrechenden Gewitterregen zwei Tage in der kleinen Stadt B.[108] festgehalten. Hinter der Stadt senkte sich der Weg in einen Talkessel, um auf der anderen Seite wieder steil anzusteigen – nach echter Art der sowjetischen Wege, die keine Hindernisse kennen. Und über diese Steigung kamen unsere Wagen nicht hinaus. Alle Hilfen, selbst schwere Zugmaschinen versagten. Erst zwei Tage später, nachdem die Front sich verbreitert hatte, konnten wir einen Umweg über die Höhen suchen und das Hindernis umfahren.

In dieser Zeit unfreiwilliger Ruhe, während wir uns Quartiere in den Häusern suchten und so den Ort durchstöberten, wurden wir zufällig Zeugen der Zustände in einem russischen Lazarett. Es war ein lang gestrecktes, hufeisenförmiges einstöckiges Gebäude, ab-

108 Vermutlich Batutine.

seits in einem kleinen Waldgestrüpp gelegen, von einem Zaun umschlossen, vermutlich also ein ehemaliges Krankenhaus. Wir traten durch das Hoftor – es war schon gegen Abend – und mussten zunächst vorsichtig von Stein zu Stein klettern, die einen Pfad durch den tiefen Schlamm des Hofes zu bilden bestimmt waren.

Niemand war zu sehen; wir dachten daher, das Gebäude sei leer. Als wir aber die Eingangstür öffneten und dann eine weitere Tür zu einem langen Gang, bot sich uns ein seltsames Bild. Dicht gedrängt und kreuz und quer lagen hier durcheinander Verwundete und Tote, in Bettgestellen, die den Weg fast versperrten, auf Bänken, auf dem Boden über altem Stroh und ohne Unterlage. Dazwischen Abfälle jeder Art und durchblutete und vereiterte Verbandstücke. Die wenigsten hatten Decken, aber alle waren dicht mit Fliegen bedeckt, von denen sie sich mit Gazelappen über Gesicht und Händen notdürftig zu schützen suchten. Die Verwundeten waren zwar verbunden, aber an den von Blut und Eiter durchtränkten Verbänden saßen Schwärme von Fliegen. Eine Luft, stinkend und dick zum Schneiden, schlug uns entgegen und mochte uns zur Umkehr veranlasst haben, hätte uns diese Angelegenheit nicht zu interessieren begonnen. Was war hier los? Von Personal keine Spur! Hat man die Verwundeten hier in großer Eile »abgeladen« und dann im Stich gelassen?

Mühsam Fuß um Fuß vortastend, stiegen wir über die Verwundeten hinweg, die zu stöhnen anfingen, als sie uns bemerkten, und öffneten die Tür zu einem der Zimmer, die sich an den Gang anreihten: das gleiche Bild!

Ein weiteres Zimmer: ebenso! Viele lagen nicht einmal auf Stroh, andere hockten taumelnd auf Stühlen. Schmutz und widerlicher Geruch überall. Keine Schwester, kein Arzt waren zu sehen. Ist das ein verwunschenes Schloss? Wir riefen einmal, zweimal durch den Gang: »Hallo!«

Keine Antwort.

Allmählich packte uns eine Wut ohnegleichen. Wenn diese Russen ihre eigenen Menschen so verkommen ließen, war es dann verwunderlich, wenn sie mit ihren Gefangenen nicht anders verfuhren?

Wir durchstiegen den ganzen Gang, öffneten die letzte Türe am Gangende und sahen vor uns etwa ein Dutzend russischer Schwestern. Jedenfalls schlossen wir, dass es Schwestern waren, denn sie trugen weiße Mäntel, einige von ihnen darunter Hosen und hohe Stiefel. Also war das Haus doch noch »in Betrieb«!

Obwohl es schon dunkelte, holten wir den Dolmetscher, einen kaukasischen Lehrer deutscher Abstammung, der übergelaufen war und uns seitdem freiwillig begleitet hatte. Wir begannen auszufragen, was das hier wäre.

»Ein russisches Lazarett.«

Ob es noch in Betrieb wäre?

»Ja.«

Wie es dann zu einem solchen Sauladen käme? Verbandsmaterial und Arzneimittel seien aufgebraucht.

Ob sie denn keine Ärzte hätten?

»Doch, zwei Ärzte, die können aber nichts machen.«

Wir ließen die beiden »Kollegen« holen, sie wohnten am anderen Ende des Hauses. Sie kamen an, schlotternd vor Angst, ungepflegt und kaum zu unterschieden von den übrigen Genossen. Wir ließen ihnen versichern, dass wir nicht vorhätten, sie zu erschießen. Aber warum sie hier nichts unternähmen? Ob sie einen Operationssaal und Instrumente hätten? Bei unserem kurzen Rundgang hätten wir nämlich einige Verwundete gesehen, denen die Gliedmaßen dringend amputiert werden müssten, weil eine Gangrän[109] schon von Weitem zu riechen war.

---

109 Bakterielle Zersetzung abgestorbenen Gewebes.

Ein Operationssaal sei vorhanden und auch Instrumente, aber sie könnten die Operation nicht ausführen. Der Dolmetscher flüsterte uns zu, dass wir ihnen nicht glauben sollten, das sei vielmehr typische russische Gleichgültigkeit. Man überließe den Verwundeten, wenn er erst einmal verbunden sei, sich selbst. Wer stürbe, der stürbe eben. Wir brachen daher unsere Unterhaltung ab und gaben den beiden Ärzten in unmissverständlichem Ton den Befehl, morgen früh sofort mit den dringlichsten Operationen zu beginnen. Wir kämen gegen 9 Uhr wieder und überzeugten uns selbst. Abends noch schickten wir eine Menge Verbandsmaterial in das Haus, welches in genügender Zahl im Ort in Quartieren und erbeuteten Wagen herumlag.

Um 9 Uhr waren wir wieder im Lazarett. Im Hofe war jetzt ein reges, sonderbares Leben. Nicht, dass sich hier Schwestern und Krankenträger tummelten. Nein, Verwundete, zum Teil Schwerverwundete, humpelten und krochen herum mit Holzstöcken und auf allen vieren: zum Brunnen, um Wasser zu trinken, Kartoffeln holend, die sie im Stahlhelm abkochten, oder an Brotkrusten kauend, die sie irgendwo gefunden haben mochten. Wer nicht humpelte und kriechen konnte, blieb im Hause liegen, und es war nicht zu erkennen, ob sich überhaupt jemand um ihn bekümmerte. Tragen standen im Hof, jedoch niemand, der sie benutzte.

Wir traten in den Operationssaal und fanden dort die beiden Ärzte und einige Schwestern. Offenbar waren die Operationen vorbereitet worden, jedenfalls lagen einige Instrumente im dampfenden Kocher. Äther zur Narkose und Verbandmaterial standen bereit. Der eine Arzt blätterte in einem dicken Buch mit vielen Abbildungen, vermutlich ein Lehrbuch, in dem er über die vorzunehmende Operation nachlas.

Wir wären da, ließen wir verdolmetschen, und sie sollten beginnen. Man brachte nun einen Verwundeten, den wir tags zuvor noch zur Operation vorgesehen hatten, zur Amputation des Beines. Da gestand uns der Arzt, zitternd und stotternd vor Angst, denn unsere Blicke mochten einen drohenden Ausdruck angenommen haben, er könne die Operation wirklich nicht ausführen, er habe es noch nie gemacht oder gesehen.

Das sei uns völlig gleich, ließen wir antworten, er solle beginnen.

Und er begann. Wir waren gespannt auf das, was kommen würde. Umständlich wurde der Verband abgewickelt, anstatt ihn durchzuschneiden. Umständlich begann der Arzt, die Instrumente auszupacken, nochmals in den Kocher zu legen und wieder auszupacken und endlich mit dem Messer zu schneiden.

Ob er denn nicht narkotisieren wolle?

Das sei nicht nötig, die Soldaten seien an Schmerzen gewöhnt.

Also, dann gut, ohne Narkose. Die Hauptarbeit der Schwestern bestand darin, die zahllosen Fliegen von der tiefen, stark eiternden Wunde wegzujagen. Aber viele Fliegen sind schneller als eine Schwester, und schließlich ließ sie die Fliegen auch sitzen. Unterdessen schnippelte der »Kollege« an dem Bein herum. Ich weiß nicht, worüber man sich mehr wundern soll, dass der Verwundete die Hantierung an sich widerstandslos geschehen ließ oder dass uns selbst der Geduldsfaden nicht riss. Es mochte eine halbe Stunde vergangen sein, und noch war nichts geschehen, als die Haut und einige Muskeln durchtrennt, die nun natürlich stark bluteten, weil vergessen worden war, die Abbindung anzulegen.

Es war offensichtlich: Dieser Mann, der sich als Arzt der UdSSR[110] bezeichnete, hatte von der Operation keine blasse Ahnung. Schließlich, um dem grausigen Spiel ein Ende zu bereiten, nahm ihm unser Chirurg das Messer aus der Hand, ein anderer von uns legte die Abschnürbinde um und ein Dritter gab die Narkose. In wenigen Schnitten waren Haut und Muskeln an anderer Stelle

110 UdSSR: Union der Sozialistischen Sowjetrepubliken; vollständig für Sowjetunion.

kunstgerecht durchtrennt, ohne dass es noch blutete, die Gefäße vernäht, der Knochen abgesägt, Trains[111] eingelegt und die Hautlappen provisorisch geschlossen. Das dauerte kaum 15 Minuten. Schon kam der nächste Verwundete herein, der unterdessen von uns ausgesucht worden war. Nun war das Staunen bei den Russen, und es wurde bald zu einer anerkennenden und wohlwollenden – man kann es fast so nennen – Sympathie. Ich glaube, wir haben, als wir gegen Mittag zunächst unsere Arbeit einstellten, um sie nachmittags fortzusetzen, eine bessere Propaganda in den wenigen Stunden betrieben, als die Sowjetunion in all den Jahren vorher. Es muss anerkennend vermerkt werden, dass die Schwestern die Ersten waren, als sie den Gang der Dinge einigermaßen übersahen, selbst helfend mit anzupacken und dabei sogar Freude an der ihnen bisher unbekannten Arbeitsweise zu haben schienen.

Nachdem wir nun einmal unfreiwillig zu Mitarbeitern geworden waren, packten wir die Sache auch gleich richtig an. Gefangene wurden herbeigeholt, und fürs Erste wurde der ganze Stall ausgemistet. Während die Chirurgen weiterarbeiteten, ging ein anderer Arzt von uns durch die Säle, [um] die Toten zu entfernen und begraben zu lassen und die Schwer- und Leichtverwundeten zu trennen. In einen besonderen Saal kamen die Hoffnungslosen, die zu Operierenden und die Leichtverwundeten auf frisches Stroh gelagert. Bald dampfte auch eine russische Beute-Feldküche im Hof und sorgte für Getränke und warmes Essen, für das wir Bestände im Dorf requirierten. Bis zum Ende des folgenden Tages war das Nötigste getan, und etwa 200 Verwundete waren zum Teil operiert und alle frisch verbunden. Ein Hauch preußischer Disziplin zog durch die Räume dieses Hauses.

Ich weiß nicht, wie lange dieser »Hauch« angehalten hat. Am dritten Tage rief uns die Pflicht auf nunmehr gangbaren Wegen wie-

111 Drainagen.

der vorwärts. Auch kann man nicht sicher sagen, wer von uns beiden, der Russe oder wir, tiefere Einblicke und reichere Erfahrungen in diesen Tagen gewonnen hat. Man kann diese Zustände nicht verstehen, wenn man nicht die Stellung des Arztes in Russland kennt. Ich werde ein andermal darauf eingehen.

Helmut.

23. März 1942

PROBLEME IN DER TRUPPE

Wütender Hauptmann: Stellung halten oder Kriegsgericht!

Am Sonnabend, den 21. März war ich frühzeitig, beim ersten Hellwerden, auf den Beinen. Der erwartete Gefechtslärm war zu hören, und darum weckte ich meine Kameraden, die – wie immer – schliefen wie die Murmeltiere, damit wir bereit wären, wenn es losginge. Nicht allein, dass es Samstag war; Samstag und Sonntag sind meist unsere schweren Tage gewesen. Es war anzunehmen, dass der Russe mit starken Kräften angriffe, nachdem er tags zuvor bereits einen kleinen Vorstoß mit zwei Panzern und etwa 80 Mann nach Lipowka unternommen hatte, abends aber wieder von uns hinausgeworfen worden war. Gefangene hatten ausgesagt, dass Timoschenko[112] den Befehl gegeben habe, auf der ganzen Front anzugreifen. Offenbar sollte das ein letzter Versuch des Durchbruchs vor der schon lange fälligen »Schlammperiode« sein, von der man aber bis jetzt noch

---

112 Semjon K. Timoschenko: Marschall und Verteidigungsminister der Sowjetunion. Ab Juni 1941 Stalins Stellvertreter als Oberbefehlshaber der Roten Armee.

nichts merken konnte. Denn hart wie im tiefsten Winter war die Kälte wieder eingebrochen, und man konnte sich fragen, wer denn eigentlich hartnäckiger wäre: der Russe mit seinen immer wiederholten Angriffen oder der russische Winter mit Kälte und Schnee. Im vergangenen Jahr, so erzählten die Einwohner, seien zu dieser Zeit schon die Felder eingesät worden!

Wir hatten uns die Klamotten schon alle griffbereit hingestellt, denn es war für die Nacht mit einem Feuerüberfall der Artillerie über Nikiforowka zu rechnen gewesen, wobei der Russe an Munition nicht zu sparen pflegte. Tausende von Granaten scheinen bei ihm keine Rolle zu spielen. Während bei uns leider mit jeder Granate gerechnet werden muss, die ja auch vorher einen Weg von 2000 Kilometern zurücklegt.

Schon am Abend schoss der Russe von verschiedenen Seiten ins Dorf, und es sah so aus, als ob er sich einschösse. Eine Granate setzte er auch vor meine Bude, dass die Fensterscheiben einkrachten. Ich war aber zu der Zeit ausgegangen und beim Hauptmann zu Besuch. Es ist eben der Dusel, dort nicht zu sein, wo die Brocken hinfallen.

Indessen, die Nacht war völlig ruhig verlaufen. Ein paar Mal war ich aufgestanden, um vor der Tür in die sternklare, eiskalte Nacht hineinzuhorchen. Es war völlig ruhig. Ruhe vor dem Sturm, konnte man wohl sagen. Denn auch das ist eine Taktik der Russen, sich vor Angriffen besonders still zu verhalten. Man kannte das zur Genüge und ließ sich nicht täuschen! Wenigstens hatten wir gut geschlafen.

Während wir den Kaffee zubereiteten, uns wuschen und die Stube reinigten, nahm der Gefechtslärm zu. Unschwer zu erkennen: Der Russe griff wieder Lipowka an, und zwar mit Panzern. Der Richtung und der Zahl der scharf knallenden Panzerkanonen nach zu urteilen, mussten es nicht wenige sein. Dazwischen ratterten die MGs der Panzer mit ihrem bellenden Ton. Verdammt schwierige Lage für die dort oben, weil panzerbrechende Waffen fehlten. Da half nur, in den Löchern in Deckung bleiben. Nur die den Panzern folgenden Schützen mussten bekämpft werden. Aber das ließ sich leicht sagen. Von uns war auch ein Zug dort oben, noch vom gestrigen Angriff her. Ich selbst hatte eigentlich mitgehen sollen, aber dann entschied der Hauptmann, hierzubleiben, weil sonst das Gros der Truppe ohne Arzt gewesen wäre. Die dort oben haben einiges auszuhalten: erst den Nachtangriff, dann die Nacht im Freien. Häuser standen nicht mehr und jetzt der Panzerangriff! Aber was ließ sich da machen? Lipowka war zur Schlüsselstellung geworden und musste unbedingt gehalten werden. War der Russe erst dort und gelang es ihm, stärkere Infanterie dorthin nachzuziehen, dann ließ sich die ganze Front von dort aufrollen.

Als ich zum Fenster hinausblicke, sehe ich einen Trupp Landser die Straße herunterkommen. Nach kurzer Zeit kommt ein zweiter und dann nochmals einige Mann. Sie gehen zögernd wie jemand, der kein Ziel hat, oder stehen an den Häusern herum. Schnell werfe ich die Jacke über: »Zu welcher Truppe gehört ihr?« »Zum Bataillon X[113].« Ich weiß Bescheid. Verdammte Schweinerei! Die verlassen schon wieder die Stellung wie gestern beim Angriff. Gleich bin ich beim Hauptmann: »Da gehen schon wieder Leute vom Bataillon X zurück!«

»Nicht möglich!«, sagt er. »Dort wird doch gar nicht angegriffen.« Aber er kommt sofort mit auf die Straße.

»Was habt ihr hier zu suchen?«, fährt er sie an. Keine Antwort.

Er greift sich einen heraus: »Was wollen Sie hier?«

Es ist ein langer Bursche, kaum, dass er die Hacken zusammennimmt: »Wir suchen unsere Gruppe.«

»So, die sucht ihr hier unten? Macht, dass ihr in eure Stellungen kommt!«

»Da schießen die Panzer, da können wir doch nichts machen.«

»Wer ist Ihr Gruppenführer?«

113 Helmut kennt den Namen des Bataillons, nennt ihn aber nicht.

»Feldwebel Soundso[114].«

»Und wo ist der?«

»Wissen wir nicht.«

»Sofort geht ihr zurück!«, befiehlt der Hauptmann. Aber keiner rührt sich.

»Schämt ihr euch nicht, eure Kameraden im Stich zu lassen?« Das macht gar keinen Eindruck.

»Das ganze Bataillon kommt zurück«, antwortet man ihm.

»Wer hat euch Befehl gegeben, die Stellungen zu verlassen?« Keiner antwortet.

Da mault einer: »Zwei Tage liegen wir schon in Stellung und haben erfrorene Füße.«

Die anderen werfen drohende Blicke. Ich fühle an meine Tasche: Die Pistole habe ich bei mir. Der Hauptmann lässt den Posten holen: »Schreiben Sie die Leute auf! Ich stelle euch alle vors Kriegsgericht!«

»Ich bin vom Arzt krankgeschrieben«, sagt einer. »Ich auch«, sagen andere.

»Zeigen Sie Ihren Krankenzettel«, rufe ich ihm zu. Aber sie haben keinen.

»Dann ist das eine glatte Lüge«, sage ich. Sie werden aufgeschrieben. Aber schon kommen weitere Trupps zurück.

Der Hauptmann ist wütend, wie ich ihn noch nie gesehen habe. Ein Doppelposten wird auf die Straße gestellt. Keiner darf durch, der nicht einen Verwundeten oder Krankenzettel vom Arzt hat. Eine Streife geht von Haus zu Haus. Fast in jedem finden sich ein paar Männer, hocken herum und markieren den Kranken oder markieren auch nichts. Sie tun einfach nicht mehr mit. Schließlich haben wir eine ganze Liste. Sie müssen auf der Straße antreten, geführt von einem energischen eigenen Feldwebel, begleitet von

---

114 Helmut kennt den tatsächlichen Namen.

Posten mit entsichertem Gewehr. Und, ob sie wollen oder nicht, mit Gesang geht es wieder die Straße hinauf. Dort übergeben wir sie einem Offizier ihrer Truppe.

Der Hauptmann aber kann sich immer noch nicht beruhigen:

»Das ist eine Schweinerei mit dem ganzen Bataillon. Kein Schuss Pulver wert sind die Leute. Schon gestern haben wir Lipowka nur aufgeben müssen, weil diese Leute getürmt sind. Und die Folgen? Wir müssen den Ort wieder stürmen. Zwei Tote und vier Verwundete habe ich deshalb verloren. Ich lasse jetzt nichts mehr durchgehen. Und wenn es einen Mordsstunk gibt. Denn natürlich liegt das an der Führung. Warum halten denn unsere Leute durch? Wir haben auch Schweres erlebt und sind seit Anfang im Einsatz. Natürlich ist das bitter, bei dieser Kälte draußen liegen zu müssen. Wegen so ein paar Panzern auszureißen! Das wäre der Beginn der Auflösung. Und wenn ich russische Methoden einführen müsste!«

Wir sind froh, einen so energischen Offizier zu haben. Beim Bataillon X fehlen wohl solche. Draußen tobt immer noch der Gefechtslärm.

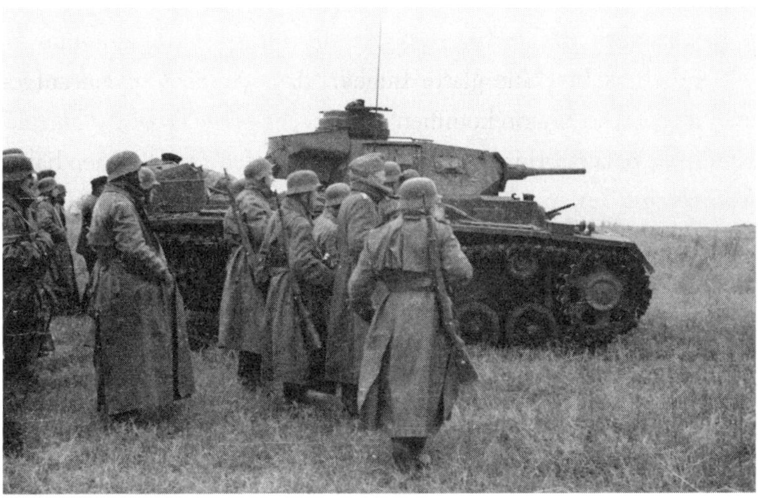

Befehl: »Stellung halten!«

Unter Kollegen: Auch Ärzte müssen weiterkämpfen

Ich gehe hinunter zu dem mir befreundeten Arzt des Bataillon X, der einige hundert Meter weiter sein Revier aufgeschlagen hat und gerade damit fertig ist, eine Schlange von Landsern zu untersuchen; jetzt sitzt er bei einer Tasse Kaffee.

»Haben Sie viele Leute zurückgeschickt?«, frage ich ihn.

»I wo, ein ganzes Rudel hat sich krankgemeldet, aber die meisten haben nichts. Übrigens ist es meistens Nachersatz. Die meinen gleich, wegen einer Frostblase am Finger ins Lazarett zu müssen. Und wenn es schießt, machen sie in die Hose.«

»Wie kommt es eigentlich, dass Ihr Bataillon so versagt?«, frage ich.

»Ist das verwunderlich? Von den alten Leuten sind kaum mehr welche da. Vor allem fehlen die Unterführer. Und die wenigen Offiziere wagen nicht, durchzugreifen. Es ist wie eine Panik, die das Bataillon heute erfasst hat. Aber es ist nicht das erste Mal.«

»Da weht bei uns ein anderer Wind, das haben Sie ja heute gemerkt«, erwidere ich.

»Vergessen Sie nicht, dass Sie als motorisierte Kolonne es wesentlich leichter haben! Nicht allein, dass wir die 2000 Kilometer zu Fuß wetzen mussten. Alles ist viel schwerer. Verpflegung und Kleidung nachzubringen ist schwieriger, es fehlt an vielem. Nicht wenige sind unterernährt oder kränklich. Ich kann nicht alle zurückschicken. Aber noch mehr wirken die Misserfolge unserer letzten Kämpfe, da wir aus den Stellungen uns nur durch Flucht retten konnten. Die Leute sind moralisch fertig. Sie haben kein Vertrauen mehr zu ihren Waffen. Was wollen sie auch gegen die Panzer ausrichten? Auch da hatten Sie es besser, hatten schwere Waffen und mehr eigene Panzer.«

»Weil wir selbst häufig mit Panzern gekämpft haben«, entgegne ich, »kennen wir besser die Grenzen ihrer Möglichkeiten. Erfahrungen und Enttäuschungen haben dazu beigetragen, weder zu große Hoffnungen noch Furcht zu haben.«

»Aber das wäre alles nur halb so schlimm«, fuhr er fort, »wenn wir entsprechende Unterführer hätten. Es fehlt an Unteroffizieren und Feldwebeln, vor allem an alten und verlässlichen. Wie soll man da eine Truppe zusammenhalten? Gestern ist ein Feldwebel mit seiner ganzen Gruppe vorne abgerückt. Man hat ihn erst im nächsten Ort wiedergefunden. Ist es dann verwunderlich, wenn auch der einzelne Landser abhaut, wenn es ihm passt?« Die Truppe müsse von Grund auf regeneriert werden. So sei es geradezu eine Gefahr, mit dabei zu sein.

»Bei uns, in unserer Division, ist ein Solches jedenfalls noch nicht vorgekommen. Man kann nicht annehmen, dass Ihre Leute grundsätzlich schlechter sind. Generalmajor Hube[115] greift aber auch eisern durch, wenn sich jemand etwas zuschulden kommen lässt. Kürzlich ist einmal ein Munitionsträger bei einem Stoßtrupp aus Feigheit zurückgeblieben, sodass das MG ohne Munition war. Der Mann wurde erschossen.«

»Unsere Truppe war auch nicht schlecht. Wie haben die Jungs noch im Oktober gekämpft! Es war eine reine Freude. Aber jetzt sind wir am Ende unserer Kräfte, und es ist Zeit, dass das Frühjahr kommt. Wenn es erst einmal so weit wäre, dass die neue Offensive beginnt! Es ist allerlei, was uns der Adolf[116] zumutet! Aber sagen Sie, was soll denn hier werden?«

»Ich weiß es nicht, vor Lipowka wird hartnäckig gekämpft. Leider sind unsere Panzer nicht da. Und Panzerabwehrwaffen fehlen auch. Wir können nur hoffen, dass der Russe nicht stärker angreift.«

---

115 Generalmajor Hans-Valentin Hube, Kommandeur der 16. Panzer-Division (1. November 1940 bis 14. September 1942).

116 Gemeint ist Adolf Hitler.

Mut antrinken und Nerven behalten!

Als ich zum Hauptmann zurückkehrte, machte er ein sehr bedenkliches Gesicht. »Da haben wir schon den Schlamassel«, empfing er mich. »Etwa 20 Panzer stehen in Lipowka. Aber das ist nicht das Schlimmste. Es ist einer russischen Infanterieabteilung von etwa 300 Mann gelungen, durch die oben entstandene Lücke im Bereich des Bataillon X von Osten durchzustoßen und sich in Lipowka festzusetzen.«

»Und was machen wir?«

»Wir bleiben.«

»Wir müssen schwere Waffen haben, das ist alles!«, rief ich aus.

»Seht mal, die kluge Frau Meier!«, sagte er mit bitterer Ironie. »Auf was Sie nicht alles kommen! Natürlich sind die schon längst angefordert. Aber haben, Doktor, haben! Vorerst bleibt uns nichts übrig, als zu hoffen, dass der Russe seinen Erfolg nicht auszunutzen versteht, wie zumeist. Er wird heute kaum noch etwas unternehmen. Einmal müssen die Panzer ja auch zurück, Benzin und Munition holen. Bis morgen ist dann noch immer Zeit. Kommt er dann an, verkriechen wir uns in unsere Keller und bekämpfen die Infanterie von dort. Vielleicht will er auch gar nicht nach hier«, fügte er lächelnd hinzu, denn es war ein schwacher Trost.

»Ach Doktor«, fuhr er fort, »wir waren schon öfter in einer beschissenen Lage. Man soll das Schlimmste weder glauben noch fürchten. Es kann ja nicht mehr passieren, als dass er uns hier zusammenschießt. Aber ich glaube, das wird die Heeresgruppe nicht zulassen. Heute sind es gerade zwei Monate, dass wir den Ort mit viel Blut genommen haben. Der Ort ist eine Schlüsselstellung. Was meinen Sie, was passieren würde, wenn der Russe diesen Ort wirklich besetzt? Slawiansk und Artemowsk wären kaum noch zu halten, und der Abriegelung im Sack von Isjum kämen die Russen in den Rücken! Nein, man wird uns nicht im

Stich lassen. Nerven behalten, Doktor, das ist alles! Trinken wir einen!«

Er goss uns einen echten französischen Weinbrand ein. Ein Hauptmann hat eben immer noch etwas in Reserve. »Den sollen die Russen jedenfalls nicht bekommen!«, fuhr er fort. »Übrigens geht es uns hier unten noch verhältnismäßig gut. Unsere Leute im Nordwald von Lipowka müssen auch diese Nacht noch im Freien bleiben und haben bei der Kälte noch nicht mal was zu essen. Sie sind abgeschnitten und können vorläufig nicht zurück.«

So wurde es denn allmählich Abend. Der Gefechtslärm hatte sich gelegt. Die Sichel des wachsenden Mondes stand am klaren Winterhimmel. Ein eisiger Wind blies, und ich musste an die Kameraden im Nordwald denken. Einzelne Granaten sandte uns der Russe herüber, ein leichtes Störungsfeuer meist außerhalb der Häuserreihen liegend, aber ein Zeichen, dass der Russe sich jetzt für uns interessiert. Von Lipowka hörte man Panzergeräusche, das ging die ganze Nacht hindurch. Vermutlich brachte er Nachschub auf Panzern und vielleicht auch neue Truppen. Wir konnten ihn nicht daran hindern.

Die Nacht schliefen wir unruhig. Immer wieder ging jemand hinaus zu hören, ob irgendwo Gefechtslärm sei. Unsere Stellungen waren umgruppiert worden, denn es musste ja jetzt auch gegen Lipowka gesichert werden, und daher dünner besetzt. Frühzeitig waren wir wieder auf den Beinen. Heute musste es sich entscheiden. Es war ein schöner, goldener, sonniger Sonntagmorgen. Wir achteten es kaum. Ich stieg auf meinen »Feldherrnhügel«, von dem ich das Gelände gut übersehen konnte, einen kleinen Schutthaufen hinter dem Haus. Der Russe brauchte eigentlich nur die Höhe von Lipowka entlang herüberzufahren und konnte mit seinen Panzern von Westen her ungehindert das Dorf beschießen und angreifen, vom Rücken her also. Konnten wir dann ausweichen? Eigentlich nein, denn der Weg zurück führte eben an dieser Höhe entlang. Ich war nun jetzt fast neugierig, wie das ausging. Von Lipowka hörte man Panzergeräusche und etwas Infanteriegeplänkel. Unsere Leute sind also noch im Wald. An unseren Häusern standen Fahrzeuge gepackt und bespannt. Das Bataillon X hatte sich also wieder einmal »fertig« gemacht.

Als ich beim Hauptmann den üblichen Morgenbesuch machte, hatte er eine angenehme Nachricht.

»Stukas sind uns zugesagt!«, rief er, »Jetzt wird es hier aber lebendig. Hoffentlich kommen sie auch.«

Wir tranken eine Tasse Kaffee. Unterdessen ging dauernd das Telefon. Ob es etwas Neues gäbe? Nein, es wäre alles noch beim alten, aber Stukas seien zugesagt.

»Wenn sie Stukas senden, dann interessieren sie sich für uns, und das ist immerhin schon etwas«, bemerkte der Hauptmann. Wir mochten wohl eine halbe Stunde beisammen gesessen haben, als ein anwachsendes, dröhnendes Gebrumm die Luft erfüllte.

»Sie kommen«, rief einer von draußen. Ja, da war kein Halten mehr, und alles stürzte nach draußen. Tatsächlich, da kamen sie an, langsam daherziehend, die silbernen Vögel, glitzernd im Lichte der noch schräg stehenden Sonne, in tadelloser Formation. Hoch über ihnen, wie Pfeile daherfegend, zwei Jäger. Der Verband löste sich auf, und nun kreuzten sie in eleganten Kurven über uns. Welch herrlicher Anblick das ist, kann man ermessen. Aber nicht ermessen kann man das Gefühl des Jubels, der jetzt überall, wo Landser standen, bei uns ausbrach. Sie winkten wie ausgelassene Buben, warfen ihre Mützen hoch vor Freude und schrien, als ob die oben sie hören könnten! Welch ein erhebendes Gefühl! Noch war nichts geschehen, aber mit einem Mal war die Stimmung umgeschlagen: Jeder wusste: Wir sind nicht verlassen, wir bekommen Hilfe, jetzt geht es dem Russen schlecht!

Schon drehten die ersten Flugzeuge scharf ab, stießen wie Habichte herunter und ließen, man sah es deutlich, ihre Brocken fallen.

»Rums«, ging es von drüben, dass man hier noch den Luftdruck spürte, die Scheiben klirrten und die Wände bebten. »Rums, rums, rums«, ging es wieder. Zwei, ja drei, ja sechs Flugzeuge stießen gleichzeitig herab. Steil ging es wieder hoch. Eine Schleife, dann wieder herunter. Jeder mochte wohl drei bis vier Bomben haben. Das dauerte wohl eine Viertelstunde. Da bleibt kein Auge trocken.

»Da gibt's was aufs Jäckchen«, so riefen die Landser sich zu. Sie waren wie umgewandelt. Dann schossen die Stukas noch aus Bordwaffen, und schließlich verzogen sie sich. Wir hatten der Kälte nicht geachtet, und erst als wir wieder beim Hauptmann versammelt saßen, merkten wir, dass wir eisig steife Hände und Füße hatten, von den Ohren ganz abgesehen. Das war aber unwichtig, denn schon traf die Nachricht ein, dass einige Panzer brannten, die übrigen fluchtartig den Ort verlassen hätten und von den Russen vorerst nichts zu sehen wäre. Der Ort sei fast völlig zerstört.

Der Kommandeur rief an und meinte, man solle jetzt gleich nachstoßen. Aber der Hauptmann riet zur Vorsicht. Der Russe sei als tapfer und hartnäckig bekannt. Er werde erst mit einem Stoßtrupp vorfühlen. Als der Stoßtrupp gegen Mittag zurückkam, erwies sich, dass der Russe tatsächlich den Ort aus ausgebauten Stellungen noch hartnäckig verteidigte. Außerdem waren drei oder vier Panzer zurückgekehrt. Ein Angriff wäre sehr verlustreich geworden.

Doch da kam neue Hilfe in Form eines 88mm-Flakgeschützes, jener hervorragenden Waffe, die, im Bodenbeschuss eingesetzt, selbst auf größere Entfernung jeden Panzer durchschlägt und die von den Russen gehasst und gemieden wird wie die Pest. Sorgfältig wurde die Stellung ausgesucht und unter Nebelschutz das Geschütz aufgefahren. Dann begann das Geschütz seine donnernde Sprache, sodass die Fensterscheiben der umliegenden Häuser in Pulver zersprangen. Es nahm sich den dicksten der in Lipowka stehenden Panzer aufs Korn. Und nach dem ersten Schuss bereits ging der

Panzer in Flammen auf. Eine hervorragende Leistung, denn die Entfernung betrug 2 bis 3 Kilometer! Die übrigen Panzer suchten in rasendem Tempo das Weite.

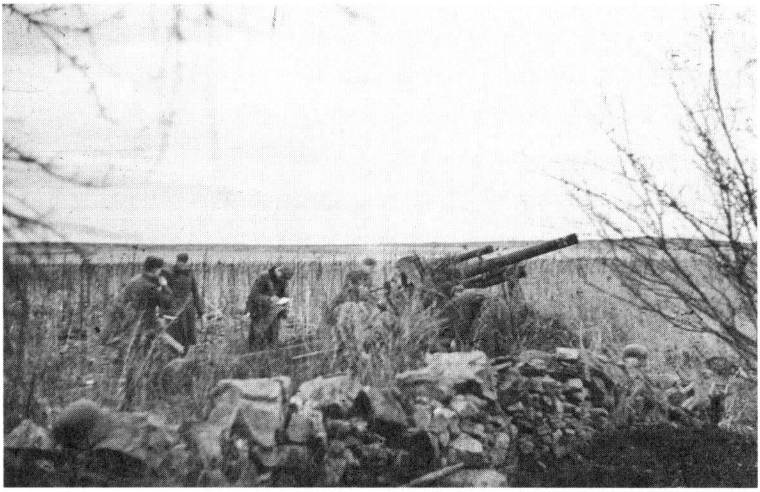

Angriff mit der schweren Flak im Bodeneinsatz

Aber damit noch nicht genug. Die Uhren wurden gestellt, und Punkt 7 nach Eintritt der Dämmerung wurde ein Artilleriezauber auf Lipowka gelegt, wie er nur selten zu sehen war. Von allen Seiten orgelten und pfiffen die Geschosse hinüber auf das kleine Dorf. Wir hatten selbst nicht gewusst, dass wir so viel Artillerie hier hatten. Punkt 7 Uhr 15 stoppte die Artillerie, und im gleichen Augenblick ertönte das Hurrah zwei unserer vorher bereitgestellten Truppen. Der Ort wurde fast ohne Verluste genommen.

Was noch von Russen übrig war, wurde gefangen genommen. Die Lücke in der Stellung wurde geschlossen.

Der Russe hatte den Zorn der deutschen Wehrmacht kennengelernt. Neue Gefangene haben ausgesagt, dass von ihren zwanzig Panzern noch ganze fünf übrig geblieben sind. Viele Hunderte von

Toten und Gefangenen haben sie zurückgelassen. Uns nennen sie die »Mörderdivision«.

Im Rundfunk – der Hauptmann hat jetzt ein Gerät erhalten – hörten wir am Abend: »An der Donezfront griff der Russe an einigen Brennpunkten erneut an, wurde aber unter schweren Verlusten zurückgeschlagen.«

Helmut.

24. März 1942

FEIERTAG: WENN DER POSTSCHLITTEN KOMMT

Wenn der Postschlitten ankommt, dann ist's allemal Feiertag. Alles wird beiseitegelegt, und sogar das Essen wird kalt. Keine Meldung, glaube ich, geht so schnell durch wie die Kunde, dass Post da sei. Von allen Seiten kommen sie, die Kameraden, um sortieren zu helfen. Und keine Arbeit wird so eifrig getan wie diese, das Ordnen der Post. Jeder will wissen, ob auch etwas für ihn dabei ist, und das lässt sich nun mal nicht eher sagen, als bis der ganze Berg geordnet und verteilt ist auf die Züge und Gruppen. Und es ist jedes Mal ein richtiger Berg, oft zwei, ja aber auch ganze fünf bis sechs Säcke für die Kompanie. Denn Post kommt selten durch die verschneiten Wege bis hier heraus. Dann aber kann sie auch etwas bieten!

Nun gehe ich, richtig beladen mit Schätzen, die Briefe und kleinen Päckchen in den Taschen, die Pakete im Arm und darunter geklemmt noch die Zeitungen, ins Quartier zurück. Und nun vor allem: Tisch frei! Hier werden die Schätze ausgebreitet. So! Und nun kann's losgehen. Es ist eine Kunst, die gekonnt sein will, seine Post richtig zu genießen. Man fängt da nicht einfach irgendwo an, das wäre stümperhaft und eine wahre Affenschande. Nein! Zuerst greift mein Kennerblick ein kleines leichtes Päckchen heraus: Hier sind sicherlich Zigarren drin. Richtig! Sogar eine besonders gute Marke, »nach Feierabend zu genießen« und sinnig mit reizenden gepressten Blüten geziert. Kommt gerade zur rechten Stunde! Ich zünde mir also eine an, und jetzt geht's erst richtig los. Mit kundiger Hand werden die Briefumschläge befühlt. Hier sind meine Fotos drin und hier und da. Man fühlt es am leicht gewölbten und festen Inhalt. Diese werden zuerst geöffnet. Ich habe aber keine Zeit, die Bilder, die von unseren letzten Kämpfen stammen, durchzublättern, denn schon umstehen mich die Kameraden: »Neue Fotos?«

»Jawoll«, sage ich stolz und reiche sie weiter, schnell noch die schlechten unterschlagend. Diese Freude!

»Da bin ich drauf« und »Fabelhaft gelungen« und »Davon muss ich eins haben« und »Das war dort und dort, wissen Sie noch?« – so geht's durcheinander. Ich werde selbst erst später dazu kommen, sie mir genauer anzusehen.

Als Nächstes greife ich jetzt die kleinen Päckchen heraus, die von der Postsperre über 50 Gramm, die »Appetithappen«. Hier zwei Makronen, dort fünf Bonbons oder zwei Riegel Schokolade oder zehn Zigaretten, die gleich in das Etui wandern. Und eine Prise Kaffeemehl in platt gedrückter Dose, aber unversehrt. Gleich ist ein Aufguss von Kaffee bereitet, und nun duftet es schon in der Stube. Warum soll man heute nicht einmal schlemmen? Keine Sorge, es langt gerade für fünf Gläser, also kriegt jeder etwas davon ab. Aber sehen wir erst einmal nach den größeren Päckchen. Es sollte mich wundern, wenn da nichts Essbares drin wäre. Richtig! Speck und eine Wurst und – man höre und staune – Butter, frisch wie aus der Molkerei! Das gibt ein feudales Abendmahl heute!

Und hier! Nochmals Speck! Also heute Abend gibt es Bratkartoffeln und Speck, mach dich an die Arbeit, Willy! Aber wie ist das möglich, solch große Päckchen bei der Postsperre? Natürlich, ein uraltes Datum. Schadet nichts. Spät kommt ihr, doch ihr kommt!

Jetzt zu den Briefen! Eine ganze Reihe ist es wieder. Es lohnt sich doch, wenn man einmal mault. Briefe sind eine feierliche Angelegenheit. Man muss sie erst einmal ordnen und vor sich ausbreiten. Und dann muss man sie bedächtig öffnen – das ist wieder ein Genuss für sich – und schließlich richtig lesen. Erst kommen die »Fremden« dran, dann die der »engeren Familie« und zum Schluss – heute sind wieder zwei darunter – die meiner kleinen Herren Söhne!

Ich lese Briefe, wie ich Bücher lese: Zunächst einmal blättere ich darin herum, um so im Ganzen »den Gang der Handlung« zu erfahren. Dann genieße ich sie in epischer Breite, gewissermaßen Schluck für Schluck – wie diesen guten Kaffee heute.

Draußen geht es unterdessen »Rums, rums, rums«. Aha, der Bomber vom Nachtdienst ist wieder da. Man hört ihn oben kreuzen, den »Kohlenkasten«, wie wir ihn nennen, denn er klappert wie ein alter, ausgelaufener Lastwagen. Er ist harmlos trotz der Brocken, die er allabendlich ablädt. Lediglich wäre es gefährlich, den Ort zu verlassen, denn seine Brocken fallen meist weitab rechts und links in die Hänge. Am sichersten ist man bei ihm mitten im Ziel. Aber heute kommt es uns vor, als ob uns dies alles nicht anginge. Wir haben ja Post aus der Heimat und sind eigentlich gar nicht hier.

Mein Bursche, der Willy, steht abseits und macht Stielaugen nach unserer vielen Post. Der Arme hat wieder nichts, das heißt immer noch nichts. Seit neun Wochen ist er von zu Hause weg, die meiste Zeit beim Marschbataillon gewesen, und erst kürzlich konnte er seine neue Feldpostnummer nach Hause schreiben. Er muss noch mindestens drei Wochen warten, haben wir ausgerechnet. Na, er soll kein Stiefkind sein. Hier hast du eine Zigarre und eines von den besten Makronenplätzchen! Von den Bratkartoffeln mit Speck kriegst du ohnehin etwas ab.

Und jetzt habe ich Hunger. Also herbei mit dem vornehmen Abendessen! Aber dann will ich mir die Fotos doch einmal genauer ansehen. Und zum Lesen der Briefe brauche ich mindest noch eine volle Stunde. Die Lampe, diese Tranfunzel, noch einmal geputzt! Heute gehen wir später zu Bett, denn heute ist Feiertag! Und morgen soll uns der Russe ja nicht zu früh wecken, sonst geht es ihm schlecht!

Helmut.

25. März 1942

FOTOS FÜR DIE KINDER

Liebe Kinder!
Weil Ihr mir so viel und brav geschrieben habt, sende ich Euch heute jedem ein Bild aus Russland. Ihr werdet selbst erkennen, was es ist. Eine ganze Storchenfamilie nistet auf dem Dach einer Hütte. Für Dieter habe ich einen richtigen Flieger aufgenommen, wie er gerade zu den Russen fliegt. Man erkennt das deutsche Abzeichen darauf. Und das Bild von Vati ist für Euch alle Drei. Wie gefällt Euch der Bart? Soll ich mit ihm nach Hause kommen oder ihn vorher abschneiden lassen? Aus der Pfeife steigt richtiger Rauch auf.

Ich grüße Euch herzlich,
Euer Vati.

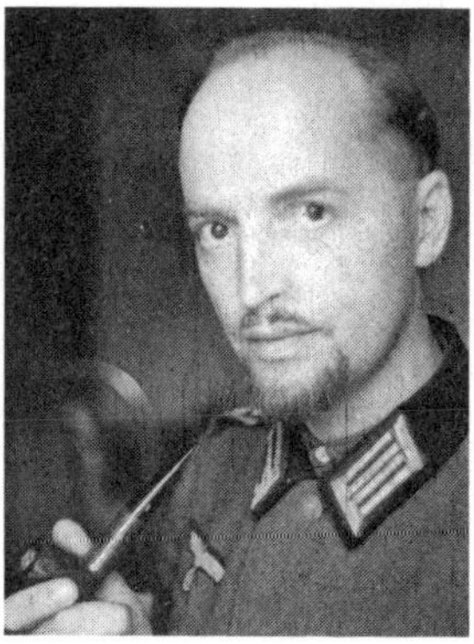

Vati mit Pfeife und Bart

28. März 1942

URLAUBER ANTON – EINE SATIRE

Antons Urlaubsreise vom Osten

Der Anton war ein wackerer Soldat. Und mehr als das. Er war ein prima Organisator, wie das die Landser-Sprache nennt. Denn kaum war die Kompanie an einen Ort eingerückt und hatte sich zur Ruhe begeben, da fand Anton Mittel und Wege, eine frugale Mahlzeit zusammenzubrauen. Er hatte eine gute Nase dafür, wo Kartoffeln in den Kellern lagen oder Speck versteckt war. Und selbst in lang umkämpften Orten, in denen Mäuse und verwilderte Katzen die einzigen Haustiere zu sein schienen – von den obligaten Läusen, Wanzen und Flöhen natürlich abgesehen –, hatte Anton in kurzer Zeit dennoch sein Huhn im Topf, das er, der Teufel weiß wo, in der Ecke eines Dachspeichers oder zerfallenen Stalles aufgetrieben hatte. Aber Anton war keineswegs eigensüchtig, sondern verteilte gern von seinem Reichtum unter die Kameraden. Und also war er gut gelitten.

Als nun eines Tages der Bescheid kam, dass von jeder Kompanie ein Mann in Urlaub fahren könne und Hauptmann und Zugführer in langen Besprechungen herauszubringen suchten, wer denn nun der Würdigste wäre, da fiel die Wahl auf Anton. Der packte seine sieben Sachen zusammen und, beneidet von der ganzen Kompanie, saß er eines Morgens im rückwärtsfahrenden Schlitten und fuhr vergnügt der Heimat entgegen. Aber es sollte sich zeigen, dass diese Wahl ein arger Missgriff war. Und böse Zungen behaupten, dass, wenn kurze Zeit später die Urlaubssperre für die Ostsoldaten erneut verhängt wurde, der Anton daran schuld gewesen sei.

Und das kam so: Schon am Bahnhof, als Anton freudestrahlend und voll bepackt auf die Landstraße seines kleinen Heimatortes trat, fing es an. Dort stand nämlich ein Leiterwagen mit Pferd davor. Auf dieses ging Anton schnurstracks zu, warf die darauf befindlichen Kisten und Kasten unbekümmert herunter. Er legte seine eigenen Klamotten drauf, schwang sich selbst darüber und trabte, nachdem er dem Gaul einen Tritt auf die Hinterbacke versetzt hatte, lustig davon.

Noch lenkte er sein Gefährt nicht nach Hause, wie man hätte annehmen sollen. Denn, da er eine Baustelle sah, bog er seitlich ab, entnahm dort eine Petroleumlampe, eine Spitzhacke, ein Beil und einen Spaten. Und eignete sich auch noch zwei Mülleimer an, deren Inhalt er unbekümmert auf die Straße schüttete. Schließlich fing er sich mit gewandtem Griff ein feistes Huhn, das ihm unvorsichtigerweise über den Weg lief, band ihm die Füße zusammen und warf es zu dem übrigen Gepäck. Außerdem ließ er auch einen Korb mit Kartoffeln mitgehen, der irgendwo in einem Hofe stand. Dermaßen beladen fuhr er das seltsame Fuhrwerk endlich vor dem Häuschen seiner lieben Ehefrau vor. Die wusste nicht, worüber sie mehr erstaunen sollte, über den unerwarteten Urlaub ihres Mannes oder über das sonderlich beladene Gefährt, das er ihr als Panjewagen vorstellte.

Zu Hause angelangt, machte sich unser Anton sogleich an die Arbeit. Das heißt, zuvor packte er noch seine Geschenke aus, die er seiner Frau und seinen Buben mitgebracht hatte. Für letztere eine kleine Dose mit niedlichen, linsenförmigen braunen Käfern, die hierzulande unbekannt sind und welche die prächtigen Knaben denn auch gleich auf den Boden ausschütteten. Sich darüber belustigend, wie sie mit ungeahnter Fixigkeit nach allen Richtungen auseinanderstoben, um sich bald in den Ritzen des Fußbodens zu verkriechen.

Der Frau aber übergab er eine echte Tellermine, von der er behauptete, sie sei gut als Kuchenplatte zu gebrauchen, und zwar als ein netter Scherzartikel. Denn, so fügte er mit Schmunzeln hinzu, sie sei noch scharf und so eingestellt, dass sie in die Luft ginge, wenn man sich ein Stück Kuchen herunterholen wolle. Auf die bestürzten Blicke seiner Frau meinte er gutmütig, man müsse doch Spaß verstehen.

Im Übrigen sprach er seine enttäuschte Frau dauernd als Matroschka an und gab seiner Freude des Wiedersehens dadurch Ausdruck, dass er ihr mit herbem Klaps auf die Hinterbacke klopfte.

Aber dann verlor er keine Zeit mehr und machte sich an die Arbeit. Er durchschritt die ganze Wohnung, sah in jede Ecke, hängte die Bilder ab, riss hier und dort Fetzen der Tapete von den Wänden, um dahinter zu leuchten. Als ob er etwas suche, und erklärte endlich, dass man in der Waschküche wohnen werde. Dort sei's am sichersten und am gemütlichsten. Allzugleich begann er dort die Fenster zu vernageln und zu verhängen bis auf eine Scheibe, die er zur Lüftung – wie er sagte – einfach ausstieß. Dann machte er sich an den Herd, trug ihn mit der Spitzhacke zuerst zur Hälfte ab und baute ihn sodann anders wieder auf mit Backsteinen, die er aus des Nachbars Kuhstall herausbrach. Und mit Lehm, der mit Kuhmist und Stroh gemengt wurde. Zuletzt nahm er die Herdplatte des vernickelten Küchenherdes und legte sie oben drauf. Sodann nahm er seine Axt zur Hand, brach von des Nachbars Zaun die Latten und von seinem eigenen Haus das Holztor ab und kehrte alsbald mit einem dicken Bündel Kleinholz beladen zurück, das er vor der

Waschküchentür stapelte. Er begann auch zugleich zu feuern. Auf den bescheidenen Einwand seiner Frau, dass man es vor Rauch kaum aushalten könne, sagte er nur, das sei gerade das Gemütliche. In den einen Eimer kam nun das alsbald gerupfte Huhn und in den andern die Kartoffeln, und es dauerte nicht lange, da bot Anton seiner Ehefrau das Essen an, der allerdings vor Staunen und Schrecken der Appetit vergangen war.

Das störte indessen unseren Anton wenig, und in kurzer Frist hatte er alles allein verzehrt. Dann ging er schlafen. Sein Bett zu benutzen weigerte er sich rundweg, da er Ungeziefer befürchtete. Vielmehr nahm er den Tisch, sägte kurzerhand alle vier Beine ab, die in den Ofen wanderten, breitete Stroh und eine Zeltbahn über die Platte und legte sich selbst darauf, ohne sich auszukleiden. Als seine Ehefrau ihm seine ehelichen Pflichten andeutete, erklärte er klipp und klar, er dächte nicht daran, sich einen Tripper zu holen. Und damit schlief er ein.

Am anderen Morgen fand ihn seine Frau, wie er die Füße in der Salatschüssel wusch und sich Rasierwasser in der silbernen Zuckerdose wärmte, die er zu diesem Zwecke mit dem Seitengewehr aufgeschnitten hatte. Nach beendeter Morgentoilette verließ Anton mit einem Eimer das Haus, melkte des Nachbars Kuh und hob aus einem nahen Hühnerstall ein Dutzend Eier aus. Außerdem fand er in einem nahen Bienenstock ein Gefäß mit Honig, das er auch mitgehen ließ.

Es dauerte nicht lange, da besuchten Anton einige seiner alten Freunde, um ihm zu versichern, wie sehr sie ihn um das Fronterlebnis beneideten. Anton war aber sehr wortkarg und gebrauchte nur das eine Wort »Scheiße« häufiger, das in den Wörterbüchern des deutschen Sprachschatzes noch nicht zu finden ist.

Als seine Frau, die auch einmal zur Geltung kommen wollte, das Mittagessen auftrug, lupfte er neugierig den Deckel des Topfes mit den Worten: »Was gibt's zu fressen?«

Und als er in die Schüssel roch, sagte er: »Schon wieder Eintopf? Das kotzt einen ja allmählich an.«

Dann nahm er seinen Löffel, leckte ihn ab, wischte den Teller mit dem Taschentuch aus, nachdem er vorher hineingespuckt hatte, und würgte den Schlangenfraß, wie er sich ausdrückte, hinunter. Als die nachfolgende Eierspeise aufgetragen wurde, sagte er: »Richtig, ich habe heute noch kein Ei gelegt.« Er nahm sich eine Zeitung, zerriss sie sorgfältig in kleine Stücke und verschwand im Garten hinter dem Haus.

Sichtlich erleichtert und gut gelaunt kehrte er zurück. »Jetzt wollen wir uns einen vergnügten Tag machen!«, rief er. Er langte ein paar Handgranaten aus seinem Beutel hervor und warf sie gleich durch die Scheibe in den Hof, wo sie mit Getöse krepierten, dass der ganze Ort meinte, die englischen Flieger seien gekommen.

Damit nicht genug, nahm er seinen Karabiner und schoss aus dem Fenster auf alles Getier, das sich zeigte: Katzen, Hunde und Spatzen, sodass den lieben Nachbarn die Kugeln nur so um die Ohren pfiffen.

Das war natürlich zu viel des Guten, und die örtliche Polizeibehörde sah sich veranlasst, einzugreifen. Der Umsicht des Polizeikommissars, dem die Ehefrau unter Tränen ihr Leid klagte, war es zu verdanken, dass Anton urplötzlich und mit dem nächsten Zuge bereits wieder nach dem Osten zurückbeordert wurde.

Und so kam es also, wird hier behauptet, dass seitdem im Osten von einer weiteren Beurlaubung von Soldaten fürs Erste Abstand genommen wurde.

Helmut.

29. März 1942

STILKRITIK

Lieber Helmut,
Es ist Sonntagnachmittag. Ausnahmsweise spielen die Kinder heute nicht mit mir. Robert und Hansi besuchen den kleinen Schüttert, der eine Blinddarmoperation hinter sich hat, und Dieter holt sich einen netten kleinen Spielkameraden aus der Nachbarschaft, Heinzi. Ich wäre froh, wenn die Beziehungen zu den Schüttert-Kindern enger würden, denn die bisherigen Spielkameraden sind kein Ansporn für unsere Großen.

Es ist so feiertäglich ruhig und aufgeräumt, Palmsonntag. Dieter bekam noch ein Palmstöckchen trotz Krieg, und die Kleinen singen wie immer:

»Palm – Palm – Poosken – Hickore-i, Hickore-i, wenn es nochmal Sundag is – dann kriegen wir ein E-i!«

So treiben sie den Winter aus. Die Sonne wärmt auch schon, aber der Wind ist noch kalt, und selbst die fleißigen Stadtlohner kommen noch kaum in ihre Gärten. Wir werden für Ostern ein wenig zusammenharken. Ich muss erst warten, was an Zwiebeln herauskommt. Mein Plan mit einem Stückchen Gartenland scheint nichts zu werden. Die Leute brauchen jetzt alles, um Futter anzubauen für das Schwein!

Hansi strahlt über Deinen Dankesbrief, Du hast aber rührend deutlich geschrieben! Er las es fließend vor. Brief nach Hermannstadt ging ab. Der Dank meines »Skisoldaten« mag ein kleiner Trost sein! Der Rundfunkbericht ist sehr interessant, ich finde Deinen Bericht aber lebendiger.

Du fragst nach Kritik. Vielleicht möchten wir alle nicht Kritik üben, da der Inhalt überzeugend und ernst genug ist, um über das Äußere hinwegzusehen, und man ahnen kann, welche Konzentration dazugehört, überhaupt derartige Schilderungen laufend zu geben. Du hast inzwischen meine Einwände wohl erhalten: Nicht zu lange Gedankengänge in einen Zusammenhang beziehungsweise Satz zu bringen! (Bandwurmsätze!). Ja kein Pathos! – Der Inhalt überzeugt ohne große Worte, das hast Du ja selbst empfunden. Neben der sachlichen Schilderung wirkt erlösend menschliches Gefühl, Erleben, ja, etwas Alltägliches zum Ausgleich, auch Landschaftsschilderung.

Ausgezeichnet ist Deine Art, an das Erlebte heranzuführen – nicht allein in der chronologischen Folge, auch die Wahl des Präsens trägt bei, alles lebendig darzustellen. Auch Dein Wortschatz ist reich und abwechslungsvoll, jedenfalls meistens. Betreffend Rechtschreibung und Interpunktion bei der Abschrift bekomme ich manchmal Zweifel. Meine Schulzeit liegt auch schon zurück! Ich erkundigte mich kürzlich nach einem Duden oder dergleichen. Es ist sofort nichts zu haben. Auch eine kleine Stilkunde war nicht aufzutreiben. Ich hatte einmal eine auf der Oberprima, da ich mich besonders dafür interessierte; vielleicht finde ich sie wieder.

Dein Bruder Robert schrieb zuletzt am 18. März kurz zu einem Vorschlag, den er dem Gesuch von Hans beifügte. Du wirst diesen auch erhalten. Die Bilder werde ich nach unserem Hausputz, der erst bei Sonnenschein bei mir erfolgt, auf- beziehungsweise umhängen. Deine Vergrößerung ließ ich – besonders der Kinder wegen – rahmen und hängte sie in meinem Nähtisch-Eckchen auf. Ich hatte seinerzeit – Weihnachten – mir auch dieses Bild von Heinemann[117] machen lassen, da ich es so eindrucksvoll fand, aber auch sehr mahnend und ernst.

Wegen Gesuch[118] müssen wir abwarten – ich habe nicht zu große Hoffnungen bei diesem, dagegen große, wenn es von Dir aus dem Felde eingereicht würde. Aber immerhin ist es beim Oberkommando zur Bearbeitung. Über die Kinder schreibe ich Dir nächstens im Zusammenhang.

Für heute genug!
Es grüßt Dich herzlich von uns Vieren,
Deine Erna.

117 Stadtlohner Fotogeschäft.

118 Bruder Robert hatte von dem Gesuch von Bruder Hans an Adolf Hitler geschrieben.

01. April 1942

FEINDHUMOR: SIE SCHIESSEN EHRENSALVEN

Ich sagte schon, man konnte im Zweifel sein, wer hartnäckiger sei, der Russe in seinen Angriffen oder der russische Winter. Nun scheinen beide, wenn nicht alle Zeichen trügen, zu weichen zu beginnen. Ihre letzten Angriffe waren um den 20. März, der Kälteeinbruch und der Durchbruch der russischen Panzer bei Lipowka. Ende März drehte der Wind von Osten über Norden nach Nordwesten und schließlich nach Westen. Für ein paar Tage setzte ein Sturmwind ein, der des Nachts in so heftigen Stößen durch das Tal fuhr, dass ich im Schlaf aufwachte und meinte, Granaten pfiffen durch die Luft. Er rüttelte an den Fensterläden, dass sie herausbrachen und man meinen konnte, die Russen seien im Ort. Aber dann legte sich der Sturm, und eine klare und warme Luft zog von Süden herauf, einige herrliche Frühlingstage mit sich bringend. Jetzt schneit es zwar wieder, aber es sind große Flocken, die vom Himmel torkeln. Die Erde wird weich, und von allen Höhen beginnen kleine und große Wässerchen herabzufließen, die sich unten im Tal zu einem großen See sammeln. Da wir gerade Vollmond haben, kann man annehmen, dass der lang erwartete Wetterwechsel endlich eintritt und die Schlammperiode beginnt.

Von den Russen hört man jetzt, dass sie damit angefangen haben, ihre schweren Waffen, Geschütze und Panzer hinter den Donez zurückzuziehen. Die Stellungen sollen nur noch schwach besetzt sein. Angriffsabsichten scheinen sie also nicht mehr zu haben. Ihre Stellungen sind stark vermint worden. Der Donez, der ihnen im Rücken fließt, wird wohl jetzt auch über seine Ufer treten; da er in der Schlammperiode mehrere Kilometer Gelände versumpfen soll, verhindert er jeden Nachschub. So wird denn das heiß umstrittene Gelände des Winters, auf dem der Russe viele Tausende von Toten zurückgelassen hat, bald ohne Blutvergießen in unsere Hände fallen.

Kürzlich wurde ein Bataillon von uns aus den Stellungen herausgezogen, um weiter rückwärts aufgefrischt zu werden. Die Russen haben das irgendwie spitzbekommen, vielleicht durch Zivilisten, die offenbar doch zum Teil besser Deutsch verstehen, als man annahm, und mit ihren Genossen drüben zärtliche Bande pflegen.

Als das Bataillon am Morgen abgelöst werden sollte, ertönte plötzlich von drüben ein Lautsprecher in deutscher Sprache: »Achtung, Kameraden«, rief es herüber, »Ihr habt euch tapfer geschlagen! Jetzt werdet ihr abgelöst. Wir schießen euch eine Ehrensalve! Vorsicht, nehmt volle Deckung!«

Und dann ging es »Bum, bum, bum« aus 20 Geschützläufen. Dann haben sie die Ablösung ohne Störung vornehmen lassen. Man hätte dem Russen so viel Humor gar nicht zugetraut. Was sie damit bezwecken wollten, ist nicht ganz klar. Vielleicht, dass sie zeigen wollen, wie gut sie unterrichtet sind. Unergründliche Seele des russischen Volkes! Aus dem Weltkrieg stammen mehr solcher gutmütiger Geschichten an der Ostfront.

Ja, und für uns, so verlautet, soll auch die Zeit der Ablösung näher rücken. Dass wir dieses üble Nest [Nikiforowka] bald hinter uns lassen sollen, fast will man's nicht glauben. Ich weiß noch, wie wir am Morgen des 22. Januar den Ort zu stürmen begannen. Wir gingen mit nüchternem Magen los, und der Hauptmann sagte zu seinem Burschen: »Hans, bereite das Frühstück für 8 Uhr, bis dahin sind wir wieder zurück.«

Am Abend noch wartete das Frühstück auf uns, und fast acht Tage haben wir den Ort umkämpfen müssen. Das liegt jetzt über acht Wochen zurück. Noch immer hält uns das Nest fest.

Nun aber sind unsere Tage hier gezählt, denn auch wir sollen umgebildet werden. Damit allerdings fallen alle die schönen Hoffnungen ins Wasser, die von Ablösung und Heimat sprachen. Aber, es geht wohl nicht anders. Und es sind auch nicht viele mehr, die von Anfang an dabei sind und sich somit die Ablösung und die Heimat verdient haben. Kompanien gibt es, da sind alle bis auf ganz wenige – Offiziere wie Mannschaften – später gekommen als Ersatz. Die »Alten« ruhen unter der Erde oder sind verwundet und erkrankt, also in der Heimat. Das sind die wirklich »Abgelösten«. Auf die anderen aber wartet ein neuer, harter Kampf im Frühjahr. Hoffen wir, er kommt bald, wenn es doch sein muss, und er wird kurz.

Helmut.

02. April 1942

LEICHTSINN: FALSCHER HELDENMUT MIT DEM TOD BESTRAFT

Im Kriege ist es im Allgemeinen dort am gefährlichsten, wo am meisten geschossen wird, und der ist am meisten der Gefahr ausgesetzt, der sich dort am längsten aufhält. Aber der Zufall des Krieges gibt manches Merkwürdige, und es ist nicht zu verwundern, dass der Soldat dazu neigt, abergläubisch zu sein. Wie stets, wenn der Mensch sich unberechenbaren Naturgewalten ausgesetzt sieht. Der Landser sagt: »Wen's treffen soll, den trifft's.«

Es ist auffallend, dass viele Männer verwundet werden und fallen, die als Ersatz frisch von der Heimat ins Feld kommen. Aber das mag mit mangelnder Kriegserfahrung erklärt werden. Sonderbarer ist es schon, wenn man von alten, erfahrenen Soldaten hört, dass sie nach einem Urlaub oder einer Verwundung im ersten Einsatz gefallen sind. Ich schrieb schon gelegentlich von dem Ritterkreuzträger, Feldwebel Sander, der durch einen Granatwerfer-Volltreffer kurz nach seiner Rückkehr aus dem Sonderurlaub hier gefallen ist. So etwas hört man öfters. Vielleicht fällt es auch nur besonders auf, und über andere Zufälligkeiten hört man hinweg. Jedenfalls ist der erste Einsatz nach einer längeren Pause bei den Soldaten gefürchtet.

Kürzlich hatte der Hauptmann Besuch von einem befreundeten Offizier, der sich sonst fast nur bei der Division aufhielt. Wir begleiteten ihn noch ein Stück Weg auf der Straße. Da kam eine verirrte Kugel über den Berg, wo die Stellungen liegen, und traf ihn in den Bauch. Auf diesem Weg, den wir hundertmal gehen! Er geht ihn einmal und wird tödlich getroffen.

Ich hatte früher, noch zu Hauptmann Betheys Zeiten, einen Burschen für kurze Zeit namens Schwingen. Der, früher ein guter Soldat, zu jener Zeit so faul und unlustig zu werden begann – er diente indes im 5. Jahr –, dass ich ihn bald wieder abgeben musste. Er trieb sich die ganze Zeit, während der Herbst- und Winterkämpfe, beim Tross II herum und war, als ich ihn einmal dort wiedersah, vor Faulheit richtig dick geworden. Weil wir keine Fahrzeuge mehr hatten, brauchten wir ihn als Fahrer vorerst nicht. Nun war er kürzlich für wenige Tage als Aushilfe des Metzgers zur Küche kommandiert worden. In jenen Tagen warfen Flieger Bomben in der Nähe der Küche. Ein Splitter drang ihm in die Brust. Man zweifelt, ob er durchkommt.

So gibt es mehr Beispiele. Manchmal ist auch Leichtsinn dabei beteiligt. Als zum Beispiel Leutnant Welker in den ersten Tagen der Kämpfe in Nikiforowka durch Bauchschuss getötet wurde, waren wir selbst wegen seines Leichtsinns empört. Er hatte nämlich zu jener Zeit nicht nur nichts zu suchen in der vorderen Linie, sondern er ging auch während der Straßenkämpfe durch den Ort in Schirmmütze und weißem Pelzmantel, weithin als Offizier erkennbar. Das war herausfordernd für die russischen Scharfschützen, die in den Häusern lagen und sich in Ruhe ihr Ziel suchen konnten. Nichts ist gefährlicher, als unorientiert auf das Gefechtsfeld zu kommen.

Ein paar Tage später erlebte ich es, dass ein Feldwebel, in gleicher Kleidung im Gespräch mit einem anderen Offizier die Straße heraufgehend, fast an gleicher Stelle ebenfalls tödlich verwundet wurde. Leider scheint es, besonders bei Offizieren, mitunter geradezu zum guten Ton zu gehören, durch ein solches unkriegsmäßiges Verhalten eine besondere persönliche Tapferkeit zur Schau zu stellen. Je erfahrener man aber wird, umso vorsichtiger in dieser Hinsicht wird man.

Leider haben wir sogar durch direkte Fahrlässigkeit in letzter Zeit eine Reihe von Leuten verloren. Durch Divisionsbefehl wurde bekannt gegeben, dass das Hantieren mit russischen Handgranaten verboten ist, die nämlich so kompliziert und gefährlich sind, dass sie der russische Soldat, obwohl er sie in Mengen bekommt, nur selten verwendet und bei erster Gelegenheit wegwirft. Sie liegen daher in Mengen herum. Ein Feldwebel, ein tüchtiger Mann in vielen Kämpfen und daher auch Offiziersanwärter, Oberfeldwebel Gastmann, gab diesen Befehl an seinen Zug durch und fügte Scherzes halber noch hinzu: »Wer das Verbot überschreitet, wird mit dem Tode bestraft.«

Er ahnte dabei nicht, dass er sich sein eigenes Urteil gesprochen hatte. Am folgenden Tag bereits krepierte ihm eine solche Handgranate in den Händen, als er an ihr herumhantierte, um einen Stellungsgraben zu sprengen. Ein weiterer Unteroffizier wurde getötet, und ein dabeistehender Mann verlor beide Augen.

Ein ähnlicher Unglücksfall ist gestern wieder passiert. Es sollten Sprengmittel zur Panzerbekämpfung erklärt werden. Dabei wurde irrtümlich statt eines Zeitzünders ein Sofortzünder eingeschraubt. Die Ladung ging frühzeitig los, Erfolg: fünf Verwundete. Der verantwortliche Offizier, ein junger, in vielen Kämpfen bewährter Leutnant, verlor beide Hände. Dabei war noch Glück, dass niemand ums Leben kam und außerdem, dass der betreffende Zünder, den sie zuerst in eine schwere Mine einschrauben wollten, dorthinein nicht passte. Es wäre sonst von der gesamten Mannschaft niemand übrig geblieben. Überhaupt Minen! Reden wir nicht darüber.

Zu dem Kapitel des Leichtsinns gehört auch folgende mehr traurige als tragische Begebenheit, die sich, wie wir nachträglich hörten, bei dem letzten Panzereinbruch in Lipowka abspielte und die uns fünf Offiziere gekostet hat. Davon zwei tot, und zwar an einer Stelle, wo überhaupt kein Kampf war. Verantwortlich ist der manchmal leichtsinnige Stellungsbau, wie er Gott sei Dank bei unserer Abteilung nicht geduldet wird. Im Nachbarabschnitt war eine Holzhütte hinter den Stellungen hergerichtet worden, wo sich der Bataillonschef aufhalten konnte, aber so auffällig, dass der Regimentskommandeur tags zuvor noch sagte: »Morgen will ich das Ding nicht mehr sehen.« Als die Panzer in Lipowka eingebrochen waren, konnten sie unsere Stellungen von rückwärts einsehen, und sie hatten dann auch nichts Eiligeres zu tun, als in diesen Holzkasten, der ihnen aufgefallen war, hineinzuschießen. Unglücklicherweise war darin gerade zu dieser Zeit eine Offiziersbesprechung. Erfolg: zwei Offiziere tot, drei schwer verwundet.

Man brauchte solche Begebenheiten nicht zu notieren, wenn sie nicht auch zum Kriege gehörten und außerdem als Warnung dienten. Würde sich der Soldat immer und stets so verhalten, wie er es gelernt hat, mancher Verlust könnte vermieden werden. Aber wer viel in Gefahr ist, wird stumpf ihr gegenüber. Vielleicht bildet er sich auch ein, sie könne ihm nichts anhaben. Oder gar Eitelkeit veranlasst ihn, solche zweifelhaften Beweise seines Mutes zu geben. Ein echter Soldat jedoch hat es nicht nötig, solche Beweise seines Mutes zu geben, weil er wirklich mutig ist: Er sucht die Gefahr nicht auf, er vergrößert sie nicht durch unzweckmäßiges Verhalten. Aber er begegnet ihr, wenn es seine Pflicht von ihm verlangt. Wirkliches Heldentum verlangt die Mitwirkung auch vernunftmäßiger Überlegungen, schon allein deshalb, weil im Kriege der Erfolg der größere ist, der mit den geringsten Verlusten erzielt wird.

Helmut.

BRIEFE IV
AHNUNGEN

02. April 1942

ERNAS TRAUM

Am Abend hatte ich eifrig einen großen Bericht abgeschrieben. In der Nacht stürmte es mächtig, sodass ich erwachte. Dann träumte ich:

Helmut war wiedergekommen – mit einem fremden, leidenden Gesicht. Die Augen waren dunkel. Dennoch, er neigt den Kopf zu mir – langsam. Ich hob zögernd, scheu meine Hände, ihn zu umfassen – kaum berührte ich ihn. Ein Zittern durchlief mich, und in allmählichem innerem Erkennen versuchte ich, ihn zu streicheln – über die Ohren, über deren besondere Form – eine kleine Einbuchtung – wir manchmal gescherzt hatten. – Gerade fühle ich daran, da erwachte ich, vom Zauber eines warmen Gesichtes umfangen.

03. April 1942

NACHRUF: HABEN HUNDE EINE SEELE?

Ich habe es ja schon immer gesagt: Einmal wird sie uns erschossen, die Norka, unser reinrassiger Englischer Setter, mit ihrem rostbraun und hell gefleckten, langhaarigen, seidig glänzenden Fell, wenn sie, mit dem Winde um die Wette, über die Hügel hinfegt, bis zu den Stellungen hinauf, wo Hunde nicht geduldet werden. Aber dass sie uns hier im Dorf, mitten auf der Straße, wo wir schon hundertmal mit ihr gegangen sind und sie jeder kennen sollte, von einem dussligen Landser niedergeknallt würde, das war schon mehr als ärgerlich. Sie lief noch um das Haus herum bis zur Tür, wo der Hauptmann, ihr Herr, gerade hingegangen war, und brach dann johlend zusammen. Wir haben sie vor unserem Haus beerdigt, und es war uns, als hätten wir einen Freund begraben. Wie wenn ein Mensch, an den wir uns gewöhnten und den wir liebten, plötzlich aus unserem Kreise herausgerissen ist, so empfanden wir jetzt die Lücke. Und genaugenommen war es einem ebenso unbegreiflich, dass dieses Tier nun plötzlich nicht mehr leben sollte.

Noch gestern haben wir uns darüber unterhalten, ob so ein Hund eine Seele habe oder richtiger, was unsere Seele denn eigentlich im Grunde einer solchen Hundeseele voraushabe. Wie wir empfand sie Freude, wenn man ihr freundlich zusprach und sie streichelte. Sie legte, mit dem Schwanze wedelnd, die Vorderbeine auf den Schoß und schmiegte, leise jaulend, den Kopf an. Wie wir empfand sie Furcht, wenn draußen die Granaten donnerten oder das Brummen der Flieger zu hören war, und sie verkroch sich dann unters Bett oder den Schreibtisch. Und wenn sie etwas ausgefressen hatte, dann war sie das leibhaftige böse Gewissen, und es bedurfte nur eines harten Wortes, und sie kam wimmernd und klagend dahergekrochen.

Dafür hatte sie ein sehr feines Ohr für den rechten Gehalt eines Wortes. Lag sie zum Beispiel – wie meist – zusammengerollt am warmen Ofen, und man sagte: »Norka, komm mal her«, dann kam sie noch lange nicht. Sie runzelte vielleicht ein wenig die Stirn, schielte mit einem Auge mal herüber, ließ sich aber im Übrigen nicht stören, wie wenn sie wüsste: Ihr macht ja nur Spaß. Rief man ihr aber zu: »Norka! Hierher!«, dann war sie sofort zur Stelle und sah einen fragend an.

Wenn sie so am Ofen lag, hätte man ihr kaum viel Temperament zugetraut. Aber kaum setzte man die Mütze auf und zog den Mantel an, dann war sie zur Stelle. Und kaum war sie draußen, war sie wie umgewandelt. Dann wurde sie nicht müde, in alle Winkel zu rennen, jede zerfallene Bude zu besuchen und vor allem, an jeder Hecke nach Vögeln zu sehen, ihre größte Freude! Sie stand dann eine kurze Weile regungslos, schoss dann schnell wie ein Pfeil auf den Vogel zu und rannte – schlank wie eine Gerte – dem davonfliegenden Vogel nach, weit über die Höhe, ihn fast erreichend. Dann kam sie wieder zurückgewetzt, und eine neue Verfolgung begann. Zitternd vor Leidenschaft und Erregung kam sie zurück, aber nie wurde sie der Jagd müde. Saßen die Spätzchen zu hoch im Gebüsch, dann bellte sie laut, bis sie davonflogen, und die Verfolgung begann. Manchmal war sie dabei zu weit weggelaufen, und man musste sie laut rufend und pfeifend zurückholen. Unterdessen war dann auch schon eine Gerte geschnitten, ein leichter Hieb genügte, und Norka war für die nächste halbe Stunde sittsam und wohlerzogen wie ein frisch aus dem Pensionat entlassenes Mädchen.

Das hat sie uns vielleicht besonders nahe gebracht. Sie war das einzige weibliche Wesen in unserer Mitte. Und, es ist fast zum Lachen, sie war wie ein Mädchen so zärtlich, so liebebedürftig. Dann kam sie von selbst, schmiegte ihr kluges Köpfchen an und leckte vorsichtig und zärtlich Hand oder auch Gesicht, was ihr gerade am nächsten war. Ich sagte, sie habe Ähnlichkeit mit Greta Garbo, mit ihrem etwas wehmütigen, sehnsüchtigen Blick der braunen Augen. So musste sie des Nachts stets in unserer Nähe schlafen. Sie wartete geduldig in einer Ecke, bis wir uns auf unseren Decken ausgebreitet hatten. Dann rollte sie sich irgendwo dazwischen. Und wenn es ihr des Nachts zu kalt wurde, dann zog sie die Decke weg und zog sie über sich. Aber sie wäre tief beleidigt gewesen, hätte man sie fortgejagt.

Überhaupt hatte sie ihren Stolz, wie er einer Frau zukam. Sie nahm lange nicht von jedem etwas zum Fressen an. In den ersten acht Tagen, als der Hauptmann sie von einem Tierarzt aus Golodajewka geschenkt bekam, fraß sie überhaupt nichts. Später nahm sie hier und da einen Happen vom Hauptmann oder seinem Burschen Hans, mit dem sie ein herzliches Verhältnis verband, obwohl dieser – ein Frauenkenner – sie kurz hielt. Noch jetzt war es für sie wie eine Beleidigung, wenn man ihr einen Bissen so schlechthin vorwarf. Sie besah ihn sich, blickte verächtlich und ließ ihn liegen.

Nur einmal hatten wir richtig Kummer mit ihr. Das war in Grekowo-Balka, als sie »heiß« war. Das sonst so kluge und vernünftige Frauenzimmer war wie umgewandelt und ganz außer Rand und Band. Kaum ließ man des Morgens die Tür einen Spalt weit offen, schon war sie draußen, wo ihre Verehrer bereits warteten. Als Folge jener sündigen Stunden brachte sie sechs kleine Hunde zur Welt. Drei davon haben wir aufgezogen.

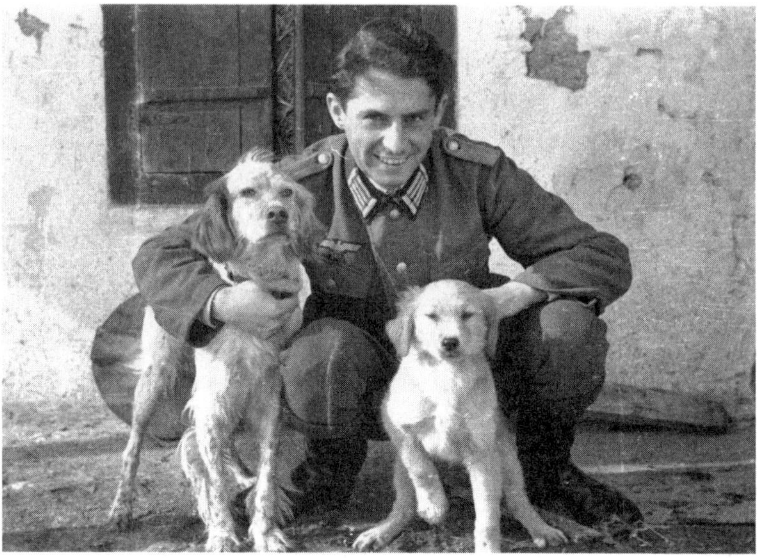

»Kompaniehündin« Norka mit Nachwuchs

Dies war unsere Norka. Und wenn sie wirklich eine Seele hat, wird sie in den jenseitigen Gefilden jetzt ihren ehemaligen Herrn aufspüren können. Denn dieser wohnte in Golodajewka. Und die Russen haben, als unsere Truppen sich von dort zurückzogen, sämtliche Einwohner dieser Stadt ermordet.

Helmut.

05. April 1942

OSTERSPAZIERGANG: HOFFNUNG MENSCHLICHKEIT

Ein Strahl der frühen Morgensonne fällt durch den Spalt des Fensterladens, und blauer Himmel scheint herein. Also ist wieder schönes Wetter draußen und das Schneien vorbei. So hält es mich nicht länger auf dem Lager, ich schlüpfe in meine Pantoffeln und trete vor die Tür. Blendendes Sonnenlicht übergießt mich mit seinem Glanz! Welch herrlicher Morgen! Weiß und weich ist alles wieder mit Schnee bedeckt, aber jetzt wärmt die Sonne schon so, dass es einem in Hemdsärmeln nicht kalt ist. Ich atme die würzige Morgenluft. Kaum die Augen kann man öffnen vor der Fülle des Lichts.

Fast friedlich ist's, diese unberührte Zartheit des Schnees und über allem die goldene Sonne. Was Wunder! Heute ist ja auch Ostertag! Ein wenig winterlich für Ostern, würde für Weihnachten besser passen, wenn die warme Sonne nicht wäre. Man kann's dem Osterhasen nicht verübeln, wenn er bei diesem Wetter nicht kommt. Wo sollte er auch die Eier hinlegen? Er würde sich einen kalten Hintern holen.

Ich stehe eine Weile hier draußen und genieße die Schönheit dieses Morgens. Still ist's hier überall. Eigentlich zu wundern, aber umso besser! Nur weit in der Ferne hört man ab und zu leises Rollen der Artillerie.

Doch, richtig! Da hat die Sonne doch eine Rata hervorgelockt. Über dem oberen Dorfende zieht sie ein paar Kreise, fliegt dann an der Häuserreihe entlang und gibt ein paar Schüsse ab. Lassen wir ihr das Vergnügen, wir sind daran gewöhnt. Jetzt ist sie auch schon wieder fort. Sollte wohl nur ein Ostergruß sein. Haben wunderbare Umgangsformen, diese Russen.

Meine beiden Kumpane schlafen natürlich noch. Ich nehme die Zeltbahnen von den Fenstern und öffne die Läden. Da sind sie denn auch auf den Beinen. »Frohe Ostern! Und heute wird zur Feier des Tages reiner Bohnenkaffee gemacht!«

Schon knistert im Herd das Feuer, und das Waschwasser ist warm. Heute wird fein rasiert und der Bart geschnitten. Und frische Wäsche gibt es. Meine Hose mit ihren sieben Löchern muss es allerdings nochmals tun, habe ich doch eine umso schönere Weste!

Jetzt röstet das Brot auf der Herdplatte, und der Kaffee dampft. Also her mit dem Mokka, für jeden zwei Gläser! Und Butter ist auch noch da! Was wollen wir mehr? Prost, Kameraden! Es lebe der Soldat! Schnaps haben wir nicht zum Anstoßen, so muss es der Kaffee tun! Jetzt suchen sie zu Hause ihre Ostereier im frischen Grün. Könnt ihr euch das vorstellen? Frühling und Osterglocken und kein Kanonendonner und keine Russen? Ja, das gibt's!

Ich öffne das Fenster, würzig strömt die frische Luft herein. Und mit ihr herein strömen – o Wunder – leise Klänge einer fernen Musik. Woher kommen sie? Jemand muss ein Radio haben. Es ist eine feierliche Musik: Beethoven, ja, richtig: der Erzherzog[119].

Jetzt erkenne ich es genau. Ja, auch das gibt es noch. Lange ist es her, dass ich sie nicht mehr gehört habe, unvorstellbar lange. Und doch, es gibt so was noch!

---

119 Beethovens Klaviertrio Nr. 7.

Ich greife nach Mütze und Rock. »Ich gehe hinauf zum Kolchos, bin bald wieder zurück.«

»Jawohl, Herr Unterarzt!«

Ja: Unterarzt, Oberarzt, Leutnant und Gefreite! Alles das sind wir, nur das eine nicht: Mensch. Ach, wieder einmal Mensch, wieder ein Selbst sein dürfen! Wo lebt es, unser eigenes Ich? Alles versunken, was früher war, verhüllt von Schleiern der Zukunft. Das Gestern, es ist unwichtig; ein Heute allein kennen wir, ein Morgen vielleicht, aber dann schon liegt alles im Dunkel.

Ich schreite durch den Morgen. Noch ist der Boden hart, wie weicher Flaum bedeckt ihn der Schnee. Wo die Sonne sticht, beginnt er schon zu schmelzen. Wie ich so meinen Weg gehe, allein, begleitet nur von dem Schatten, kommt es mir in den Sinn: Dass das eigene Leben, das Leben des eigenen Ichs, nur noch ist wie ein Schatten, der nebenher läuft, unwesentlich, schemenhaft.

Ich trete von der Straße, überquere das Tal und steige langsam die Höhe hinauf, von wo man das Gelände übersehen kann. Tote Russen liegen hier noch, aus dem schmelzenden Schnee hervorwachsend, und auch Blindgänger von Granaten. Man muss sie vorsichtig umgehen. Ein sonderbarer Osterspaziergang! Es ist jetzt warm in der Sonne. Der Schnee schmilzt und fließt in kleinen Rinnen zu Tal, um irgendwo wieder zu erstarren.

Nun ist der Blick frei. Unter mir das lang gezogene Tal mit der Reihe ärmlicher Häuser, und am Fuß des gegenseitigen Hügels, weit auseinandergezogen, im schmelzenden Schnee deutlich erkennbar: unsere Stellungen. Und ganz weit hinten, über der hohen Linie des Horizontes, die eckigen Schneehütten der Russen. Und dort, sich in Täler senkend, die beiden Wälder, die Ausgangsstellungen ihrer Angriffe.

Da unten liegt es also, das armselige Russendorf, kaum nennenswert in seiner Dürftigkeit, das wir doch so lange schon verteidigten, als wäre es eine der Kostbarkeiten der Erde! Eigentlich kaum zu glauben, dass diese dünn besetzte Kampflinie bisher immer noch standgehalten hat. Was ist es, das ihr die Kraft gibt? Ob die Kameraden da vorne, die da in ihren Löchern liegen, es wohl wissen? Sie tun ihren Dienst, ihre Pflicht, wie man es nennt. Aber das ist es nicht. Nicht allein. Manchmal kämpfen sie um ihr nacktes Leben, wenn der Russe hart drängt. Aber sie ziehen immer wieder aufs Neue hinaus. Und wenn sie dann müde sind, zum Umfallen, und doch auf ihren Posten stehen, hört man es sie wohl mal einmal aussprechen: Hier verteidigen wir die Heimat!

Was ist das, Heimat? Ist es der eigene Besitz? Viele haben ihn nicht, sie sind noch jung und arm, und der Krieg gerade hindert sie am eigenen Besitz. Sind es die Brüder oder Schwestern, Frau und Kind? Viele kennen weder das eine noch das andere, und doch kämpfen sie mit und sterben, wenn es sein muss. Es ist die Heimat, ein dunkel, aber stark gefühltes Ganzes. Sie wissen es, das macht sie so unbesiegbar, aber sie sprechen nicht davon.

Der Soldat kennt kein Pathos. Still treibt er sein Handwerk des Kampfes. Und wie er kämpft, so stirbt er auch, ohne viel Aufhebens davon zu machen. Der eine stumm, in sich gekehrt, der andere schreiend vor Schmerz. Aber alle ohne große Worte. Es ist natürlich, wenn einer fällt. Ohne viele Worte begraben ihn die Kameraden. Ein anderer springt für ihn ein. So ist es.

Mein Blick wandert hinüber zu ihren Gräbern. Viele sind es schon. Viele der Besten von uns. Wie sie gekämpft, so starben sie, und wie jene starben, so kämpfen diese weiter. So leben sie unter uns und wir bei ihnen.

Auch diese, ja auch sie kennen das eigene Ich nicht mehr! Soldaten sind sie im grauen Rock und weiter nichts. Ich bin, wie Ihr seid, Kameraden. Euch gehört mein ganzes Herz!

Ein MG schießt seine Garben über die Hänge, ein eigenes und dann auch eins der Russen. Ich gehe wieder hinunter, diesmal etwas gedeckt durch eine Baumreihe. Weich ist jetzt der Boden schon, und überall rinnt es herunter. Noch sind die Knospen der Sträucher fest geschlossen: Aber der Frühling naht!

Helmut.

06. April 1942

ZUKUNFTSFRAGEN: KÖNNEN DIE KINDER ARISIERT WERDEN?

Liebe Erna,
heute, am zweiten Ostertag, kam ein ganzer Schwung Post, freudig begrüßt, umso mehr, als unsere letzten Tage etwas knapp versorgt waren.

Am meisten interessiert mich die Mitteilung, dass das Gesuch von Hans an die Wehrmacht weitergegeben wurde. Da ist es zweckmäßig, dass auch mein Gesuch unterdessen läuft. Ich beantragte, da es sich um ein neues Wehrmachtsgesuch handelt, lediglich meine Beförderung zum Offizier. Anschließend habe ich vor, durch die Partei die Arisierung zu erstreben, womit bei dem obigen Gesuch die Angelegenheiten, auch für die Kinder, geregelt würden. Ob die Beförderung zum Offizier möglich sein wird, bezweifle ich, da hier strenge Bestimmungen vorliegen. Dagegen sehe ich für die Arier-Erklärung günstige Zeichen, die übrigens auch dann mit Nachdruck betrieben werden müsste, falls mir etwas zustößt. Dann erst recht! Je nach der Einstellung der Parteistellen und den zu erwartenden Schwierigkeiten wird man die Arier-Erklärung entweder für Dich oder für die Kinder zu erreichen versuchen. Ich hoffe aber, dass das Erstere möglich sein wird. Du verstehst jetzt wohl auch, dass ich mit Konsequenz die Soldatenlaufbahn verfolgt habe, denn hier ist ein Weg, der unbeirrt beschritten werden muss.

Auszeichnungen habe ich übrigens noch nicht erhalten. Die zur Verteilung vorgesehenen EK würden in erster Linie an die Kompanie- und Zugführer ausgegeben, die unmittelbar in der Linie stehen und standen, was verständlich ist. Dagegen war die Beurteilung, die der Abteilungschef gab, bestens, wahrheitsgemäß. Nach dem Sturmabzeichen hat es Schwierigkeiten gegeben, da dies als ausgesprochenes Kampfabzeichen nicht an Ärzte verliehen werden darf, wie man hier glaubt. Ich verfolge die Sache aber noch weiter, das endgültige Wort ist noch nicht gesprochen. Bekanntlich macht ja der Russe keinen Unterschied zwischen Arzt und Soldat und stört sich auch an der Genfer Konvention nicht[120].

Ich halte es für nicht unmöglich, dass ich in absehbarer Zeit die Truppe verlassen muss und – wie ich schon schrieb – entweder überhaupt zurückkomme oder als Facharzt eingestuft werde. Dafür käme nur ein Kriegslazarett infrage oder Reservelazarett. Ich würde dies begrüßen, schon damit ich meine Arbeiten wieder weiterschreiben kann. Vielleicht ist es aber auch möglich, in die Nähe von Stadtlohn zu kommen und dann Praxis zu machen wie 1940. Sollte ich aber die oben genannten Auszeichnungen noch nicht erhalten, dann bleibe ich bei der Abteilung hier. Es wäre falsch, kurz vor dem Ziele hier abzuhauen. Mitte April werden wir aus den hiesigen Stellungen herausgezogen, kommen dann für vier bis sechs Wochen rückwärts und werden umgebildet, um dann im Sommer wieder eingesetzt zu werden. Man kann auf die alten und erfahrenen Truppen nicht verzichten. Das ist nun auch hier nicht anders.

Sehr gefreut habe ich mich über Deine Initiative, den Kindern Klavierunterricht zu geben. Ich wollte dies immer schon einmal

---

120 Genfer Konventionen: Internationale Abkommen zwischen kriegführenden Staaten zum Schutz von Zivilisten, Kriegsgefangenen, Sanitätspersonal und Flüchtlingen.

schreiben, habe es aber, glaube ich, vergessen. Übrigens schrieb ich ein längeres Skriptum über Erziehungsfragen, das aber noch nicht fertig ist und hier noch herumliegt.

Deine Bemerkungen über meine Berichte haben mich sehr interessiert. Für gelegentliche Anregungen bin ich dankbar, das heißt für Grundlagen über Themen meiner Briefe, die interessieren: Ich habe mich bisher zu viel auf militärische Vorgänge beschränkt. Jetzt sehe ich auch das Psychologische und eigentliche mich Beunruhigende und hier und da die humoristischen Intermezzos, die beleben. Aber wichtig sind ja die tatsächlichen Begebenheiten allein, alles andere lässt sich nachholen, falls ich die Berichte einmal schriftstellerisch verwerten sollte, was ich aber nicht glaube.

Immerhin gibt es wenige Ärzte, die so einen Winter an der Front standen und alles recht mitgemacht haben. Nun, ich habe genügend Zeit, und das Schreiben macht mir Spaß, sodass ich vorerst einmal weiterschreibe. Die vielen leeren Stunden werden damit gefüllt.

Übrigens hätte ich wirklich einmal Zeit, gute Bücher zu lesen, was ich eigentlich seit 20 Jahren nicht mehr konnte. Schade, dass es nun an Büchern fehlt. Wenn Du also was senden kannst, dann tue es. Aber nicht nur sogenannte leichte Literatur. Gerade gute Bücher fehlen, und zwar aus allen Bereichen der schönen Literatur, Kulturgeschichte und Philosophie. Krame doch einmal nach alten Schmökern herum oder sieh in einem Antiquariat nach. Es müssen Bücher sein, die man verlieren und wegwerfen kann beziehungsweise weiterleihen, wovon sie dann nicht mehr zurückkommen. Ich kann natürlich keine Bibliothek mit herumschleifen. Plötzlich heißt es einmal »Abrücken«, und dann bleibt alles liegen, was nicht in den (kleinen) Koffer geht.

Welche Fotos von Dir hast Du das Gesuch betreffend eingereicht?

Klavier kannst Du wohl von meiner Schwester Maria bekommen, sicher für einige Zeit. Es ist besonders gut im Klang. Ich werde uns später einen Flügel zulegen und wieder selbst spielen.

Kinder zum Spielen anzuhalten ist eine Kunst. Nicht als Zwang, sondern als Belohnung hinstellen. Und wenn sie böse sind, für einige Zeit verbieten! Bei gutem Betragen längeres Spielen erlauben und von Zeit zu Zeit kleine Vortragsveranstaltungen machen zum Anregen des Ehrgeizes. Roberts Geburtstag habe ich natürlich vergessen. Und dass er schon neun Jahre alt ist, konnte ich selbst durch angestrengtes Nachdenken nicht herauskriegen! Mit diesem Alter bin ich bereits aufs Gymnasium gegangen! Die Schulfrage wird uns noch Sorgen machen.

Es grüßt Euch alle herzlich
Euer Helmut

»Illustrierte« sind willkommen! Kinderfotos sind angekommen. Selbst gemacht?? *Frankfurter Zeitung* kommt an, wenn auch lückenhaft. *Militärarzt* nach hier senden, lese ihn später doch nicht mehr. An Gepäck ist mir noch nicht viel verloren gegangen.

06. April 1942

ES IST ETWAS EINSAM

Lieber Helmut,
Hier ist wieder ein Feiertag – ohne Dich. Da wandern unsere Gedanken zu Dir. Wie Du wohl an die Heimat denken magst?

Ob Ihr noch im Einsatz seid? Der Wehrmachtsbericht spricht immer noch von Angriffen an der Südfront. Ob der Russe sich Ostern wieder zu besonderen Kämpfen wählen wird? Es ist doch das höchste Fest der östlichen Kirche gewesen. Wir fragen uns, wie Ihr es wohl ein wenig merken könnt, dass Feiertag ist. Hoffentlich ruhiger als an Weihnachten! Unsere Grüße erreichen Euch vielleicht. Die Post braucht nur etwa drei Wochen! Ich habe manches Päckchen geschickt, wie Du nach den Nummern erkennen kannst. Hier sollen gleich noch ein paar Osterpäckchen abgehen: von unserem Biskuit-Kuchen, die beiden schönsten Ostereier. Sie sind hart gekocht und vielleicht noch gut, bis Du sie erhältst.

Der Osterhase ist mit Süßigkeiten sehr sparsam geworden, aber Eier fand er noch auf dem Land! So haben wir auch wieder gesucht im Zimmer, und als der Regen nachließ, auch im Garten, wo die Kinder Moosnester gemacht hatten. Robert ist leider in diesem Jahr schon zu »aufgeklärt«, um noch die reine Freude zu haben. Er passt mir ja so auf die Finger beim Spaziergang, dass ich ihm sagte, dass die Mutti helfen musste und er den Kleinen nichts verraten solle, aber ganz mag er auf die Illusion noch nicht verzichten! Er ist überhaupt in diesen Tagen sehr zwiespältig und unausgeglichen. Ist es ein Übergang, oder steckt ihm die Impfung (Diphtherie) noch in den Knochen? Des Rätsels Lösung: Ich messe ihn eben, da er friert: 38 Grad Fieber. Vielleicht eine Grippe, vorerst nichts Besonderes zu bemerken. Keine Halsbeschwerden, noch Schnupfen oder Husten.

Es ist auf die Dauer zu viel Freizeit und zu wenig Pflicht für die Kinder bei den ewigen Ferien, jetzt schon wieder bis zum 16. April (in Hannover desgleichen!), und die Jahreszeit ist noch zu rau, um sie tüchtig sich draußen tummeln zu lassen. Wenn die Feiertage herum sind, müssen sie wieder jeden Morgen Schularbeiten machen oder Briefe schreiben. Auch die Klavierstunde gehört zu den Pflichten. Hansi freut sich darauf. Robert sieht mehr den Zwang! Sie üben an Klavieren im Annastift. Jedes in einem kleinen, abgeschlossenen Raum und von der Schwester beaufsichtigt. Da ist 2,- RM für die Klavierstunde – das heißt Unterricht – nicht zu viel. Hansi spielt auch gerne auf der Mundharmonika. Neulich nahmen wir alles »Flötbare« mit in den Wald, um Deinen guten Rat im Kinderbrief betreffend des Osterhasen auch auszuführen. Trillerflöte, Nachtigall und Mundharmonika mussten herhalten und hatten Erfolg! Im Moos des Waldes lag für sie etwas versteckt.

Es ist hier noch ganz Vorfrühling. Gerade die ersten schüchternen Kräuter, noch kein Blättchen an den Sträuchern, keine Frühlingsblumen. Im Zimmer haben wir allerdings die echten Osterglocken stehen, gelbe Narzissen vom Gärtner (dieses Jahr auch rar zugunsten der Gemüse). Ich habe übrigens den Gärtner Hesken, der gerade drei Wochen Arbeitsurlaub hat, um seinen Rat betreffend unsers »Hof«-Gartens gebeten. Er will ein paar Büsche setzen, immergrüne Bodenbepflanzung und die übrigen Bäume (Flieder etc.) richtig schneiden. Dann ist es wenigstens grün vor den Mauern. Er gab unseren Kümmernissen recht: Ich will den Kindern ein Stückchen lassen vor Heßlings Saalmauer, wo etwas Sonne ist und ich im letzten Jahr meine Dahlien »wuchern« hatte (sie reckten sich auch nach dem Licht!). Dann haben sie jeder ein kleines Beet. Am liebsten hätten sie Tiere, und ich bin am Überlegen, wie und welche. Was meinst Du?

Hühner möchte ich nicht! Tauben? Katze oder Hund ist wegen Dieter noch etwas früh. Ein Kanarienvogel ist vielleicht zum Herbst von einem hiesigen Züchter zu haben, das ist dann für den Winter. Vielleicht auch bald das Aquarium. Sie sollen es nur selbst betreuen und wirklich das Gefühl ihnen anvertrauter Lebewesen haben. Wenn Du doch bald mal kommen könntest und raten!

Gestern zeigte ich den Kindern alte Fotos von Deiner Familie, die in den Nachlasssachen aus Mainz verstreut waren. Sie erkannten Dich eigentlich immer auf den Kinderbildern. Viel Gutes ist übrigens nicht dabei, aber Du könntest doch manches dazu erzählen und die unbeschrifteten Fotos erklären. Eine ausgesprochene Ähnlichkeit zu Dir fand ich auf den Soldatenbildern des Bürgermeisters Machemer. Hansi meinte: »Robert sieht aber so aus wie Vati, als er klein war.« Ich glaube, er hat recht.

Ich habe noch eine Bitte: Lass uns über Gesuche gesondert schreiben – direkt an Robert oder mich –, sonst macht sich die ganze Familie Gedanken darüber.

Ich sitze zurzeit an Deinem Schreibtisch und habe das gute Radio an. Ein Genuss, vor allem bei gutem Programm. Das kleine Radio tut's schlecht und recht, muss mal nachgesehen werden. Wie wirst Du das alles entbehren!

Nun Schluss, die Kinder mahnen mich an meine besonderen Feiertagspflichten, mich ihnen zu widmen. Es ist trotz Kindern, Musik und Büchern etwas einsam.

Alles Gute!
Deine Erna.

Fine ist ganz treu und brav, besonders im Putzen.

12. April 1942

GLÜCKWÜNSCHE

Lieber Helmut,

Hier kam eine schöne Menge von Post von Dir am 10. April an, und wir sind froh über alle Nachrichten. Ich hatte mir doch Sorgen gemacht nach den OKW[121]-Berichten, die Eure Front betrafen. Nun sind es hoffentlich vorerst die letzten größeren Kämpfe gewesen, die Ihr noch zu bestehen habt.

Nun aber zu Deinem Brief: Nun ist das wichtige Gesuch auf dem Wege. Es ist soldatisch einfach und spricht wohl dadurch für sich. Du hast sicher mit Deinem Hauptmann gesprochen, dass die Ordensfrage nicht das Wichtigste dabei ist, sondern die Teilnahme in dieser Abteilung maßgebend ist. Ich wünsche von Herzen, dass dieses Gesuch erfüllt wird. Ob das andere gleichzeitig vorgelegt wird, und ob es eine glückliche Zusammenstellung ist?

Eben kommen die Buben, sie sollten erst einmal auf dem Fußballplatz gucken, finden es aber schöner, mit ihrer Mutti noch einen großen Waldspaziergang zu machen. Heute lacht die Sonne – wenn auch noch etwas kühl. Und morgens waren wir mit Rollschuhen

121 OKW: Oberkommando der Wehrmacht.

und Roller (in der Stadt ist es verboten!) draußen auf der Ahauser Chaussee.

Einen Tag später

Abend. (Die ersten Andenken vom Spaziergang lege ich bei). Heute soll der große Brief fortgesetzt werden. Wie wir uns ausgerechnet haben, muss es schon der Geburtstagsbrief werden. So sollst Du einigermaßen pünktlich einen Gruß zu diesem Tag[122] von uns haben. Ich habe heute Nachmittag darum erst einmal einen Haufen Päckchen auf den Weg gebracht. Sie enthalten alles Mögliche, das Dich ein wenig erfreuen soll: Zigarillos, Pralinen, Bols (ein Schluck!). Bleistift-Minen dabei gepackt, Speck, Bonbons, Schokolade, Marzipan, Vitamin-C-Präparat und Süßstoff (Letzteres auch knapp). Reclam 1001-Nacht, ein Leica-Film und Pfefferminz. Kaffee gemahlen, Käse, Honigkuchen, Tabak und vier Zitronen. Hoffentlich kommt alles an!

Die Buben sollen Dir morgen in ihren Briefen noch von unseren beziehungsweise ihren Erlebnissen berichten. Es gehört aber doch noch ziemlich viel Energie dazu, bis solch ein Brief auf dem Weg ist! Ich muss schon sehr streng sein, dass sie mir gehorchen, wenn ich in Reichweite bin. Robert scheint den inneren Widerstand mitzubringen. Am 16. April beginnt zum Glück wieder die Schule. Ich werde dann wohl auch die Lehrer einmal aufsuchen können.

Hansgeorg Proffen ist also vier Wochen älter als Robert und auf einer guten Schule in Hannover. Seit dem Herbst [1941] ist die »Deutsche Normalschrift« eingeführt. Die frühere »Deutsche« soll nicht mehr gelehrt werden, ebenso wie Fraktur zugunsten von Antiqua verschwindet. Ich legte Dir seinerzeit einen Aufsatz aus der *Frankfurter Zeitung* darüber bei. Der Übergang ist für die klei-

122 Helmuts 39. Geburtstag am 7. Mai 1942.

nen Anfänger nicht leicht. Die zurückgesandten Briefe [der Kinder] hebe ich auf.

Nun zu Deinen Fragen: Ich bin Dir dankbar für die gute Argumentation betr. der Autoreifen. Es soll jetzt wieder dazu aufgerufen werden. Aber nach den Erfahrungen mit den Skiern werde ich hart bleiben. Besonders hat mich gefreut, dass Du überhaupt an eine derartige Möglichkeit in absehbarer Zeit denkst. Die Kinder malten es sich gleich aus. Ich dachte an Gemen[123] als einigermaßen zurzeit geeigneten Platz mit Reserve-Lazarett, weiß aber nicht, wie Dein Plan ist. Wenn Du nur einmal von der Front zurückkommst und dann als Augenarzt tätig sein könntest! Hätte Thiel[124] vielleicht die Möglichkeit, Dich als Mitarbeiter »anzufordern«? Denn das würde doch für Dich eine Bereicherung bedeuten.

Ja, mein Helmut, und nimm von Herzen meine Glückwünsche zu diesem zweiten Kriegsgeburtstag in der Fremde, den ersten warst Du doch noch hier. Wir wissen, worin diese Wünsche gipfeln.

Es grüßt Dich Deine Erna.

In letzter Zeit melden sich die Flieger wieder. Bald soll auch unser Luftschutzkeller fertig sein.

---

123 Ortschaft in der näheren Heimat.

124 Ein mit Helmut und Erna befreundeter Direktor der Universitäts-Augenklinik in Frankfurt.

13. April 1942

ROBERT UND DER OSTERHASE

Lieber Vati!
Wir schicken Dir alle die besten Glückwünsche zu Deinem Geburtstag. Hoffentlich bist Du nicht mehr so nah bei den Russen, wenn Du diesen Brief bekommst. Du hattest mich doch gefragt, warum ich jetzt Latein schreibe. Lehrer Borgolte hat uns gesagt: Wir sollen bloß noch diese Schreiben. Wir haben hier Ostern sehr schön verlebt. Karfreitag sind wir mit Marietraud Jansen in den Wald gegangen, um Moos zu holen. Da haben wir schon Ostereier gefunden. Ostersonntag gingen wir in das Esszimmer und Wohnzimmer, dort fanden wir auch Ostereier. Dann tranken wir gemütlich Kaffee. Als es etwas aufgehört hatte zu regnen, gingen wir in den Garten, um Eier zu suchen. Am Abend vorher hatte ich die Nestchen gemacht, damit der Osterhase die Eier drin legen kann.

Onkel Jupp hatte noch einmal Urlaub bekommen. Er hat uns angerufen, damit wir kommen sollten. Als Mutti uns das gesagt hat, sind wir sofort hingegangen. Dann sind wir mit Onkel Jupp, Onkel Alfons und der kleinen Hilde nach dem Garten hingegangen. Als wir dort ankamen, lagen die Eier alle zwischen den Steinen. Nachher sagte Onkel Jupp, wir sollen jetzt nach Hause gehen. Nächstes Mal schreibe ich Dir noch von meinem Geburtstag. Wir danken Dir für den Brief vom 25. März mit den Bildern. Ich war heute zur Klavierstunde. Es war sehr schön.

Es grüßt dich herzlich
Dein Robert.

13. April 1942

HANS UND DIE ROLLSCHUHE

Lieber Vati!
Ich schicke dir einen herzlichen Glückwunsch zu deinem Geburtstag. In unserem Garten haben Mutti, Robert und ich ein bißchen Gemüse gesät. Es sind Radieschen, Erbschen, Mörchen, Spienat und Salat. Gestern war Sonntag, da haben wir zwei große Spaziergänge gemacht. Den ersten mit den Rollschuhen, den zweiten aber zu fuß. Sie waren beide sehr schön. Wir haben uns ein Messer mitgenommen. Wir haben Stöcke abgeschnitten und haben sie auf einen Haufen gelegt. Vielleicht können wir damit einen kleinen Zaun machen. Dann haben wir noch ein bißchen Messerstich getan. Auf dem Eckchen war es schon sehr schön warm. Den Weg wollten wir uns merken. Dieter hatte ein Marienkäferchen gefunden, damit kamte man auch wirklich schön spielen, es kletterte ein Stöckchen herauf, und dann wieder runter. Dann kletterte es sogar Mutti auf die Schulter, und in das Haar. Wir haben auch noch ein paar Ostereierchen gefunden.

Es grüßt dich herzlich
dein Hansi.

16. April 1942

LUFTSCHUTZBUNKER UND BLÜHENDER GARTEN

Lieber Helmut,
»Heute kamen wieder zwei Briefe von Dir, ein offizieller Bericht und Nr. 82 mit dem ›Anton‹ (humoristischer Bericht eines Urlaubssoldaten). Sei nicht böse, wenn ich letzteren vielleicht doch nicht für die Heimatzeitung empfehlen möchte. Nicht, weil ich zu zartbesaitet wäre, aber er ist nicht gerade charakteristisch für Dich und Deine Art zu schreiben. Den Geschwistern aber wird er Spaß machen – so wie ich geschmunzelt habe und mir vorstelle, wie es bei Deinem nächsten Urlaub zugehen wird!«

So oft am Tage denke ich, dieses und jenes möchte ich Dir erzählen oder schildern, aber ich bin kein guter Briefschreiber. Die Kinder sind so köstlich, jedes in seiner Art. Eben sind sie prächtig in Schuss. Sie waren einige Nachmittage in der strahlenden Aprilsonne draußen in einer geliebten Sandkuhle »Düstere Stiege« (wohin wir oft mit dem Rad abends gefahren sind). Und nun sind sie auch von der Höhensonne frisch gebräunt, und Hansis blaue Augen strahlen, Dieters rote Bäckchen leuchten, und Robert ist ein rechter Junge. Ihre Fragen und Einwände sind oft verblüffend, aber man vergisst sie und kann doch nicht sofort aufschreiben bei dem

Geprassel von Fragen bei einer Mahlzeit! Du musst eben bald einmal kommen.

Hier habe ich das Vorgärtchen gründlich sauber gemacht: den wilden Wein von totem Holz befreit (es war viel nach dem strengen Winter), zwischen den Pflanzen gegraben und Stiefmütterchen, blühend, eingepflanzt. Krokus blüht, Hyazinthen und Tulpen strecken die Blätter. Währenddessen fuhr Dieter Kunststücke auf dem Roller über den Kirchplatz und rief mir seine Freude zu! Mit seiner kleinen Freundin Helga hatte er sich gezankt wegen deren Dreirad (sie »lügte«, weil sie ihn nicht genug fahren ließ). Da trollte er ab und kam den Weg allein zurück, ein wenig uneins mit sich. Nach dem ersten Frühlings-Abendessen (Salat, Bratkartoffeln und dem letzten, schönsten Osterei) kroch er dann oben auf Muttis Schoß. Du brauchst keine Angst zu haben, wir seien zu zärtlich für die Jungen. Die beiden Großen, besonders Hansi, sind spröde Jungen, aber Dieter verlangt noch ein wenig Zärtlichkeit, und Mutti gibt sie auch gerne.

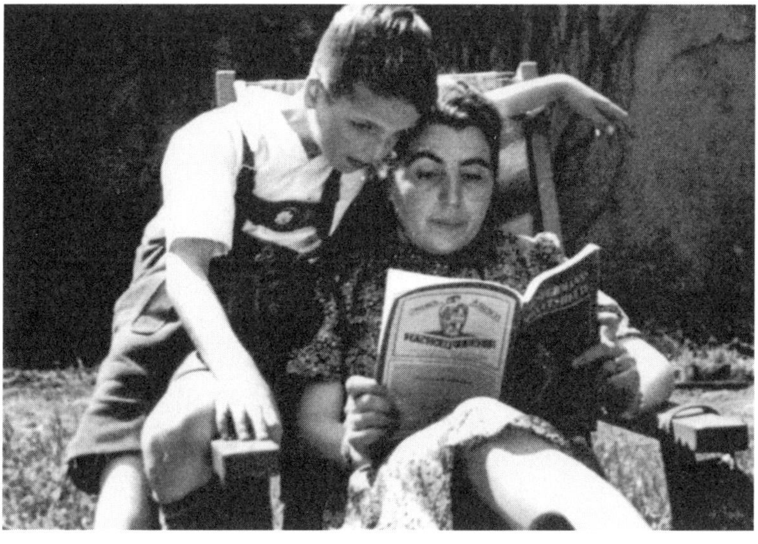

Erna mit Robert im Sommer 1941

Was habe ich sonst noch getan? Bei den Handwerkern gute Worte gegeben, sonst ist unser Luftschutzkeller erst nach dem Kriege fertig, und bei den dauernden Einflügen würden wir ihn gern in Ordnung haben. Dann Besorgungen gemacht; eine wichtige Angelegenheit: Geld auf das Sparkonto(!) gebracht.

Leb wohl. Wo wirst Du an Deinem Geburtstag sein? Von Herzen alles Gute!

Deine Erna.

16. April 1942

DER JÜNGSTE SCHREIBT AN VATI[125]

Lieber Vati!
Gleich gehe ich in den Kindergarten. Ich kann schon allein Schuhe anziehen und auf die Schaukel setzen! Auch ganz weit mit dem Roller fahren. Ich habe am 18. Mai Geburtstag und werde 5 Jahre alt.

Fröhliche Ostern und Geburtstagsgrüße!
Dein Dieter

125 Stellvertretend von der Mutter geschrieben.

30. April 1942

DIE SORGEN DER EHEFRAU

Lieber Helmut,
Heute Abend möchte ich Dir noch einen Gruß von uns schicken, der Dich auch auf dem allerkürzesten Weg erreichen soll. Die fachlichen Briefe habe ich geschafft. Sie gingen als zwei Einschreibebriefe gestern und heute Mittag ab, ein Paket bereits am 28. April. Bei diesem Zusammensuchen ist mir doch das Herz wieder schwer geworden, aber ich will einmal voller Zuversicht sein. Helmut, Du sollst Dich nicht erneut bewusst in Gefahr begeben, es kommt mir wie eine Forderung an das Schicksal vor. Und solltest Du für die heranwachsenden Buben nicht notwendiger sein als eine menschliche Entscheidung? Aber ich muss Dir darin das Urteil überlassen und will inzwischen sorgen, so gut wie ich es kann.

Morgen ist der 1. Mai, man merkt es noch kaum. Es ist kalt bei uns, und bis gestern mit heftigem Wind, der alles austrocknet. Jetzt hoffen die Bauern auf Wetterumschlag, sie können so nötig Regen brauchen. Wir stecken im Hausputz, und in unserem großen Haus sammelt sich schon allerlei an! Und wenn Du einmal kommst, soll doch alles sauber und geordnet sein.

Ob Ihr wohl in Ruhe seid? Wie mag es Dir mit Deiner Grippe

gehen? Hoffentlich bekommst Du meine Zitronen und Vitamin-C-Tabletten bald.

Wir haben hier jetzt das erste frische Gemüse. Könnte man es Euch geben! Die Kinder futtern den Salat (mit Zitrone und Zucker angemacht) wie die Hasen! Zurzeit beginnt ihr Ehrgeiz in der Schule, nachdem sie die ersten Erfolge haben. Sie schreiben Dir davon. Zur Klavierstunde gehen sie ganz treu. Ich muss mal bald wieder zum »Vorspielen« kommen. Heute durften sie einen Film »Himmelsfreund« sehen, einen Segelfliegerfilm, den sie anscheinend gut verstanden haben (Dieter war nicht dabei). Nur das gesprochene Wort ging ihnen zu schnell, sie genossen die Bildeindrücke. Dieter erlebt die Freuden und Leiden, wenn man vom kleinen allmählich zum großen Kind aufrückt. Er kann wunderbar zerknirscht sein oder so tun, dass man ihn schwer strafen mag.

Gute Nacht, für heute. Lass Dir noch einmal zum Geburtstag gratulieren. Wir werden an Dich denken.

Deine Erna.

Lehrer Borgolte ist mit Robert zurzeit sehr zufrieden. Er sei jetzt der Beste, der auch denken würde. Man merkt es Robert auch an, dass er Freude hat an der Schule. Desgleichen ist er im Klavierunterricht augenblicklich obenan.

03. Mai 1942

ABSTAMMUNGS-ERKLÄRUNG

Frau Erna Machemer geb. Schwalbe 03. Mai 1942

Erklärung.
Die Ehe meiner Eltern wurde am 15. März 1935 geschieden. Meine Mutter heiratete dann ihren Vetter mütterlicherseits, Mischling ersten Grades, Prof. Dr. Karl Oestreich in Driebergen (Holland). Ich bin seit dieser Zeit mit meiner Mutter nur einige Male kurz zusammen gewesen und habe seit Jahren den unmittelbaren Verkehr abgebrochen.

Meine Mutter war Waise, als sie heiratete. Mein Vater untersagte alle Beziehungen zu ihrer Familie und führte diese Trennung auch konsequent durch.

Geschwister meiner Mutter habe ich nie kennengelernt. Eine Base meiner Mutter, Frau Emmy Bialonski geb. Oestreich, Mischling ersten Grades, lebt in Stargard in Pommern als Frau des Landgerichtsdirektors Heinz Bialonski. Ich stand wegen des Ahnen-Nachweises mit ihr in Verbindung. Weitere Mitglieder der Familie sind mir nicht bekannt geworden.

04. Mai 1942

BRIEF AN DIE BRÜDER: GNADENGESUCH NICHT VORSCHRIFTSGEMÄSS

Lieber Robert und Hans!
In meiner Angelegenheit habe ich am 10.3.42 ein Gnadengesuch an den Führer gerichtet, um die Frage der Beförderung zum Offizier endgültig klären zu lassen. Das Gesuch, das von dem Abteilungskommandeur besonders dringend befürwortet wurde, durchlief auf dem Dienstwege die unteren Dienststellen und wurde vor etwa acht Tagen wieder an mich beziehungsweise die Abteilung zurückgegeben. Dabei hat sich Folgendes herausgestellt:

1. Um das Gesuch weiterzuleiten, bedarf es noch einiger Unterlagen, wie Abstammungsurkunden meiner Frau, Bilder von ihr und mir, Lebenslauf, Erklärung über meine Beziehungen zu den betreffenden jüdischen Familien, desgleichen einer solchen von meiner Frau sowie des Nachweises besonderer Verdienste im Zivilleben. Und als wichtigste Voraussetzung einer eingehenden Darlegung meiner bisherigen Frontbewährung mit Angaben der bisher verliehenen Orden.

Die Unterlagen und Bilder habe ich sofort durch einen Urlauber zu Hause angefordert, sie werden wohl bald hier sein. Was die

Frontbewährung anbetrifft, sind jetzt die erforderlichen Grundlagen gegeben, und es bestätigt sich, dass ein Gesuch zu früherem Termin zwecklos gewesen wäre. Der Kommandeur hat, so gut er das als Nichtarzt konnte, auf meine Verdienste während der Kämpfe des letzten halben Jahres hingewiesen und dabei auch zum Ausdruck gebracht, dass ich durch meine Tätigkeit und Haltung als Arzt und Soldat an der Front zur Festigung der Moral der Truppe beigetragen habe. Ich habe seine Beurteilung gelesen. Er sagt auch, dass das EK I für mich beantragt ist. Es wird wohl in den nächsten Tagen hier eintreffen. Auch die Frage der Verleihung von Sturmabzeichen an Ärzte ist jetzt geklärt, sodass ich auch hier mit der Verleihung rechnen kann. Da ich außer dem EK II und I sowie dem Sturmabzeichen auch noch das Verwundetenabzeichen erhalte, besitze ich dann sämtliche Orden und Abzeichen, die überhaupt für mich erreichbar sind. Dabei ist zu bemerken, dass ich diese alle nicht als Offizier, sondern als Soldat im Feldwebelrang mir erworben habe, was zwar theoretisch kein, praktisch aber ein großer Unterschied ist!

2. Außerdem hat sich ergeben, dass das Gesuch nicht von mir, sondern nur von der Dienststelle gestellt werden kann. Denn es handelt sich nicht um ein »Gnadengesuch«, da ja kein Verbrechen und keine Verurteilung vorliegt, sondern um ein Gesuch um Beförderung. Ein solches kann nur vom Vorgesetzten ausgehen. Ich halte dies für günstig, zumal sich meine jetzigen Vorgesetzten tatsächlich für die Sache einsetzen und insbesondere unser Major von Witzleben als Kampfgruppenführer einer Panzer-Division (und zwar der erfolgreichsten des Ostens!) und dazu noch als Ritterkreuzträger ein besonderes Gewicht hat. Unter diesen Umständen wird das Gesuch von Hans von hier aus überhaupt nicht erwähnt. Es wird, den umgekehrten Weg von oben laufend, eines Tages hier eintreffen und dann dem Gesuch der Dienststelle nachgeschickt werden. Ich

halte es für günstig, dass das Gesuch von Hans läuft, denn dieses Gesuch weist auf Umstände hin, die bei dem rein militärischen Gesuch nicht erwähnt werden können.

3. Es stellt sich jetzt heraus, dass ich überhaupt nicht bei der kämpfenden Truppe hätte sein dürfen, und zwar (a), weil ich als Augenfacharzt nach einer Verfügung des Heeresinspekteurs bereits im vergangenen Sommer einem größeren Lazarett mit Planstelle meines Fachgebietes hätte zugewiesen werden müssen, und (b), weil ich mit Hinsicht auf die 50-prozentige Abstammung meiner Frau schon bei Kriegsbeginn hätte aus der aktiven Fronttruppe entfernt werden müssen. Die letztere Bestimmung (die mir übrigens bekannt war) sollte wohl vermeiden, dass für die Militärbehörden Zwangslagen entstehen, wie sie jetzt tatsächlich in meinem Fall eingetreten sind. Durch die letzten beiden Umstände sind die mittleren Dienststellen etwas in Verdrückung geraten und wissen vorerst noch nicht, wie sie sich aus der Klemme ziehen sollen. Das kann mir aber gleichgültig sein. Immerhin zeigen diese Umstände, dass es sich für mich tatsächlich um eine einzigartige Gelegenheit handelte, für die ich die Gefahren, die damit verbunden waren, verantworten kann.

Bei der Entscheidung des Gesuches ergibt sich nun tatsächlich nur eine Alternative: Entweder meine Beförderung zum Sanitätsoffizier wird ausgesprochen, oder ich werde aus dem Frontheer entlassen. Im ersteren Falle wird voraussichtlich der Heeresinspekteur von sich aus darauf dringen, dass seine Verordnung über den Einsatz der an Zahl geringen Fachärzte zukünftig beachtet wird. Das heißt, dass ich in ein Lazarett, voraussichtlich in der Heimat, als Augenarzt versetzt werde. Ich werde also kaum selbst etwas dazu beitragen müssen. Trifft diese Vermutung jedoch nicht zu, dann werde ich von mir aus das Gesuch stellen, versetzt zu werden, denn ich habe erreicht, was ich hier erreichen konnte, und auch meine

Pflicht genügend getan, dass ich mich durch eine jüngere Kraft ablösen lassen kann, ohne mir Vorwürfe machen zu müssen. Eure ausgesprochenen oder unausgesprochenen Wünsche werden damit erfüllt.

Im anderen Falle, von dem ich allerdings nicht glaube, dass er eintritt, werde ich um meine Entlassung aus dem Heeresdienst nachsuchen, die man mir billigerweise dann nicht verweigern kann. Ich werde dann über die Parteidienststellen ein Gnadengesuch selbst an den Führer richten (was mir nicht möglich ist, solange ich Militärperson bin), um die Ariererklärung meiner Kinder beziehungsweise meiner Frau zu erreichen. Soweit irgend möglich das Letztere, weil damit auch alle übrigen Schwierigkeiten behoben werden und ich dann auch befördert und im Militärdienst aufgenommen werden kann. Es ist durchaus möglich, dass ein Gesuch, das von den Militärdienststellen nicht genehmigt wird (das jetzige Gesuch wird den Führer nicht erreichen), über den Weg der Parteistellen Erfolg hat, weil dann alle Argumente angeführt und belegt werden können. Es könnte übrigens auch sein, dass man auch jetzt bereits die Schwierigkeiten dadurch grundsätzlich behebt, dass man meine Frau zur Arierin erklärt. Ich glaube aber nicht daran, eben weil, solange ich im Militärdienst stehe, nur militärische Dienststellen entscheiden, die von gegebenen Tatsachen ausgehen.

Dieses Schreiben gebe ich wieder einem Urlauber mit, sodass es bald in Eure Hände gelangen wird. Aber auch die reguläre Post geht jetzt erstaunlich schnell. Die letzten Briefe, die ich aus Deutschland erhielt, waren nur 12–14 Tage unterwegs, eine erstaunliche Leistung! Obendrein wird jetzt sogar eine Fluglinie für Feldpost eingerichtet, welche die Post in acht Tagen an Ort und Stelle bringen soll. Jeder Soldat erhält vorerst vier Marken monatlich. Zwei für hin und zwei für zurück, die er den Angehörigen senden soll. Die Marken sind aber noch nicht ausgegeben. Wir liegen jetzt

20 Kilometer hinter der Front. Es ist hier[126] reiner Friedensbetrieb! Wenn wir allerdings wieder in Stellung sind, wird die Post wieder länger dauern. Wir rechnen mit einem neuen Einsatz für Mitte Mai.

Es grüßt Euch,
Euer treuer Bruder
Helmut.

126 Vermutlich Kramatorsk.

05. Mai 1942

DU UND ICH: VERTRAUEN

Liebe Erna,
ich habe wieder Gelegenheit, einen Brief mit nach Deutschland zu geben. Schon in der letzten Woche habe ich recht wenig geschrieben, da die Grippe, die ich mir vor vier Wochen zugezogen habe, mich noch im Bett festhält. Auch jetzt ist sie noch nicht ganz überwunden, und ich fühle mich, wenn ich gehe, ganz außerordentlich schlapp, sodass ich, obwohl man nichts finden kann, wieder einen mysteriösen Prozess haben muss. Der Dienst tut mir unter solchen Umständen aber wirklich gut, da wir zurzeit in Ruhe liegen. Ich will ganz ehrlich sein: Wenn ich wollte, könnte ich jetzt einen Urlaub bekommen, aber ich hielte es für unbedingt nötig, jetzt kurz vor der Erfüllung meiner Ziele hier zu sein.

Du verstehst mich, wenn Du meinen Brief an Robert und Hans liest, den ich im Durchschlag beilege. Ich warte jetzt dringend auf die Unterlagen von Dir. Hoffentlich hast Du meine Anforderung bekommen und die Sache noch rechtzeitig an die angegebene Adresse senden können, sodass sie hier bald eintreffen. Ich wiederhole: Ich bat Dich zu senden: 1. Unterlagen (Urkunden) der Abstammung bis zu den Großeltern Deinerseits, 2. Erklärung, dass Du mit jenen jüdischen Familien nicht in Verbindung stehst beziehungsweise standest. 3. Kopfbild von Dir von vorne und der Seite. 4. Kopfbild von mir in Uniform. 5. Angabe, wann Dein Vater und Deine Mutter Dir Aufklärung über die Abstammung gegeben haben. Solltest Du also diese Unterlagen noch nicht abgesendet haben, dann bitte diese und nächste Woche tun. Das Gesuch kommt zustande, wenn die Unterlagen hier angekommen sind. Und bis alles geschafft ist, werden wir uns nicht von der Truppe entfernen, weil wir nur durch persönliche Gegenwart etwas erreichen können. Es ist allerdings nicht unmöglich, dass ich aus Gesundheitsgründen doch noch dazu gezwungen werde, wenn es mir nicht bald besser geht. Jedenfalls habe ich vorerst einen uns angebotenen Erholungsurlaub aus guten Gründen ausgeschlossen.

Ich will mich heute kurzfassen und Dir nur die wichtigsten Fragen beantworten. Es kam so viel Post in den letzten Wochen, dass ich allen Grund habe, zufrieden zu sein, eine noch angemessene Entschädigung für meine Erkrankung und außerdem eine sehr willkommene Ergänzung der Kost durch die Päckchen. Besonders die Würste waren mir willkommen, die auch hier gut ankamen. Kannst Du denn diese wirklich guten Sachen auch entbehren? Und dass Du und die Kinder mir die Pralinen geschenkt haben, finde ich einfach rührend. Nehmt meinen herzlichen Dank!

Ich lasse heute als Bahnstückgut eine meiner Kongresskisten nach Hause kommen, da ich zu wenig Zeit habe und sie mir hier nur verloren gehen. Die Kiste geht als sogenanntes »Verwundetengepäck« mit einem leeren Transportwagen nach Deutschland. In der Kiste befindet sich:

1. Ein guter Bratenrock, den ich in Rumänien habe arbeiten lassen und der in Russland ja zu gut ist. Was ist übrigens aus Deiner grauen Tracht geworden? 2. Eine meiner Hosen und kurze Hose und Käppi. Ein russischer Kinoprojektor für 16-mm-Film, den ich gravieren

will. Ein Paar Stiefel und je ein Paar neue und kurze Socken. Diese Stiefel, die ich in Rumänien habe machen lassen und die mir bisher ganz ausgezeichnete Dienste geleistet haben, beginnen, in den Nähten auszureißen. Sie können in Deutschland neu genutzt werden.

Hose Hüing: Wenn Hüing mit der Hose noch nicht angefangen hat, soll er warten, bis ich in Urlaub komme, damit er noch mal Maß nehmen kann. Ich trage vorerst eine Militärhose von hier. Er soll aber das Leder aufheben.

Skier: Was ich schrieb, soll kein persönlicher Vorwurf Dir gegenüber sein. Ich habe allgemein gesprochen. Robert hat mich bereits ernsthaft zurechtgewiesen, aber es bleibt doch dabei. Übrigens ist mein jetziger Bursche, ein sehr ordentlicher Bayer, Sohn eines Skifabrikanten, sodass ich eben durch ihn würde zu guten Hölzern kommen. Ob meine Skier auch an die Front kommen, möchte ich bezweifeln, wahrscheinlich trägt sie ein HJ-Junge. Von Urlaubern hörte ich übrigens, dass [in] diesem Winter in Tirol und auch in Bayern ein recht lebhafter Skibetrieb gewesen sein soll!

Briefpapier: vorerst genügend vorhanden. Zu viel des Guten wurde mir von Tante Kern zugemutet. Sie sandte alte Weinetiketten zum Beschreiben auf der Rückseite! Also vorerst stopp! Dagegen brauche ich dringend Tinte.

Päckchen: Auch damit vorerst nachgeben. Dringend wünsche ich mir nur: Zitronen, Vitamine und Butter. Rauchwaren vorerst stopp! Denn ich darf aus gesundheitlichen Gründen nicht rauchen. Übrigens ein Kompliment über die stets einwandfreie Verpackung. Das hast Du also auch gelernt! Beiliegend eine Meldung vom »Feldpostpäckchen-Lazarett«, die ich für die erwähnte Sendung von Tante bekam.

Ostergrüße: haben mich alle erreicht. Die Eier, übrigens entzückend gefärbt, haben mich wohlbehalten erreicht, habe sie aber nicht gegessen, sondern sie liegen jetzt in einem Kreis Veilchen (30 Zentimeter Durchmesser, kostet fünf Zigaretten). Zu anderen

Dingen wie nach Kuchen und Lebkuchen sehne ich mich nach besonderer Freude vergeblich. Ganz hervorragend war übrigens die Gänsebrust!

Klavier: Ich schrieb schon, dass ich es für sehr richtig halte, dass die Kinder Klavier lernen. Keinen Zwang anwenden.

Ikone: Kannst Du nicht einmal das Urteil eines Kenners erhalten? Würde mich interessieren. Alte Ikonen sollen bei 1.000,– RM wert sein, hörte ich. Ich sah bisher niemals wieder solch schöne Stücke.

Geburtstag der Kinder: habe ich vergessen, musst [Du] mich zukünftig regelrecht daran erinnern. [An] Sohn Robert schreibe ich nicht mehr, da es ja doch zu spät ist. Meinem kleinen Dieter dagegen werde ich noch schreiben[127].

Berichte: Bin in der letzten Zeit nicht mitgekommen, da ich nicht schreiben konnte. Sobald ich mich besser fühle, will ich einiges noch nachtragen. Übrigens möchte ich Dir immer danken für die viele Mühe, die Du Dir mit dem Abschreiben machst.

Bücher: Die Reclam-Sendungen habe ich erhalten und viel darin gelesen. Ich gebe sie dann an Kameraden weiter, hebe sie also nicht auf. Ab und zu etwas senden, aber keinen Mist (so zum Beispiel *Hinter den sieben Bergen* von Schmidtborn!). Besonders haben mir gefallen *Der liebe Augustin*[128] (wird eben vom Hauptmann gelesen) und »1001 Nacht«. *Engel: Stilkunde*[129] muss ich irgendwo im Bücherschrank oder in einer Kiste noch haben. Könntest Du es in kleinen Abteilungen auseinandergenommen senden? *Frankfurter Zeitung* lese ich regelmäßig (zwei bis vier Wochen später).

Briefe: Du hast in letzter Zeit recht viel geschrieben. Es ist recht, dass Du jetzt mich erreichst. Glaube ja nicht, dass mich die Briefe langweilen!

---

127 Dieters fünfter Geburtstag ist am 18. Mai 1942.
128 Roman von Horst Wolfram Geißler, 1921.
129 Eduard Engel: Deutsche Stilkunde, Berlin 1911.

»Anton«: Ich war ganz geknickt, dass Du diesen Anfall blindwütigen Soldatenhumors nicht für »würdig« befunden hast. Aber Du magst wohl recht haben. Worauf man am meisten stolz ist, ist nicht immer das Beste. Das beste »Deutsch« wird wohl nie unvermittelt geschrieben werden und fertig sein, ehe man es selbst glaubt.

Übrigens haben der sonst so trockene Hans und der sparsame Robert über die Berichte geschrieben, man könne sie später – nur wenig verändert – als Buch drucken lassen! Wenn ich diesen Weg nun auch nicht ohne weiteres sehe – denn ich bin sehr anspruchsvoll – so hat mich diese Äußerung als Antwort gefreut.

Ich beende den Brief, damit er rechtzeitig abgegeben wird. Den letzten Text schrieb ich im Bett. Das Aufsein strengt mich doch noch sehr an. Weiß selbst noch nicht, wie das werden soll. Schreibe bald wieder (Du und ich!).

Es grüßt Euch alle, insbesondere auch die Lausbuben,
herzlich
Euer Vati.

07. Mai 1942

GEBURTSTAGS-GEDANKEN: DEN VORHANG DER WELTBÜHNE LÜFTEN[130]

Die Zeit der Ruhe, die wir jetzt an der Wende zwischen Winter und Sommer durchleben, ist zu vergleichen mit der Pause zwischen zwei Akten eines dramatischen Schauspiels, die eingeschoben ist, Spielern und Zuschauern eine kurze Zeit der Erholung zu gönnen.

Während man auf das Zeichen zu Beginn des neuen Aktes wartet, der sich bereits vorbereitet, klingen noch die mächtigen Ereignisse der eben abgelaufenen Handlung in uns nach.

Wer wäre nicht geneigt, den Vorhang von der Weltbühne ein wenig zu lüften, aus der sich aufbauenden Szenerie auf die kommenden Ereignisse zu schließen. Oder hinter den Kulissen nach den Spielern zu suchen, um einen Blick in die Zukunft zu werfen?

Es handelt sich nicht darum, Prophet sein zu wollen. So gibt es auch in der Weltgeschichte Augenblicke, da es angebracht und möglich ist, von der Vergangenheit den Blick in die Zukunft zu lenken. Ein solcher Augenblick ist jetzt gekommen. Denn hier wie dort sind die Grundlinien des Geschehens vorhanden, die von

130 7. Mai 1942: Helmuts 39. Geburtstag.

der Vergangenheit in die Zukunft hineinragen. Sie haben das Geschehen bis dahin bestimmt und werden auch weiterhin wirksam bleiben. Dieser Winter war besonders reich an solchen Grundelementen …

10. Mai 1942

DER GENERAL: NEHMT EUCH EIN BEISPIEL AN DIESEN MÄNNERN!

Unsere Landser sind wütend und schimpfen wie Rohrspatzen. Das ist begreiflich, denn sie haben sich das »Ruhequartier«[131] anders vorgestellt, als es geworden ist: Morgens um 7 Uhr antreten und abends um 7 Uhr antreten, dazwischen Exerzieren, Übungen, Appelle. Daran ist der »Nachersatz« schuld, der von der Heimat eingetroffen ist. Das wurmt natürlich den alten »Oberscheißer«, dass er deswegen Griffe kloppen und am Maschinengewehr üben soll. Was er ohnehin im Schlaf kann. Zwar sieht er ein, dass er sie darin nicht allein exerzieren lassen kann, soll aus der Kompanie, dem Zuge, der Gruppe, eine neue kameradschaftliche Einheit werden. Aber das hindert nicht, dass er wütend ist und schimpft. »Strengt euch wenigstens an, dass wir bald fertig werden«, sagt er zu den Neuen, die sich ohnedies schon Mühe geben, nicht zu sehr aufzufallen.

Das sagte der General Hube, als er – gerade mit Eichenlaub[132] vom Führer ausgezeichnet – die frisch aufgefüllte Truppe begrüßte:

131 Vermutlich Kramatorsk.

132 Gemeint ist die seltene Kriegsauszeichnung »Eichenlaub zum Ritterkreuz des Eisernen Kreuzes«.

»Ihr alten Krieger (damit meinte er uns) nehmt Euch dieser jungen Dachse an!« Er rief zu den alten Teilen der Truppe, die getrennt standen.

Und zu den *Neuen:*

»Und ihr, nehmt euch ein Beispiel an diesen Männern! Die Südarmee ist stolz auf ihre 16. Panzer-Division. Und die 16. Panzer-Division ist stolz auf ihre Aufklärungs-Abteilung!«

Das ging uns *alten Kriegern* denn doch glatt runter, und mancher Schweißtropfen, der jetzt im Ruhequartier geflossen ist, wurde vergessen.

Aber im Übrigen kann sich der Landser nicht beklagen. Zu essen gibt es, als hätten wir eine Hungerkur durchgemacht. Butter in doppelter Ration, Wurst, Fleisch und Käse in Menge. Dazu Schnaps und Zigaretten mehr, als man rauchen kann.

Die langen Laufzeiten der Post zwischen Front und Heimat führen dazu, dass Erna die nachfolgenden Briefe von Helmut erst nach seinem Tode erhält.

14. Mai 1942

EK I: GESCHAFFT! AUF BALDIGES WIEDERSEHEN!

(Erhalten am 31. Mai 1942)

Liebe Erna,
heute sende ich Dir den ersten Gruß durch die Unterpost, die morgens zum ersten Mal von hier nach der Heimat abgeht. Dabei kann ich Dir gleich die schöne Nachricht zukommen lassen, dass ich heute das EK I erhalten habe. Ein Ziel ist damit erreicht, ich glaube, das schwerste der nach unseren Zielen zu erkämpfenden. Mit der Zeit wird auch das Sturmabzeichen eintrudeln, die Anträge laufen immer lange Zeit. In meiner Beförderungssache habe ich noch nichts unternehmen können, da der Urlauber[133] mit den Unterlagen noch nicht angekommen ist. Wir erwarten ihn etwa in acht Tagen. Dagegen ist von dem Oberkommando der Wehrmacht ein Schreiben eingetroffen, das der Truppe den Vorwurf macht, dass die Angelegenheit nicht schon längst erledigt worden sei. Mir war, wie früher gesagt, die Verzögerung recht.

Bitte schreibe Du sogleich die Nachricht von der EK-Verleihung an meine Geschwister. Ich komme jetzt kaum noch zum Schreiben,

133 Ein Kamerad von Helmut.

denn wir sind in Alarm zu einem neuen Einsatz und rechnen damit, morgen abzufahren. Ich muss noch packen, Film-Material auffüllen und so weiter. Wir rechnen mit einem langen Einsatz von 14 Tagen. Dann noch mal kurze Ruhe, um dann in den großen Einsatz des Frühjahrs zu starten. Dies vorerst soll nur eine »kleine Sache« sein – wir wollen mal abwarten.

Ich mache mir etwas Sorgen wegen meines Gesundheitszustandes, denn ich habe die Grippe seit sechs Wochen immer noch nicht überstanden und habe immer noch Herzbeschwerden. Was eigentlich vorliegt, ist ungewiss. Ich halte es aber nicht für unmöglich, dass ich doch einmal ausruhen muss. Solange jedoch die Angelegenheit meines Gesuchs nicht erledigt ist, gehe ich auf keinen Fall weg. Vermutlich werde ich aber dann von selbst versetzt werden, anderenfalls melde ich mich weg.

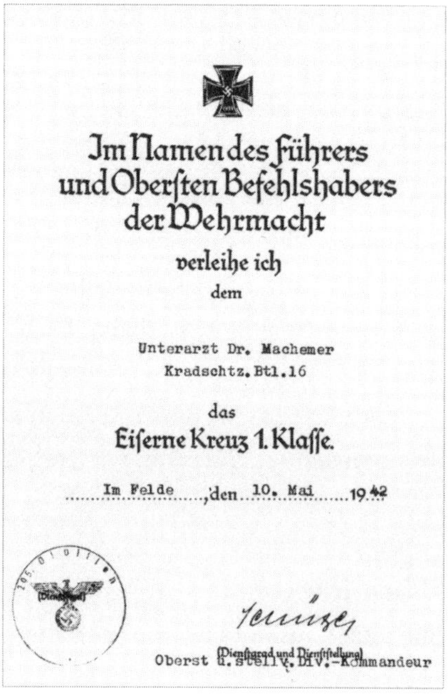
Im Namen des Führers
und Obersten Befehlshabers
der Wehrmacht
verleihe ich
dem
Unterarzt Dr. Machemer
Kradschtz.Btl.16
das
Eiserne Kreuz 1. Klasse.
Im Felde, den 10. Mai 1942
Oberst u. stellv. Div.-Kommandeur
(Dienstgrad und Dienststellung)

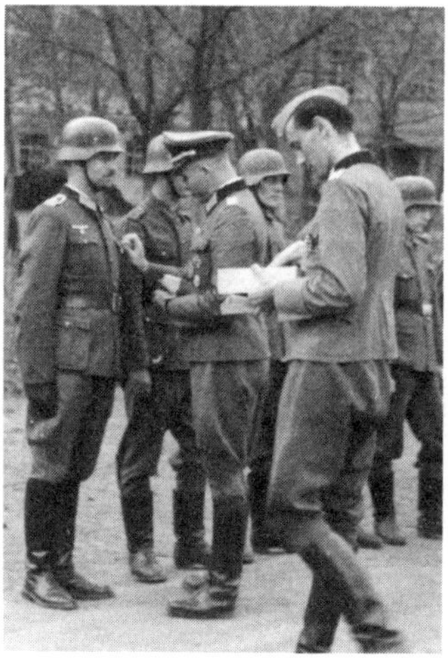

Helmut wird am 14. Mai 1942 das EK I verliehen.

Durch meine Erkrankung und die damit verbundene Schwäche habe ich in letzter Zeit kaum geschrieben – und auch Berichte, die ich gerne noch fertiggemacht hätte, liegen lassen müssen. Die physische Kraft genügte einfach nicht.

Ganze Stöße von Briefen liegen bei mir, leider unbeantwortet. Bitte teile an die Geschwister das auch mit, dass sie vorerst nicht auf Post rechnen. Gerade eben kommt der Befehl, dass wir morgen früh um 4 Uhr abrücken. Da ist jede Minute kostbar. Ich habe noch zwei Luftpostmarken, eine davon hebe ich auf für später. Den Umschlag dieser Briefe verwahre gut, denn er ist wertvoll als Erinnerung!

Sei herzlich gegrüßt, und grüße mir auch die Kinder aufs Herzlichste. Auf baldiges Wiedersehen! Vielleicht wird es mit dem Urlaub doch mal etwas, wenn wir demnächst von dem Kampfauftrag zurückkehren.

Euer Vati.

15. Mai 1942

FEIERSTIMMUNG: MIR GEHT ES AUSGEZEICHNET!

(Erhalten am 31. Mai 1942)

Gestern Abend um 6 Uhr wurde mir das EK I verliehen, eine Stunde später war der Abmarschbefehl für heute Morgen 4 Uhr da. Hauptmann Dörnemann, Assistenzarzt Doktor Stövesand, mein hoher Chef, und ich wollten eigentlich abends noch feiern. Und ich hatte zu dem Zweck zwei Flaschen Sekt bereitgestellt. Nun aber mussten wir packen, und die Feier fiel ins Wasser. Da ich mich nun aber einmal auf Sekt eingestellt hatte, trank ich meinen Sekt allein. Das heißt mit meinem treuen Burschen, dem Luis aus München, während gleichzeitig gepackt wurde. Da das Packen viel Staub aufwirbelte, gab's viel Durst. Sei es, dass ich nichts mehr gewohnt war, sei es, dass ich durch meine Erkrankung besonders empfindlich war. Schon um 8 Uhr hatte ich einen in der Krone sitzen, legte mich ins Bett und erklärte mich für dienstunfähig. Die weitere Arbeit dem Luis überlassend, der auch tatsächlich noch bis 12 Uhr herumgekramt hat.

Heute Morgen musste dann alles recht schnell gehen. Ich bin erst gegen Mittag richtig wach geworden, habe auch während der Fahrt noch geschlafen und kam erst nach einem nachgeholten Schlaf im neuen Quartier und Standort wieder zur Besinnung. Es kamen einige Kameraden zu mir, um zum EK zu gratulieren, und da erfuhr ich zu meinem Trost, dass ich nicht der Einzige war, der gestern gefeiert hatte. Gut, dass wir hier erst noch ein bis zwei Tage Ruhe haben!

Wenn man hier vor das Haus tritt, sieht man, dass es mit einem Schlage Frühling und Sommer geworden ist. Noch meint man, den Schnee auf den Hängen suchen zu müssen. Aber die Wiesen und Felder sind grün, übrigens teilweise gut bestellt, die Kirschbäume blühen, und es ist so heiß und trocken, dass die Straße staubt wie im vergangenen Sommer.

Aber das ist nicht das Einzige, was uns an die Zeit des Vormarsches erinnert: Überall ist Bewegung! Die Straßen sind voll von Fahrzeugen und marschierender Infanterie. Panzer werden aus der Bahn uns gegenüber ausgeladen, und ein fast ununterbrochenes Brummen in der Luft von ganzen Staffeln unserer Jäger kündet große Ereignisse voraus.

Ist man denn schon ein so alter Soldat? Ob man will oder nicht, man wird mitgerissen von solchem Rhythmus der Bewegung. Das Herz lacht einem im Leibe. Jedenfalls, es ist etwas anderes als dieser verfluchte Winterkrieg. Dieser hier ist so recht nach unserem Sinne. Das kann nicht anders als gut gehen, so steht es in den Gesichtern aller unserer Kameraden geschrieben. Wenn es gelingt, den Kessel[134] hier abzuriegeln, den der Russe sich selbst bildete, als er tief in unsere Linien vorstieß – wobei er allerdings seit Januar nicht weitergekommen ist –, dann gibt es einen guten Fang!

Heute Morgen dachte ich, ich sei doch noch krank. Aber es war nur ein Kater vom zu vielen Feiern. Jetzt geht es mir sogar ausgezeichnet. Und darum will ich mir noch eine Zigarre genehmigen.

Helmut.

---

134 Gemeint sind der Kessel und die Schlacht um Charkow vom 17. bis 26. Mai 1942.

17. und 18. Mai 1942

DIE LETZTEN NOTIZEN

(Erhalten nach Helmuts Tod)

17.05.:
Stalins Bomber in Massen! Infanterie greift an 5:00 Uhr. Dann gehen wir vor mit Panzern. Kaum Widerstand. Befürchtete Lage.

9:00 Uhr Tagesziel bereits erreicht.

10:00 Ziel erreicht.

11:00 Bombenwurf auf unseren Dienstwagen, eigene Bomben pfeifen!

16:30 weitere Walddurchkämmung. Russen strömen in Massen heraus, Kommissare schießen von hinten auf eigene Leute.

Abends Ort von Stukas zerstört. Quartier.

18.05.:
gut auf Unterstand geschlafen, morgens 7:00, Abmarsch, kein[en] Befehl erhalten. Frische Truppe!

18. Mai 1942: Helmut wird mittags durch eine Artilleriegranate tödlich, sein Fahrer schwer verwundet.

(Die folgenden Briefe erreichen Helmut nicht mehr.)

05. Mai 1942

FRÜHLINGSGRÜSSE VON HANS

Lieber Vati!
Ich schreibe dir ein schönes Frühlingsgedicht.

Frühlingslied.[135]
Die Luft ist blau, das Tal ist grün,
die kleinen Maienglocken blühn
und Schlüsselblumen drunter,
der Wiesengrun(t)d
ist schon so bunt
und malt sich täglich bunter.
Drum komme, wem der Mai gefällt,
und freue sich der schönen Welt
und Gottes Vatergüte,
die diese Pracht
hervorgebracht,
den Baum und seine Blüte.

Es grüßt dich dein Hansi.

---

135 von Ludwig Heinrich Christoph Hölty (1748–1776).

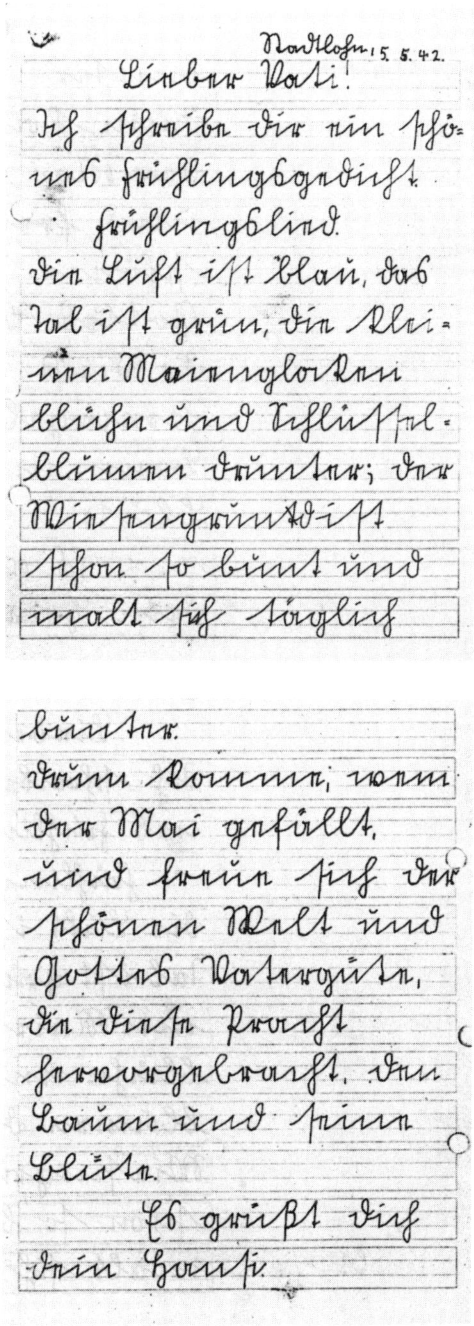

Nordlohne, 15. 5. 42.

Lieber Vati!

Ich schreibe dir ein schönes Frühlingsgedicht.

Frühlingslied.

Die Luft ist blau, das Tal ist grün, die kleinen Maienglocken blühn und Schlüsselblumen drunter; der Wiesengrund ist schon so bunt und malt sich täglich bunter.

Drum komme, wem der Mai gefällt, und freue sich der schönen Welt und Gottes Vatergüte, die diese Pracht hervorgebracht, den Baum und seine Blüte.

Es grüßt dich dein Hansi.

Der Originalbrief von Hans

07. Mai 1942

GEBURTSTAGSGRÜSSE VON ROBERT

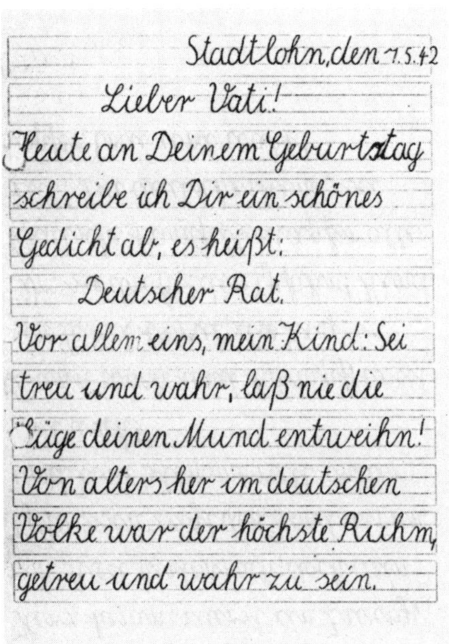

Stadtlohn, den 7.5.42

Lieber Vati!

Heute an Deinem Geburtstag
schreibe ich Dir ein schönes
Gedicht ab, es heißt:

Deutscher Rat.

Vor allem eins, mein Kind: Sei
treu und wahr, laß nie die
Lüge deinen Mund entweihn!
Von alters her im deutschen
Volke war der höchste Ruhm,
getreu und wahr zu sein.

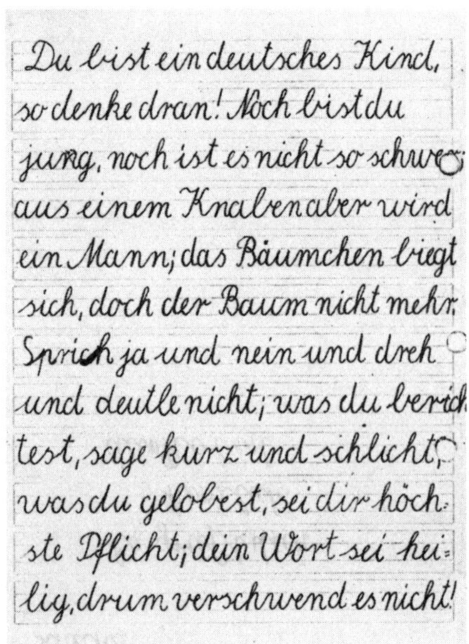

Du bist ein deutsches Kind,
so denke dran! Noch bist du
jung, noch ist es nicht so schwer;
aus einem Knaben aber wird
ein Mann; das Bäumchen biegt
sich, doch der Baum nicht mehr.
Sprich ja und nein und dreh
und deutle nicht; was du berich-
test, sage kurz und schlicht;
was du gelobest, sei dir höch-
ste Pflicht; dein Wort sei hei-
lig, drum verschwend es nicht!

Robert, 9 Jahre, schreibt das Gedicht von Robert Reinick (1805 bis 1852), Deutscher Rat, für seinen Vati ab.

Die zweitletzte Zeile, »Kind, Deutsche kämpften tapfer allezeit!«, lautet im Originalgedicht: »Kind, Deutsche kämpfen allezeit.«

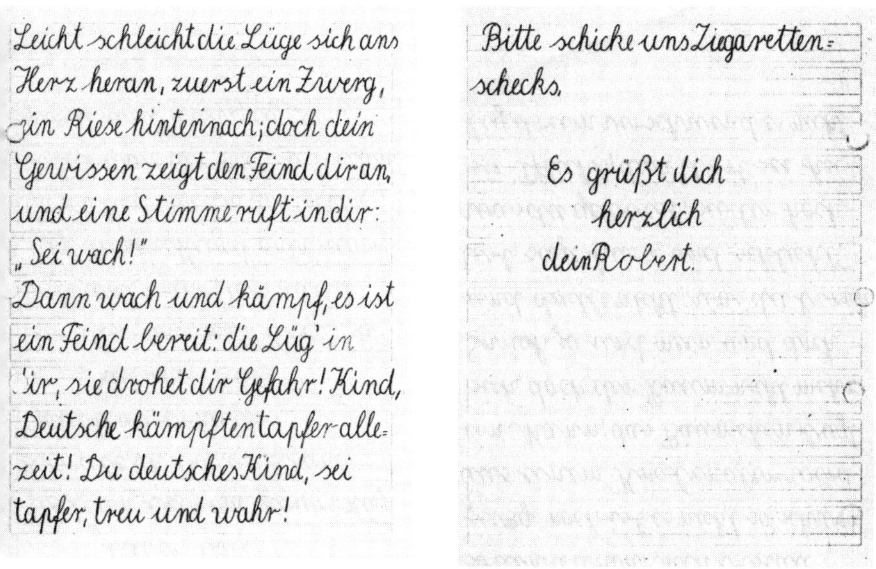

Leicht schleicht die Lüge sich ans
Herz heran, zuerst ein Zwerg,
ein Riese hintennach; doch dein
Gewissen zeigt den Feind dir an,
und eine Stimme ruft in dir:
„Sei wach!"
Dann wach und kämpf, es ist
ein Feind bereit: die Lüg' in
dir, sie drohet dir Gefahr! Kind,
Deutsche kämpften tapfer alle=
zeit! Du deutsches Kind, sei
tapfer, treu und wahr!

Bitte schicke uns Ziegaretten=
schecks.

Es grüßt dich
herzlich
dein Robert.

Der Originalbrief von Sohn Robert

28. Mai 1942

ERNAS ANGST

Lieber Helmut,
So lange habe ich nichts von Dir gehört (seit 15. Mai), dass ich mir Sorgen mache. Wo magst Du sein, und wie geht es Dir gesundheitlich? Ob meine Befürchtung richtig ist, Dich bei den Kämpfen um Charkow zu vermuten? Kamerad Kramer kam am 25. Mai, um Lebewohl zu sagen. Er meinte, seine Abteilung säße wohl wieder im Einsatz und Du bei Deiner Truppe vielleicht auch. Die Frage der Versetzung wird wohl nun sich klären. Eben höre ich im Wehrmachtsbericht von einem Kradschützen-Bataillon 160, das sich bei Charkow besonders hervorgetan hat. Ist es das Deine?

Ja, und zu Hause geht alles seinen Gang. Die Buben sind gesund und munter.

Es grüßt Dich,
Deine Erna.

01. Juni 1942

UNSER SOLDATEN-VATER

Lieber Helmut,

Das war eine Freude, als Deine Nachricht eintraf, dass Du das EK I erhalten hast! Die Buben und ich wünschen Dir von Herzen Glück dazu und sind sehr stolz. Hier habe ich es gleich allen Bekannten erzählt, und alle freuen sich aufrichtig mit Dir.

Und nun bist Du doch bei Charkow dabei gewesen, wie ich es fast vermutet hatte. Hoffentlich geht es Dir gut, und die Herzbeschwerden sind geringer. Bitte übernimm Dich nicht! Du weißt ja selbst, dass gerade diese Beschwerden bei der Tauglichkeit berücksichtigt werden. Mich hat auch die Urkunde über das Verwundeten-Abzeichen nachträglich betroffen gemacht – schon als Du es im Brief erwähntest. Möge es die einzige Verwundung gewesen sein.

Inzwischen werden die Urlauber wieder an der Front sein und Dich auch erreicht haben. Besonders wegen des Gesuches ist das ja wichtig[136]. Das Paket hat hoffentlich nicht zu viel Umstand gemacht. Ich würde mich freuen, wenn der Inhalt zu einer kleinen

136 Die zur Front zurückgekehrten Urlauber sollten eilige Dokumente an Helmut übergeben.

Feier oder Stärkung beitragen könnte! Und ganz vielleicht kommst Du ja auch einmal selbst!

Unsere Buben schreiben Dir noch. Sie sind so stolz! Darf ich sagen, wir danken unserem Soldaten-Vater?

Es grüßt Dich
Deine Erna

»HELDENTOD«

21. Mai 1942

EIN GUTER KAMERAD

(Erhalten am 03. Juni 1942)

Sehr verehrte gnädige Frau!

Zu meiner tiefen Trauer muss ich Ihnen den Heldentod Ihres von mir besonders hoch geschätzten Gatten mitteilen. Er fiel durch großes Pech, in seinem PKW sitzend, durch einen Granatsplitter eines neben ihm liegenden Granatzufallstreffers. Er wurde am Kopf tödlich verwundet und war sofort tot.

Ich hatte noch kurz vorher mit ihm gesprochen, wobei er frisch und lustig war, im Schmucke des EK I. Ich hatte ja, wie Sie wohl wissen, ein Gnadengesuch an den Führer bezüglich seiner Beförderung zum Assistenzarzt warm befürwortet, weil er dienstlich hervorragend, im Kampf schneidig und unerschrocken und ein guter Kamerad war.

Ihnen, verehrte gnädige Frau, und Ihren Söhnen, die Ihr Mann so sehr liebte, spreche ich zu dem schweren Verlust meine herzliche Teilnahme aus.

Wir setzten Ihren Mann in einem Heldengrab in Kamenka, zwei Kilometer südlich von Isjum am Donez, bei.

Mit herzlichem Gruß,
Ihr ergebener
Major von Witzleben (Kommandeur).
Todestag ist 18. Mai 1942.

31. Mai 1942

DIE LETZTE FLASCHE SCHAMPUS

Hochverehrte gnädige Frau!
Empfangen Sie meine aufrichtigste Anteilnahme zu dem so überaus schweren Verlust, den Sie durch den Heldentod Ihres Gatten erfahren haben. Ich kann es selbst nicht fassen, dass unser guter Doktor nun nicht mehr unter uns sein soll. Solange ich die 2. Kompanie geführt habe, war er mir als Arzt zugeteilt und ist mir in dieser Zeit ein lieber und guter Kamerad gewesen. Geradezu ausnahmslos haben wir das Quartier geteilt, und wie manchen harten Strauß haben wir gemeinsam ausgefochten. In vorbildlicher Einsatzbereitschaft und in unermüdlicher Arbeit stand er uns allen, Offizier und Mann, so nah, dass nicht nur die Kompanie, sondern alle, die ihn kannten, um diesen tüchtigen Soldaten, hervortretenden Menschen, hochbegabten Arzt und guten Kameraden trauern.

Gnädige Frau, ich kann Ihnen nicht sagen, wie sehr ich Ihren Gatten vermisse! Wie sehr haben wir uns auf ein gemeinsames Wiedersehen in der Heimat gefreut, und nun kann das alles nicht mehr sein. Sollte das Schicksal mich gesund heimbringen, so werde ich nicht versäumen, Sie zu besuchen. Noch wenige Minuten, bevor ihn die Granatsplitter trafen, haben wir zusammengestanden, und am Abend vordem tranken wir noch gemeinsam die letzte Flasche Schampus. Uns sagte er noch, dass er sich nie so gesund gefühlt habe wie in den letzten Tagen.

Und nun drücke ich Ihnen die Hand und grüße Sie in aufrichtigem Mitgefühl.

Ihr ergebener
Heinz Dörnemann.
(Hauptmann)

01. Juli 1942

DIE TODBRINGENDE GRANATE

Sehr verehrte Frau Machemer!

Wahrscheinlich werden Sie, auch mit Recht, auf einen Brief von mir, als dem Truppenarzt, gewartet haben, der Ihnen über die letzten Stunden Ihres von mir sehr geschätzten Gatten berichtet. So sehr habe ich miterlebt und gesehen, mit welcher Gewissenhaftigkeit Ihr Gatte seinen truppenärztlichen Dienst wahrgenommen hat. In vorbildlicher Weise war er jederzeit bereit, den Verwundeten schnelle Hilfe zu bringen. Während der harten Winterkämpfe hat er sich vielfach bewährt. In Anerkennung seiner Mühen und Leistungen wurde Ihr Gatte mit dem EK I ausgezeichnet. Er hat sich sehr darüber gefreut. Weiter war er freudiger Stimmung darüber, dass ein Antrag zu seiner Beförderung eingereicht wurde. Leider war es ihm nicht vergönnt, die Genehmigung dieses Antrages zu erleben. Ich selber bin aber der felsenfesten Hoffnung, dass dieser Antrag genehmigt wird und daran anschließend für Sie und Ihre Kinder für Ihr ferneres Wohlergehen alles getan wird.

Am 18. Mai gegen Mittag, etwa 1 Uhr, fiel Ihr Mann durch eine Granate, die in nächster Nähe des rollenden Wagens einschlug. Eine Granatsplitterverletzung an der rechten Schläfenseite hatte den sofortigen Tod zur Folge. Der Fahrer und Bursche erlitt mehrere Splitterverletzungen und wurde dann ins Lazarett eingeliefert.

Wie sehr mich der Tod Ihres Gatten erschüttert hat, vermag ich nicht zu schildern. In Kamenka, einem Ort fünf Kilometer südöstlich von Isjum, haben wir ihn an einer würdigen Stätte zur letzten Ruhe gebettet. Soweit ich unterrichtet bin, sind von dem Grabe Aufnahmen gemacht worden. Bilder werden Ihnen wohl noch zugestellt werden.

Sie werden entschuldigen, Frau Machemer, warum ich Ihnen erst heute schreibe. Zunächst brauchte ich selber mal Zeit, um diesen harten Verlust meines verehrten Mitarbeiters zu überwinden. Zum zweiten fehlte mir während der folgenden Kämpfe vollends die Zeit und Ruhe, Ihnen zu schreiben.

Ihnen, Frau Machemer, und Ihren Kindern spreche ich zu dem herben Verlust und dem Heldentode Ihres Gatten meine tief gefühlte Teilnahme aus. Möge es Ihnen ein Trost sein, dass Ihrem Gatten nach seiner schweren Verletzung ein schmerzliches Krankenlager erspart geblieben ist.

Mit den besten Wünschen für Ihr ferneres Wohlergehen und alsbaldiger Erfüllung aller Wünsche und Hoffnungen grüßt Sie in inniger Teilnahme.

Ihr
Dr. Stövesand
(Oberarzt)

Statt jeder besonderen Anzeige!

Am 18. Mai starb den Heldentod für Führer, Volk und Vaterland mein lieber Mann, der liebevolle Vater unserer drei Kinder, unser treuer Bruder, Schwager, Neffe und Onkel

Augenarzt, Dr. med. et phil.

Helmut Machemer

Unterarzt in einer Panzeraufklärungs-Abteilung

Inh. des E. K. I und II und des Verwundetenabzeichens

Er fiel im 40. Lebensjahre bei den schweren Kämpfen im Osten, nachdem er als Kriegsfreiwilliger die Feldzüge im Westen und Osten gut überstanden hatte. Sein Kommandeur schrieb: Er war dienstlich hervorragend, im Kampf schneidig und unerschrocken und ein guter Kamerad. Er wurde in einem Heldengrab beigesetzt.

In tiefer Trauer:

Erna Machemer geb. Schwalbe und Kinder, Familie Machemer, Familie Schwalbe.

Stadtlohn i. W., den 3. Juni 1942.

Gedächtnisfeier am 12. 6. um 9 Uhr in der Gnadenkapelle in Stadtlohn.

Todesanzeige für Helmut

Freunde und militärische Vorgesetzte bemühten sich nach Helmuts Tod um die offizielle Anerkennung seiner Frau und Kinder als deutsche Bürger mit allen zivilen Rechten. Wir zeigen beispielhaft an dieser Stelle ein Dokument.

15. März 1943

BELIEBTE FAMILIE

Stellungnahme zur Frage der Deutschblütigkeitserklärung der Frau Erna Machemer, Stadtlohn i.W.

Frau Machemer wurde mir bald nach ihrer Übersiedlung von Münster nach Stadtlohn bekannt. Ich hatte sie, ihren Mann und ihre Kinder verschiedentlich zu behandeln. Außerdem trafen wir uns ab und zu in geselligem Kreise. Bei ihren Stadtlohner Bekannten waren Herr Dr. Machemer und seine Familie sehr beliebt. Man hätte sie gerne öfter gesehen, aber sie hielten sich zurück.

Machemers sind evangelisch, stammen aus Süd- bzw. Mitteldeutschland. Herr Machemer hatte ausgesprochen fachwissenschaftliche und technische Interessen, seine Frau entstammte einer Hochschullehrer-Familie und hat selber Medizin studiert. Das sind alles Momente, die in einer katholischen Kleinstadt des Münsterlandes einen Zuziehenden schon »fremd« erscheinen lassen können.

Tatsache ist aber, dass Frau Machemer nicht minder als ihr gefallener Mann bei allen, die sie in Stadtlohn kannten, auch bei einfachen Leuten, beliebt und geachtet war und ist.

Ich kenne die geistigen Interessen von Frau Machemer und bin der Überzeugung, dass sie deutsch fühlt und ihre Kinder in bester deutscher Überlieferung erziehen wird.

Dr. Karl Brüning
(Marinestabsarzt)

17. März 1943

DER FÜHRER HAT ENTSCHIEDEN

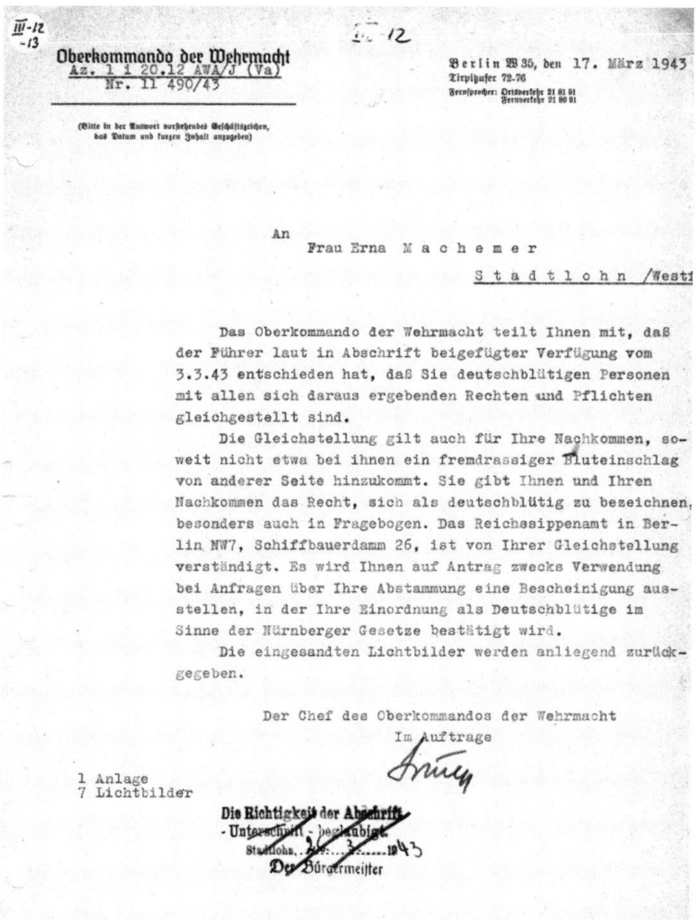

Oberkommando der Wehrmacht
Az. 1 i 20.12 AWA/J (Va)
Nr. 11 490/43

(Bitte in der Antwort vorstehendes Geschäftszeichen, das Datum und kurzen Inhalt anzugeben)

Berlin W 35, den 17. März 1943
Tirpitzufer 72-76
Fernsprecher: Ortsverkehr 21 81 91
Fernverkehr 21 80 91

An
Frau Erna Machemer
Stadtlohn /Westf

Das Oberkommando der Wehrmacht teilt Ihnen mit, daß der Führer laut in Abschrift beigefügter Verfügung vom 3.3.43 entschieden hat, daß Sie deutschblütigen Personen mit allen sich daraus ergebenden Rechten und Pflichten gleichgestellt sind.

Die Gleichstellung gilt auch für Ihre Nachkommen, soweit nicht etwa bei ihnen ein fremdrassiger Bluteinschlag von anderer Seite hinzukommt. Sie gibt Ihnen und Ihren Nachkommen das Recht, sich als deutschblütig zu bezeichnen, besonders auch in Fragebogen. Das Reichssippenamt in Berlin NW7, Schiffbauerdamm 26, ist von Ihrer Gleichstellung verständigt. Es wird Ihnen auf Antrag zwecks Verwendung bei Anfragen über Ihre Abstammung eine Bescheinigung ausstellen, in der Ihre Einordnung als Deutschblütige im Sinne der Nürnberger Gesetze bestätigt wird.

Die eingesandten Lichtbilder werden anliegend zurückgegeben.

Der Chef des Oberkommandos der Wehrmacht
Im Auftrage

1 Anlage
7 Lichtbilder

Die Richtigkeit der Abschrift
- Unterschrift - beglaubigt.
Stadtlohn, 26. 3. 1943
Der Bürgermeister

Die Entscheidung des Führers zur Gleichstellung von Erna und ihren Nachkommen.

10. April 1943

REICHSSIPPENAMT BESCHEINIGT »DEUTSCHBLÜTIGKEIT«

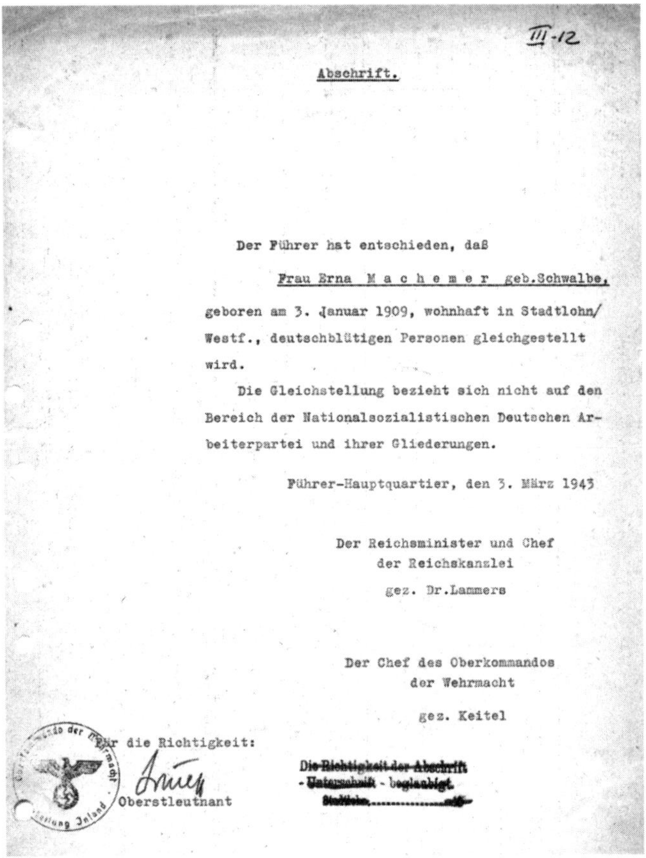

III-12

Abschrift.

Der Führer hat entschieden, daß

Frau Erna M a c h e m e r geb.Schwalbe,

geboren am 3. Januar 1909, wohnhaft in Stadtlohn/Westf., deutschblütigen Personen gleichgestellt wird.

Die Gleichstellung bezieht sich nicht auf den Bereich der Nationalsozialistischen Deutschen Arbeiterpartei und ihrer Gliederungen.

Führer-Hauptquartier, den 3. März 1943

Der Reichsminister und Chef der Reichskanzlei

gez. Dr.Lammers

Der Chef des Oberkommandos der Wehrmacht

gez. Keitel

Für die Richtigkeit:

Oberstleutnant

~~Die Richtigkeit der Abschrift~~
- ~~Unterschrift~~ - beglaubigt.
~~Stadtlohn, ...~~

Das Reichssippenamt bescheinigt »Deutschblütigkeit«

ZU DIESEM BUCH – EIN NACHWORT VON HANS MACHEMER

Die Geschichte der hier vorliegenden Dokumente begann vor etwa 15 Jahren, als ein Buch über das Leben einer deutschen Ärztin erschien[137], die als Jüdin im KZ endete. Ich las die Lebenszeugnisse der jungen Frau und Mutter, die Briefe an ihre Angehörigen, insbesondere den Briefwechsel mit ihren Kindern. Der Autor, ein Enkel, hatte die Briefe kundig in den historischen Kontext gestellt.

Hier wurde einmal nicht über die Deutschen im Dritten Reich geschrieben, sondern die Betroffenen selbst kamen zu Wort! Diese hatten Geschichte mitgeschrieben, als »Opfer« wie als »Täter«, unschuldig oder mit Schuld beladen, manchmal weder das Eine noch das Andere, sondern als Bürger, die vom Strom der Zeitgeschichte erfasst und mitgerissen worden waren.

Bei meinem Versuch, die in Briefen dokumentierte Geschichte meiner Eltern einem Buch anzuvertrauen und nacherlebbar zu machen, war mir Christian Hardinghaus ein guter Partner. Für unsere vertrauensvolle Zusammenarbeit bin ich ihm dankbar. Christian

137 Doerry, Martin: *Mein verwundetes Herz. Das Leben der Lilli Jahn 1900–1944*. München 2002.

Strasser und sein Team vom Europa-Verlag, insbesondere Franz Leipold im Lektorat, haben uns zur Veröffentlichung ermutigt und die Umsetzung unseres Manuskripts in ein ansehnliches Werk ermöglicht. Meine Allernächsten aus dem Familienkreis begleiten mit Ermutigung und Kritik das Werden des Buches. Seid dafür bedankt! Die Autoren Martin Doerry[137], Wilhelm Kuhne[138] und Eva Sternheim-Peters[139] nahmen sich die Zeit für ein profundes Urteil und guten Rat. Ihnen sei an dieser Stelle Dank gesagt. Unter den Freunden möchte ich Lothar Kuschnik, Rudolf Nieuwenhuys, Hinrich Rahmann, Heinz Reichling und Annette Roth-Schmitt herzlich danken. Sie haben mit ihrer Anteilnahme und ihrem konstruktiven Engagement mir sehr geholfen.

Hallenberg, im Januar 2018.

138 Kuhne, Wilhelm: *Lager 1102. Notizen und Erinnerungen einer Kriegsgefangenschaft.* Paderborn 2014

139 Sternheim-Peters, Eva: *Habe ich denn allein gejubelt? Eine Jugend im Nationalsozialismus.* Europa Verlag, 2015

ANHANG

I. Dokumente

22.11.37 bis 19.11.43: Wehrpass
(Auszüge; Seitenangaben siehe jeweils oben)

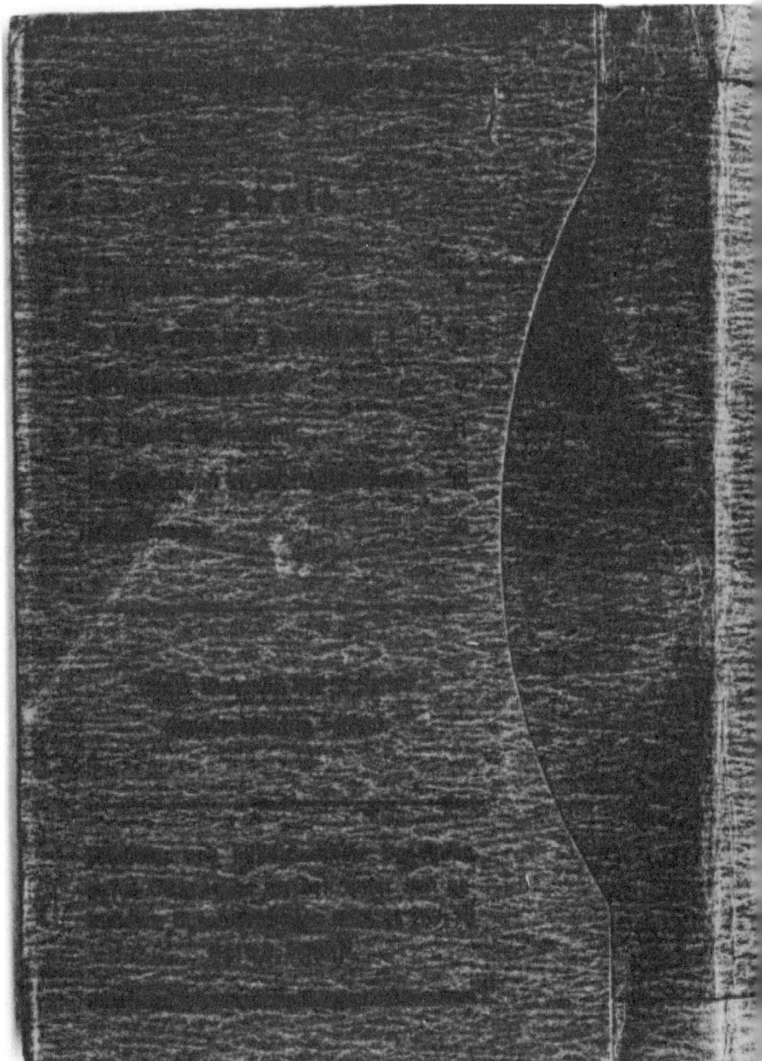

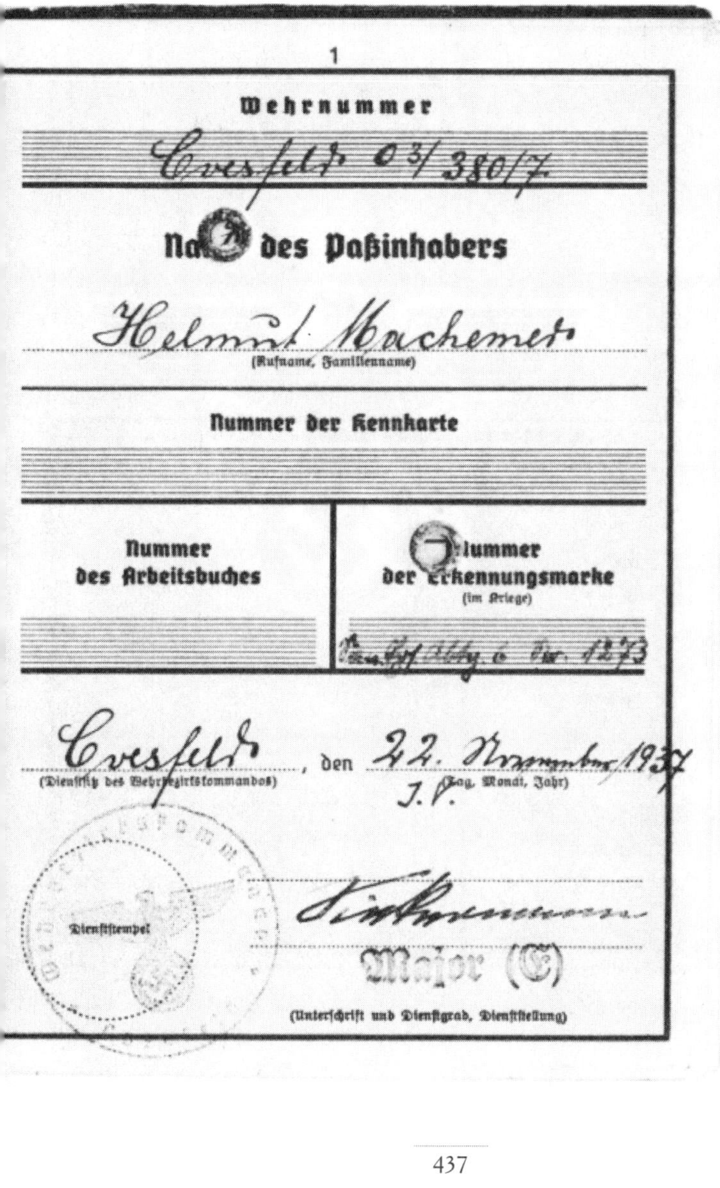

1

Wehrnummer

Coesfeld 03/380/7

Name des Paßinhabers

Helmut Machemer
(Rufname, Familienname)

Nummer der Kennkarte

Nummer des Arbeitsbuches	**Nummer der Erkennungsmarke** (im Kriege)
	Inf. Abtg. 6 Nr. 1273

Coesfeld, den 22. November 1937
(Dienstsitz des Wehrbezirkskommandos) (Tag, Monat, Jahr)

I.V.

Dienststempel

Major (E)
(Unterschrift und Dienstgrad, Dienststellung)

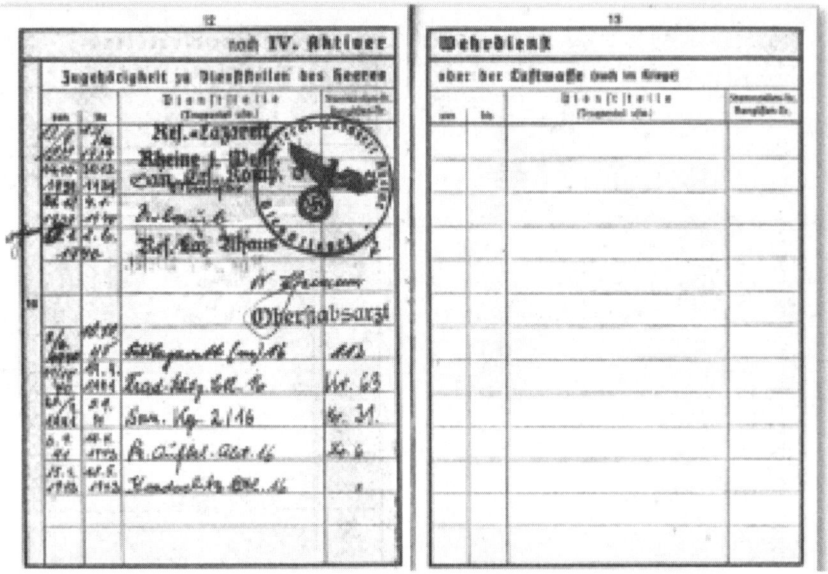

12

noch IV. Aktiver

Zugehörigkeit zu Dienststellen des Heeres

von	bis	Dienststelle (Truppenteil usw.)	Stammrollen-Nr. Rangliste-Nr.
		Res.-Lazarett Rheine i. Westf.	
		Res.-Laz. Rheine	
		Oberstabsarzt	
		San. Kp. 2/16	

13

Wehrdienst

oder der Luftwaffe (auch im Kriege)

von	bis	Dienststelle (Truppenteil usw.)	Stammrollen-Nr. Rangliste-Nr.

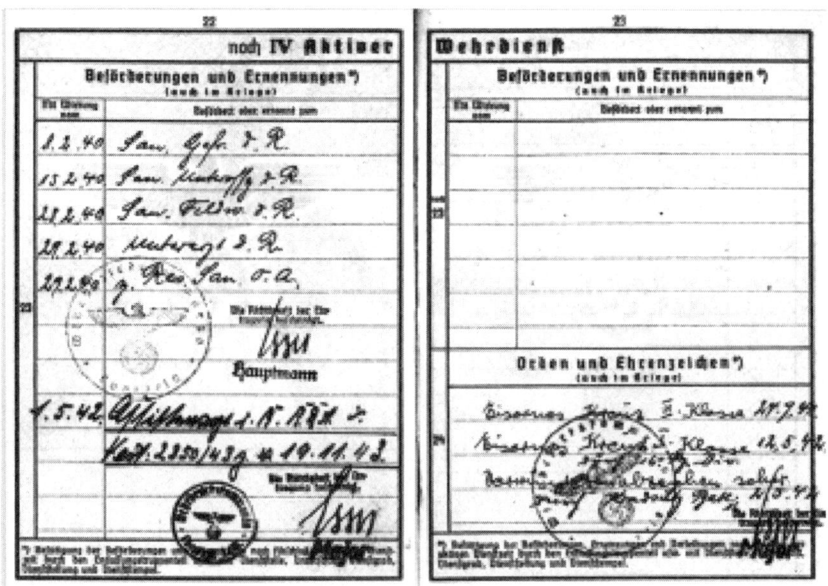

22

noch IV Aktiver

Beförderungen und Ernennungen *)
(auch im Kriege)

Mit Wirkung vom	Befördert oder ernannt zum
1.2.40	San. Gefr. d. R.
15.2.40	San. Unteroffz. d. R.
22.2.40	San. Feldw. d. R.
27.2.40	Unterarzt d. R.
27.2.40	z. Res. San. O. A.
1.5.42	

Hauptmann

23

Wehrdienst

Beförderungen und Ernennungen *)
(auch im Kriege)

Mit Wirkung vom	Befördert oder ernannt zum

Orden und Ehrenzeichen *)
(auch im Kriege)

Eisernes Kreuz II. Klasse

Eisernes Kreuz I. Klasse

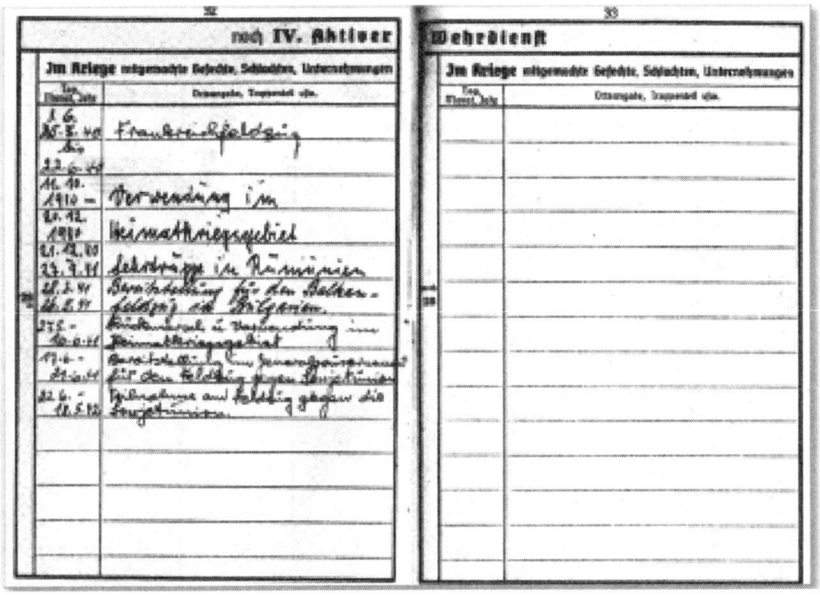

32

nach IV. Aktiver

Im Kriege mitgemachte Gefechte, Schlachten, Unternehmungen

Tag Monat Jahr	Ortsangabe, Truppenteil usw.
1. 6. [illegible] bis 22. 6. 40	Frankreichfeldzug
11. 10. 1940 – 20. 12. 1940	Verwendung im Heimatkriegsgebiet
21. 12. 40 – 23. 2. 41	Lehrtruppe in Rumänien
[illegible] – [illegible]	Bereitstellung für den Balkanfeldzug in Bulgarien
27. 5. – [illegible]	Rücktransport u. Verwendung im Heimatkriegsgebiet
17. 6. – 21. 6. 41	Bereitstellung im Generalgouvernement für den Feldzug gegen Sowjetrussland
22. 6. – 18. 5. 42	Teilnahme am Feldzug gegen die Sowjetunion

33

Wehrdienst

Im Kriege mitgemachte Gefechte, Schlachten, Unternehmungen

Tag Monat Jahr	Ortsangabe, Truppenteil usw.

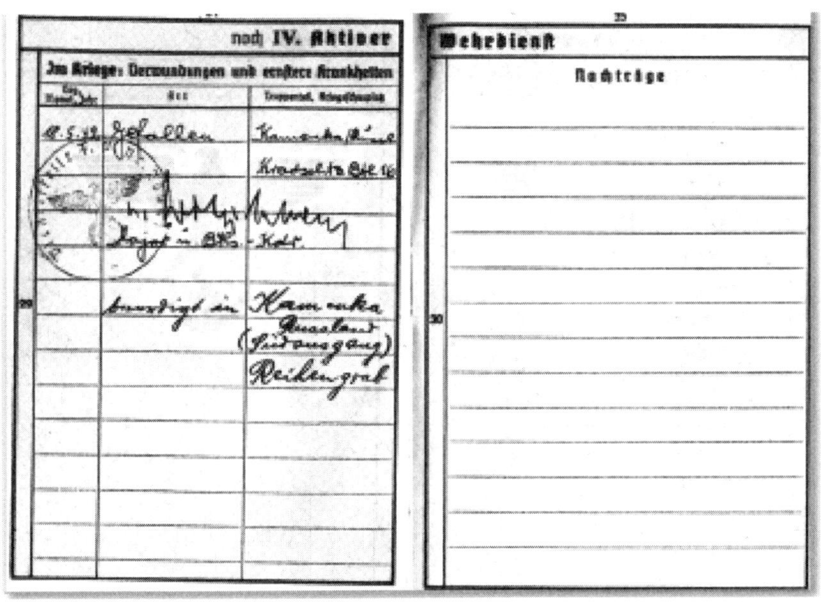

nach IV. Aktiver

Im Kriege: Verwundungen und ernstere Krankheiten

Tag Monat Jahr	Art	Truppenteil, Kriegslazarett
18. 5. 42	Gefallen	[illegible]
		[illegible]
	[illegible]	
	[illegible]	
	beerdigt in	[illegible] Russland (Südausgang) Reihengrab

35

Wehrdienst

Nachträge

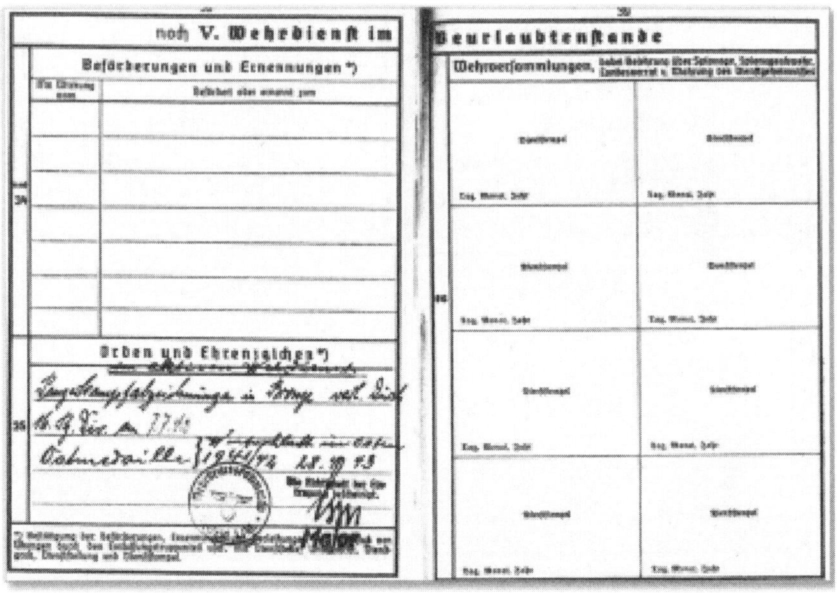
noch V. Wehrdienst im Beurlaubtenstande

34 Beförderungen und Ernennungen *)

Wehrversammlungen

36

Dienststempel

Tag, Monat, Jahr

35 Orden und Ehrenzeichen *)

Lebenslauf

Am 7. Mai 1903 bin ich als sechstes Kind des Weingutsbesitzers Jakob Machemer und seiner Ehefrau Maria geb. Sommer in Sprendlingen (Rheinhessen) geboren. Die Vorfahren meiner Eltern waren in Rheinhessen und der Rheinpfalz ansässige Bauern und Handwerker, deren reinarische Geschlechterreihen sich urkundlich bis zum 30 jährigen Krieg zurückverfolgen laben .
Nach dreijähriger Volksschulbildung besuchte ich das Gymnasium zu Bad Kreuznach und das Realgymnasium zu Mainz, legte dort 1922 die Reifeprüfungab und studierte Medizin an den Hochschulen Heidelberg , München und Freiburg i. Br. Nach der ärztlichen Vorprüfung unterbrach ich 1925 das medizinische Studium zugunsten wissenschaftlicher Arbeiten und promovierte 1929 in der naturwissenschaftlichen Fakultät zu Freiburg i. Br. Anschliessend beendete ich das ärztliche Studium mit dem 1932 abgelegten Staatsexamen und der medizinischen Promotion . Von 1932 bis 1936 war ich zur Fachausbildung an der Augenklinik der Universität Münster i. W. tätig , anfangs als wissenschaftlicher Assistent , später als erster Assistent der Klinik. Im Jahre 1939 liess ich mich als Facharzt für Augenheilkunde in Stadtlohn i. W. nieder , nachdem ich vorher drei Jahre lang Assistent des dortigen , später verstorbenen Augenarztes gewesen war. [illegible]
Mit meiner Frau verlobte ich mich im Frühjahr 1932 . Erst einige Monate später unterrichtete sie ihre Eltern (in noch erhaltenen Briefen vom 19. und 20. Juni 1932) über die bisdahin weder mir noch ihr selbst bekannte Tatsache der nicht reinarischen Abstammung.
Obwohl mir der Ernst der mir nachträglich bekannt gewordenen Umstände bewusst war , glaubte ich damals an dem einmalgegebenen Wort festhalten zu müssen. Die Hochzeit fand im Oktober 1932 statt.
Die im dritten Reich sich ergebenden ärztlich - beruflichen Schwierigkeiten sind durch Entscheid des Reichsärzteführers über Sonderzulassung zu den Krankenkassen für mich aufgehoben worden.
Einer politischen Partei habe ich nicht angehört . Ab 1933 war ich Mitglied der S. A. , musste jedoch 1937 mit Hinsicht auf die Abstammung meiner Frau aus der S. A. ausscheiden.
Am Tage des Kriegsausbruches habe ich mich zum Heeresdienst gemeldet und wurde am 13. 9. 1939 eingezogen . Nach der Grundausbildung wurde ich am 29. 2. 1940 zum Unterarzt befördert und zum Sanitätsoffiziers-Anwärter ernannt . Nach kurzer Tätigkeit in einem Heimatreservelazarett habe ich mich zur Front gemeldet und seit dem 25. 5. 1940 bis heute ununterbrochen Dienst beim Feldheer geleistet. Seit Ende Mai 1940 habe ich als Hilfsarzt am Frankreichfeldzug teilgenommen , zuerst bei dem Feldlazarett mot. 16 und später bei dem I R 60 der 16. Division .
Mit der Lehrtruppe der 16. Panzer-Division war ich in Rumänien und Bulgarien . Mit der San. Komp. 2/16 habe ich die drei ersten Monate des Russlandfeldzuges mitgemacht . Im September 1941 wurde ich zur Panzeraufklärungsabteilung 16 versetzt.

11. Mai 1939: Abschlägiger Bescheid der Kassenärztl. Vereinigung Deutschlands[140]

II - 11

Abschrift.

Kassenärztliche Vereinigung Deutschlands
Körperschaft des öffentlichen Rechts

Landesstelle Rheinland

Düsseldorf, den 11. Mai 1939
Oststr. 82
Unser Zeichen: Abt. IV/Schl./Lu.
Ihr Zeichen: RZA.24/39.
Ihr Brief vom 10.5.1939
Betrifft: Berufung des Dr. med. Helmut Machemer, Stadtlohn.

An die
Kassenärztliche Vereinigung Deutschlands,
Reichszulassungsausschuss
B e r l i n SW 68
Lindenstr. 42

Die Ehefrau des Dr. M a c h e m e r ist Mischling im Sinne der Nürnberger Gesetze. Der Reichsführer der KVD. hatte jedoch eine Ausnahmeregelung nach § 15 Nr. 2 ZulO. gestattet. Als Dr. Machemer seine Zulassung für Düsseldorf beantragte, erschien es mir zweckmässig, mich über seine politische bezw. weltanschauliche Haltung zu unterrichten. Ich hatte mich deshalb an die zuständige Kreisamtsleitung des Amts für Volksgesundheit gewandt. Soweit mir ohne Einsichtnahme in die Akten erinnerlich ist, ist damals mitgeteilt worden, dass sich Dr. M a c h e m e r in einer Eingabe an das Ministerium für einen jüdischen Arzt eingesetzt habe. Der Zulassungsausschuss hielt unter diesen Umständen die Zulassung des Dr. M a c h e m e r nicht für gerechtfertigt, zumal sich für D ü s s e l d o r f Augenärzte gemeldet hatten, die in politischer Hinsicht in keiner Weise belastet waren. Ich vertrete nach wie vor den Standpunkt, dass man bei der Auswahl unter mehreren Zulassungsbewerbern unbedingt einem politisch einwandfrei beurteilten Arzte und auch einem Arzte, der selbst bezw. dessen Ehefrau deutschen Blutes ist, den Vorzug vor anderen Aerzten einräumen muss.

Heil Hitler!
gez. Dr. Seiler
Stellvertr. Vorsitzender des
Zulassungsausschusses.

140 Der Hinweis im Schreiben der KVD auf den »jüdischen Arzt« bezieht sich auf Helmuts Chef an der Münsteraner Universitäts-Augenklinik, Prof. Dr. Aurel von Szily.

10. Februar 1941: Reichsminister untersagt die Fortsetzung des Studiums

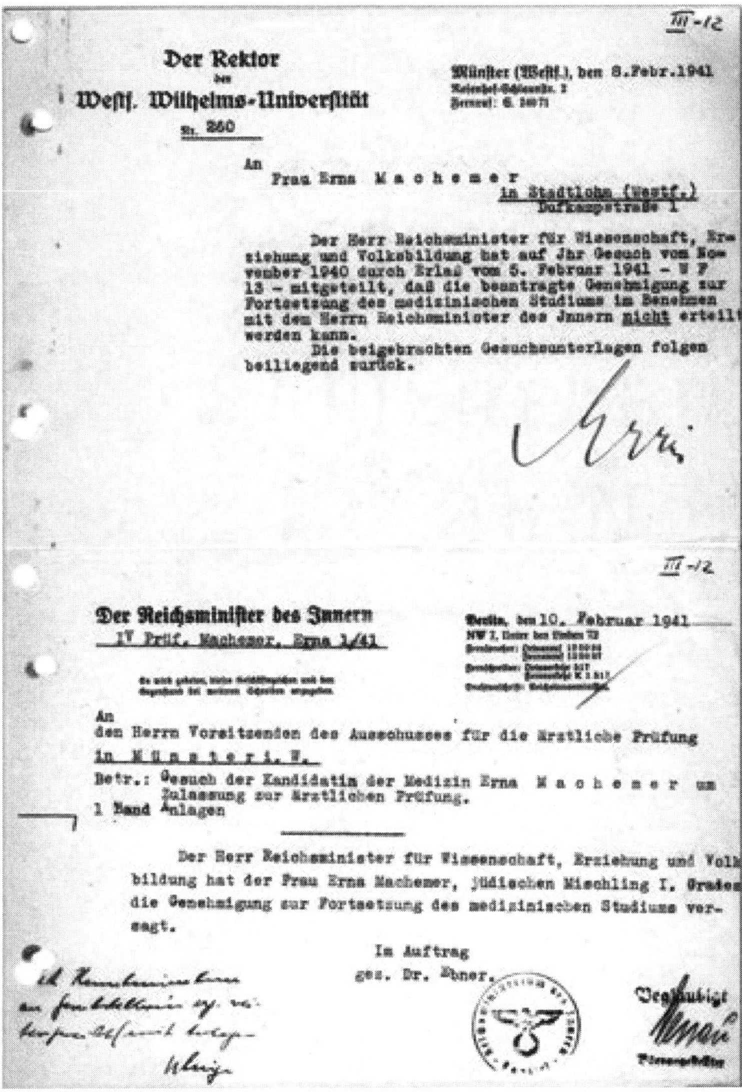

III-12

Der Rektor der Westf. Wilhelms-Universität

Nr. 260

Münster (Westf.), den 8.Febr.1941

An
Frau Erna Machemer
in Stadtlohn (Westf.)
Dufkampstraße 1

Der Herr Reichsminister für Wissenschaft, Erziehung und Volksbildung hat auf Jhr Gesuch vom November 1940 durch Erlaß vom 5. Februar 1941 – W F 13 – mitgeteilt, daß die beantragte Genehmigung zur Fortsetzung des medizinischen Studiums im Benehmen mit dem Herrn Reichsminister des Jnnern nicht erteilt werden kann.

Die beigebrachten Gesuchsunterlagen folgen beiliegend zurück.

III-12

Der Reichsminister des Innern

IV Prüf. Machemer, Erna 1/41

Berlin, den 10. Februar 1941

An
den Herrn Vorsitzenden des Ausschusses für die ärztliche Prüfung
in Münster i. W.

Betr.: Gesuch der Kandidatin der Medizin Erna Machemer um Zulassung zur ärztlichen Prüfung.

1 Band Anlagen

Der Herr Reichsminister für Wissenschaft, Erziehung und Volkbildung hat der Frau Erna Machemer, jüdischen Mischling I. Grades die Genehmigung zur Fortsetzung des medizinischen Studiums versagt.

Im Auftrag
gez. Dr. Ebner.

Beglaubigt

20. Mai 1943: Reichsminister genehmigt die Fortsetzung des Studiums

Der Oberpräsident
der Provinz Westfalen
K. Nr. 368/43 II

Münster (Westf.), den 20. Mai 1943

An
die Kandidatin der Medizin
Frau Erna Mechemer geb. Schwalbe
in
S t a d t l o h n /Westf.
Dufkampstr.1.

Auf Ihr Gesuch vom 21. April 1943.

\- - -

Im Einvernehmen mit dem Herrn Reichsminister des Innern (Erlaß vom 12.5.1943 - IV Prüf. Mechemer, Erna 1/43) genehmige ich Ihnen die Fortsetzung des seit 1932 unterbrochenen med. Studiums.

Sie können nach einem erfolgreichen ergänzenden med. klinischen Studium von fünf Semestern zur ärztlichen Prüfung nach den Bestimmungen der Bestallungsordnung für Ärzte vom 17. Juli 1939 zugelassen werden.

Für diese Genehmigung ist auf Grund der Verwaltungsgebührenordnung vom 19. Mai 1934 eine Gebühr von 2,-RM festgesetzt, die durch Postnachnahme eingezogen ist.

Die dem Gesuch beigefügten Unterlagen, Reifezeugnis, 4 Studienbücher, Zeugnis über die ärztl. Vorprüfung, 7 Praktikantenscheine, Bescheinigung über klinisches Famulieren, Erlaß des Reichsministers des Innern Karlsruhe vom 13. Mai 1930 Nr. 36 140 über Anrechnung des naturw. Semesters, Führungszeugnis, Familienbestandsbescheinigung , Sterbeurkunde Ihres Ehemannes und Erlaß des Führers vom 3. März 1943 über Gleichstellung mit deutschblütigen Personen sind in einem Heft wieder beigefügt.

1 Heft.

Im Auftrage:
gez.Dr.Klein.

Beglaubigt
Wagner
Kanzleiangestellte

II. Karten der Ukraine

Weg der 16. Panzer-Division 1941/1942

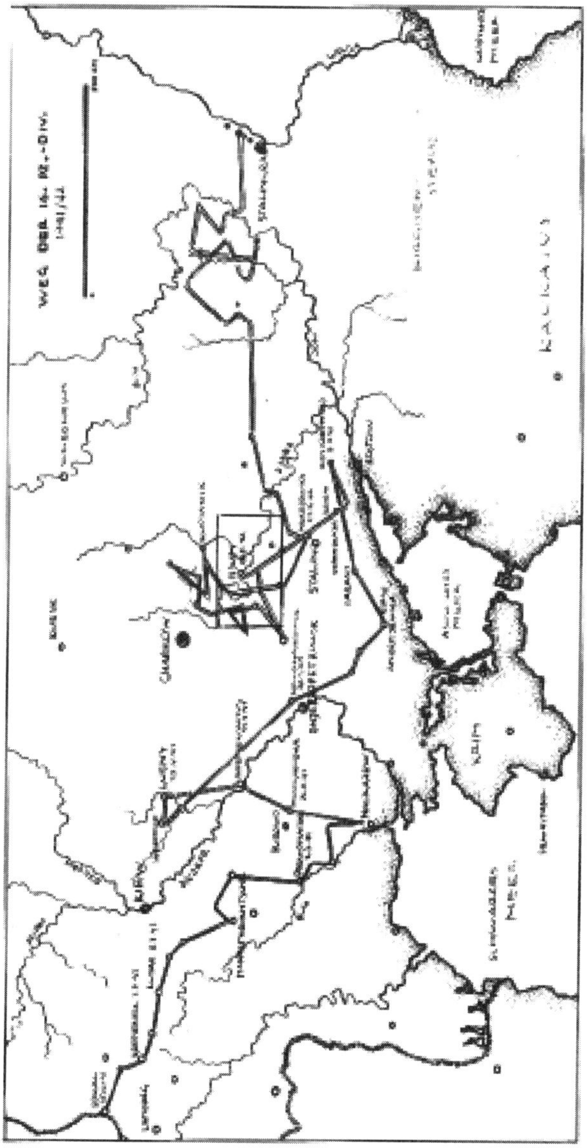

Standorte Helmuts in der Südukraine, 2. Kompanie der Panzer-Aufklärungs-Abteilung 16

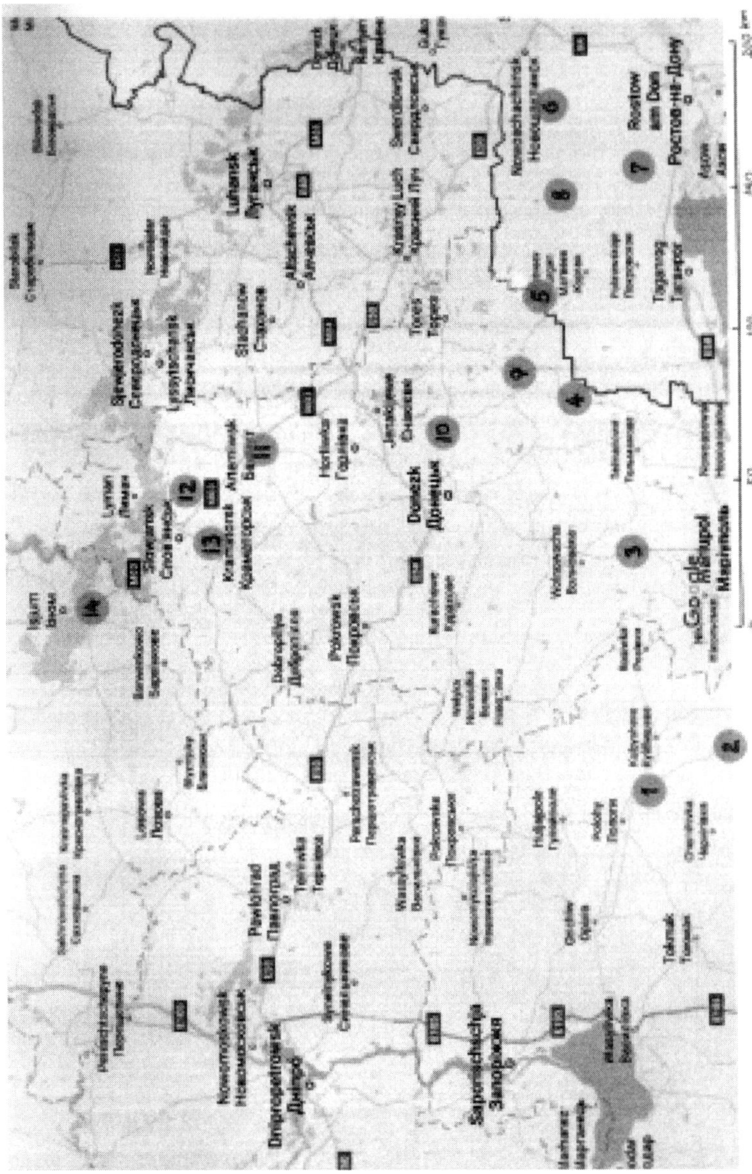

Eingetragene Ortspunkte in der Karte Südukraine (vergl. Angaben im lfd. Text)

1. *05. Oktober 1941, Husarka (?) 40 km östlich von Tokmak.*
2. *06. Oktober 1941, Andriiwka 30 km südöstlich von Husarka.*
3. *08. Oktober 1941, Anadol 40 km nördlich von Mariopol.*
4. *14. Oktober 1941, Kumakove 15 km östlich von Komsomolske.*
5. *16. Oktober 1941, bei Avilo-Uspenka (?) Bahn- u. Straßenkreuzung 15 km östlich von Amvrosiiwka.*
6. *19. Oktober 1941, Grekowo-Balka 50 km nördlich von Rostow.*
7. *21. November 1941, bei Aleksandrowka (?) 40 km nördlich von Rostow.*
8. *29. November 1941, Krjukowo, 30 km östlich von Mateveew-Kurgan.*
9. *18. Dezember 1941, Amvrosiiwka, 60 km südöstlich von Donezk.*
10. *25. Dezember 1941, Charcyzk (?), »eine Vorstadt von Stalino« (= Donezk) mit Bahnhof (»Wartesaal«).*
11. *21. Januar 1942, Artemowsk, 55 km nördlich von Donezk*
12. *22. Januar 1942, Kämpfe um Nikiforowka, 25 km östlich von Kramatorsk 05.- 06. April 1942 (Ostern), Verteidigungsstellung in Nikiforowka. (dort Ende der Kämpfe etwa 15. April 1942).*
13. *04. Mai 1942, Kramatorsk, Rückzugsaufenthalt »20 km hinter der Front«. 14. Mai 1942, Verleihung des EK I in Kramatorsk.*
14. *18. Mai 1942, Tod in Kamenka, (heute) 10 km südlich von Isjum.*

III. Originaltexte

Zukunftshoffnung

15. Januar 1942: Brief an die Stationsschwester in Stadtlohn

Helmut plant, nach Kriegsende eine eigene Augenklinik in Stadtlohn zu errichten. Dazu wendet er sich an seine vertraute Stationsschwester Fidentiana der Augenabteilung des Stadtlohner Krankenhauses, um sie und ihren Orden in seine Pläne einzuweihen.

Ehrwürdige Schwester Fidentiana!
Während draußen der russische Winter im Schneesturm über die weiten Ebenen der Ukraine fegt und der kieselharte Schnee fast unüberwindliche Dämme über die Wege legt, sitzen wir in unseren gemütlich warmen Quartieren, lesen schon zum dritten Male die neueste Zeitung von vor sechs Wochen. Wir kramen in unserem Stoß Post aus der Heimat, zu dem auch nichts mehr hinzukommt, und setzen uns schließlich wieder vor unsere Briefbogen, um denen in der Heimat erneut zu schreiben, bei denen unsere Gedanken ohnehin sind.

So will ich Ihnen denn heute auch einmal ein paar Zeilen schreiben, damit Sie nicht denken, ich hätte die Stadtlohner Schwestern, die Klinik und meine Patienten ganz vergessen. Ich kann Sie mir so recht vorstellen. Wie Sie, wie ein altes Klosterfräulein in den Ruinen ehemaliger Pracht, in den verwaisten, leeren, vielleicht auch von den Kollegen neu belegten Räumen unserer ehemaligen Tätigkeit umhergehen, schweren Herzens die Kostbarkeiten hütend und ohne viel Glauben, dass es je wieder so werden wird, wie es war.

Ich habe mir in den letzten Wochen viel Gedanken gemacht um meine Stadtlohner Praxis. Und nachdem ich so hin und her überlegt habe, glaube ich daran: Es wird wieder alles aufleben, was dort jetzt ruht. Und es wird noch viel schöner werden, als es war. Denn wenn ich zurückkomme aus diesem Kriege, kenne ich nur noch eines: Arbeit! Und unter dem einzigen Gesichtspunkt einer segensreichen ärztlichen Arbeit will ich, so Gott will, mein Leben neu ordnen. Was wir bis dahin zusammen geleistet haben, soll eine Stümperarbeit gewesen sein gegen das, was wir neu beginnen! Und als Heiden werden wir uns selbst ansehen, wenn wir die vergangene Zeit betrachten, gegenüber der Liebe, die wir zukünftig unseren Patienten, vor allem den Ärmsten unter ihnen, entgegenbringen. Und dann will ich nicht ruhen und rasten, bis das Werk gelingt, das uns überleben soll: die Stadtlohner Augenklinik!

Ich habe an diesem Plan viel herumgedacht und bin heute überzeugt, dass er gelingt. Ich neige jetzt zu der Auffassung, dass ich mich bei der Verwirklichung vollständig frei mache von dem jetzigen Kuratorium, sondern dass es gelingen muss, die Klinik auf eigene Rechnung zu bauen. Der Grundgedanke ist, die Klinik mit eigenem und geliehenem Kapital als Eigentümer zu bauen und mit den Einkünften der Klinik, zugleich aber auch der eigenen Praxis, die Verzinsung und Amortisation zu garantieren. Da es mir persönlich nicht darauf ankommt, als Arzt ein großes Vermögen zu verdienen, sondern ich mir vor allem ein Arbeitsfeld verschaffen will, das mir Befriedigung verschafft, erscheint mir die Voraussetzung für einen solchen Plan gegeben. Den großen Vorteil habe ich dann: eigener Herr zu sein.

Eine entscheidende Frage ist die Frage der Bewirtschaftung einer solchen Klinik. Dass die Privatklinik sich als solche rentiert, wenn sie richtig bewirtschaftet wird, daran zweifle ich nicht. Sie kennen ja meinen Bauplan. Ich bin überzeugt, dass die Klinik in dieser Größe fast das ganze Jahr belegt sein wird. Da aber die Bewirtschaftung eines solchen Unternehmens neben der ärztlichen Versorgung über meine Kräfte ginge, bin ich hierbei auf Ihre Mithilfe, das heißt auf die Mithilfe Ihres Ordens angewiesen.

Bitte nehmen Sie sich nochmals den Plan der Klinik vor (der Grundriss befindet sich auf der Rückseite eines der Bilder, die in meinem Sprechzimmer hängen) und überlegen Sie sich einmal und sprechen es mit der Schwester Oberin und Ehrw. Mutter durch, auf welche Weise durch Ihren Orden eine Bewirtschaftung der Klinik durchgeführt werden kann. Sie erinnern sich noch der Einteilung der Zimmer und können berechnen, wie viel Personal notwendig sein wird. Das Kellergeschoss soll als Küche und Wirtschaftsräume benutzt werden, um eine möglichst weitgehende Trennung von der alten Klinik zu ermöglichen. Nur die Schweine könnten eventuell in den Ställen der alten Klinik mit großgezogen werden. Irgendeine Lösung muss es geben, denn zum Beispiel die Klinik Dr. Wesener (Münster) wird ebenfalls von Schwestern bewirtschaftet. Meine Frau könnte sich ja von Dr. Wesener einmal beraten lassen. Auf wirtschaftliche Vorteile durch die Klinik würde ich für meinen Teil verzichten können, sofern die Verzinsung und Amortisation und Versteuerung gedeckt sind. Um dennoch einen Teil des Risikos für wirtschaftliche schlechte Zeiten mittragen zu können, da durch die Klinik mein ärztliches Einkommen erhöht wird.

Sprechen Sie diesen Plan doch bitte gelegentlich mit Mitschwestern durch, die Bescheid wissen. Wenn ich einmal in Urlaub komme, finde ich dann vielleicht schon nähere Angaben vor. Ehe der Russlandfeldzug beendet ist, kann man nicht damit rechnen, dass ich nach Hause entlassen werde. Wenn ich aber dann zurückkomme, wird manches anders sein, und die Schwierigkeiten, mit denen ich zu tun hatte, [werden] endgültig beigelegt [sein]. Es ist ein so großer Gewinn, vor allem für meine Kinder, dass ich die Kriegsjahre gern in Kauf nehme, da es sein muss.

Bitte grüßen Sie die Schwester Oberin und die übrigen Schwestern des Krankenhauses herzlich von mir und seien Sie selbst bestens gegrüßt.

Ihr ergebener
Dr. Machemer.

15. Mai 1942: Handschrift zum Text »Feierstimmung: Mir geht es ausgezeichnet!«

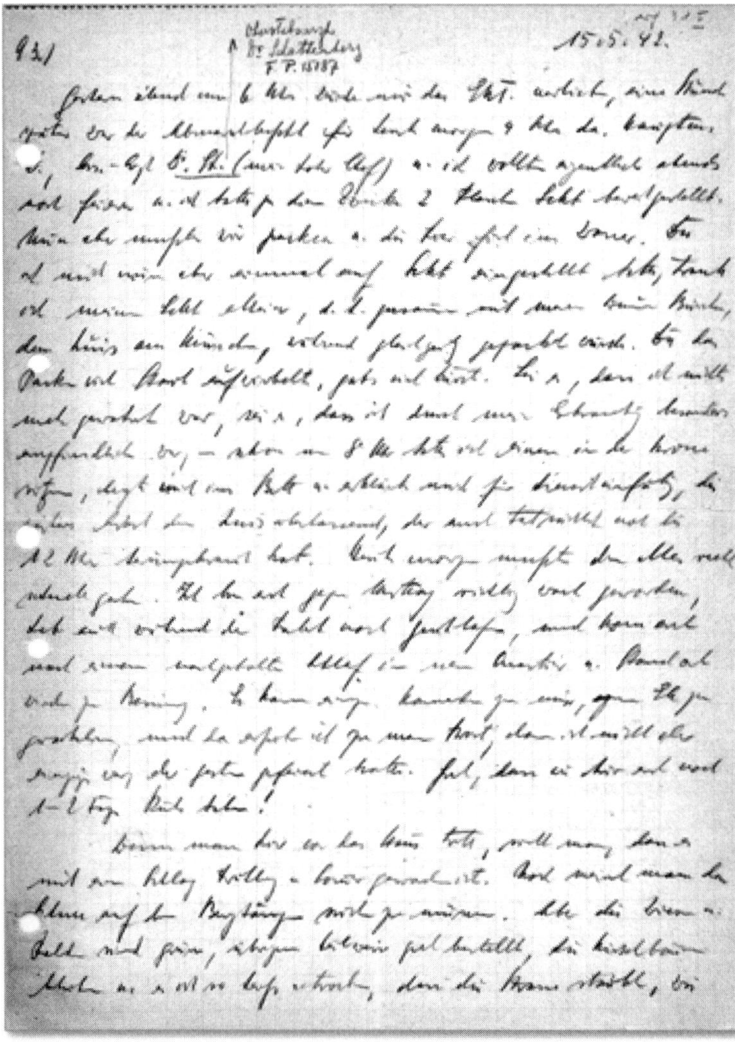

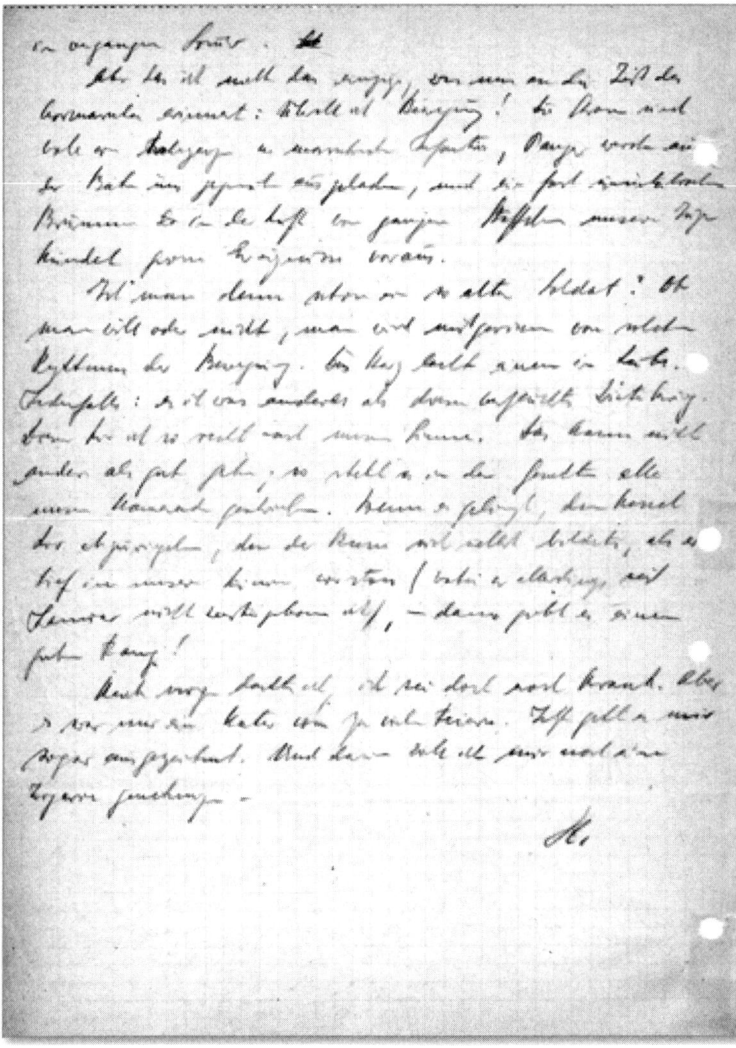

in vergangenen Jahren.

Aber bei mir ist es nicht das [illegible], was man an der Zeit der Kommandos erinnert: [illegible] Bewegung! Die [illegible] sind [illegible] Infanterie, Panzer werden mit der Bahn [illegible] ausgeladen, und die [illegible] [illegible] Waffen unserer [illegible] [illegible] voraus.

Ist man denn aber nun ein alter Soldat? Ob man will oder nicht, man wird mitgerissen vom [illegible] Rhythmus der Bewegung. Der Krieg hält einen in Atem. Jedenfalls: es ist was anderes als [illegible]. [illegible] so recht nach meinem Sinne. [illegible] so stellt er sich [illegible] alle meine Kameraden [illegible]. Wenn es gelingt, den Kessel [illegible], den die Russen [illegible] gebildet, als [illegible] tief in unserer Flanke [illegible] — dann [illegible] einen [illegible] Krieg!

Nach [illegible] ich sei doch noch krank. Aber es war nur ein Kater vom [illegible]. [illegible] ausgezeichnet. Und dann [illegible] Zigarren geschenkt —

H.

Autor: Pfr. Wilkes, Ahaus
(in der Hilgenberg-Kapelle, Stadtlohn) III-11 -17 Mitte 1942

Gedächtnisfeier für Dr.Helmut Machemer,Stadtlohn.

1.Joh. 3,14.

Liebe Leidtragende,liebe Trauergemeinde!

"Niemand hat grössere Liebe denn die,daß er sein Leben läßt für seine Freunde." So steht es in leuchtenden Lettern an den Ehrenmalen unserer im 1.Weltkriege gefallenen Kameraden.Es ist ein Wort mit echt soldatischem,Heldischem Klang,das wir auch über diese Stunde des Gedächtnisses sprechen dürfen.Wir haben uns in stiller Feierstunde in diesem Gotteshause zusammengefunden.Trauer und Schmerz durchziehen unsre Herzen und manches Auge füllt sich stumm mit Tränen,da wir in Ehrfurcht und Dankbarkeit unsres Kameraden Dr.Helmut Machemer gedenken,der in Gehorsam und treuer Pflichterfüllung,in tapferem und heldenmütigem Einsatz für Führer,Volk und Reich sein junges Leben in den schweren und harten Kämpfen des Ostens dahingegeben hat.Am 3.Juni erhielten Sie,verehrte Frau Machemer,die traurige und schmerzliche Nachricht,daß Jhr Gatte,der herzensgute Vater Eurer Kinder,am 18.Mai bei den schweren Gefechten um Charkow durch einen Granatsplitter tödlich verwundet wurde.Jm Kampf gegen die rote Gefahr des Ostens,gegen den Bolschewismus und die Gottlosigkeit starb er den Heldentod für Deutschland im Alter von 39 Jahren.Seine Kameraden haben ihn in einem Heldengrab in Kamenka am Donez zur letzten Ruhe gebettet.Fern der Heimat und fern seinen Lieben deckt ihn nun der kühle Rasen der russischen Erde,ihn,der seine Liebe und Treue zu Euch und uns allen,zu Deutschland mit dem Tode besiegelt hat.Doch wer den Tod im heilgen Kampfe fand,ruht auch in fremder Erde im Vaterland.

Noch einmal lassen wir in dieser stillen Abschiedsstunde sein Leben auf dieser Erde an unserm geistigen Auge vorüberziehen. Am 7.Mai 1903 wurde er in Sprendlingen im Kreis Bingen geboren.Nach seiner Reifeprüfung wandte er sich dem Studium der Medizin zu,um sich dann nach seinem Staatsexamen und seinen beiden Doktorpromotionen dem Gebiet der Augenheilkunde zu widmen,dem seine besondere Liebe galt.und auf dem er so besondere Leistungen erzielen durfte.Jm Jahre 1932 fand er in Jhnen, verehrte Frau Machemer,die Lebensgefährtin und Kameradin,~~mit~~ in Freude und Leid,in Sorgen und Schwierigkeiten,in guten und schweren Tagen haben Sie treu und tapfer zu ihm gestanden.Drei Söhne,denen seine ganze väterliche Liebe gehörte,die ihm so ans Herz gewachsen waren,daß er bereit war, alles für sie zu tun und zu geben,wurden Jhnen durch Gottes Güte geschenkt Als Sie 1935 nach Stadtlohn kamen,da fanden Sie hier eine neue Heimat,und die Briefe Jhres Gatten geben Zeugnis davon,wie sehr er mit seinem Wirkungskreis,der weit über Stadtlohns Grenzen hinausreichte,und seinen Bewohnern in der kurzen Zeit seiner hiesigen Tätigkeit verwachsen war. Da

Da brach der Krieg aus,und schon in den ersten Tagen meldete er sich freiwillig zum Heeresdienst.Nach seiner Ausbildung in der Heimat nahm er als Unterarzt in einer Jnfanterie-Division,die später in eine Panzer-Division umgewandelt wurde,am Feldzug in Frankreich teil und kam dann mit ihr nach Rumänien und Bulgarien.Und dann begann das blutige und schwere Ringen im Osten.Jn zahlreichen harten Gefechten begleitete er als Unterarzt eine Panzer-Aufklärungsabteilung und durfte so manchem Kameraden die erste Hilfe leisten.Für seinen tapferen Einsatz wurde er mit dem E.K. I.und II. und dem Verwundetenabzeichen ausgezeichnet.Nachdem er den barbarischen Winter im Süden Rußlands glücklich überstanden hatte,traf ihn nun am 18.Mai der tödliche Granatsplitter.Jm Kampf für die Größe und Zukunft des Reiches gab er sein Leben.Er starb für Deutschland - er starb für uns!

Da haben Sie nun die schmerzvolle Kunde erhalten,daß Jhr lieber Mann,der geliebte Vater seiner Kinder,gefallen ist.Leid,unsagbares Leid hat damit das Schicksal über Sie gebracht.Und wir alle,die wir hier versammelt sind,wir möchten Jhnen so gern helfen und Sie trösten.in Jhrem großen Schmerz.Aber was ist schon Menschenwort und Menschentrost in den Stunden,in denen des uns Menschenkindern oft so unbegreifliche und dunkle Schicksal mit brutaler Hand in unser Leben eingreift und Bande der Liebe auf Erden zerreißt,sodaß wir aufschreien möchten in wildem Weh und grenzenlosem Herzeleid.Jn solchen Stunden glauben wir uns wohl von Gott und allen Menschen verlassen.Wer solche Stunden noch nicht am eigenen Leibe erfahren hat,der kann diesen Schmerz wohl ahnen,er kann sich mit dem Leiderfüllten beugen und versuchen,ihm tragen zu helfen.Aber an das Heiligtum dieses Schmerzes kommt er nie heran.Da soll sich auch keiner einbilden,viel daran zu mindern von außen her.Diese Last ist die Ehre der Frauen,die ihre Männer und Söhne dem Vaterlande opferten,es ist ihr eisernes Kreuz,das sollen sie tragen,willig tragen.Nicht zu Boden fallen,nicht erliegen,nicht umherschleichen sollen sie,nein tragen,das ist ihr Recht.

Damit mute ich auch Jhnen,verehrte Frau Machemer,nichts Grausames zu.Jch möchte Jhnen nur einen Weg zeigen,wie Sie dessen würdig werden, der den Heldentod erlitt.Streiten Sie nicht mit Gott,sondern kämpfen Sie mit dem Leben.Gerade dieses Leben hat Jhnen zwar den herbsten Schmerz angetan.Aber es hilft nichts.Es fordert Sie heraus nicht zum Unterliegen, sondern zum Kämpfen.Deshalb fordern Sie nicht Gott und Weltregierung vor Jhr Gericht,sondern treten Sie das Erbe Jhres Helden an,das er Jhnen hinterließ: Jn seinem Sinne still und aufrecht den Weg des Lebens unter die Füße zu nehmen.Da ist keine Zeit zu verlieren.Gott gab Jhnen ein kostbares Gut in Jhren Kindern.Jhnen schenken Sie nun Jhre ganze Liebe.Vergessen Sie nicht,mit ihnen jung zu bleiben und verschütten Sie die jungen Herzen nicht durch frühen Gram.Immer wieder sollen Sie ihre Seelen füllen mit den größten Erinnerungen,die Sie unverlierbar in sie pflanzen sollen.Zeigen Sie Jhnen immer wieder das Bild des Vaters,der als Held sein Leben opferte,dessen Liebe zu Jhnen und Euern Kindern und zu uns allen so groß war,daß er sein Leben für Euch und für uns ließ.Als die Not des Vaterlandes rief,da ist er freiwillig dem Rufe gefolgt.Denn des Vaterlandes Not ist und bleibt unsere höchste Not.Und wer hier helfen darf,der ist geehrt für alle Zeiten.Denn das Vaterland ist doch kein bloßer Name,der über unsern Köpfen schwebt,sondern es ist mitten unter uns.So hat Euer Held den Kindern die Heimat bewahrt.Er hat des Bauern Acker behütet und die Maschinen deutschen Fleisses am Laufen erhalten,daß Bauern und Arbeiter Jungen und Mädchen ernähren können. Ein Segen war Jhres Gatten Sterben,denn helfende,rettende Liebe lag in seiner Faust und sie bleibt das beste Saatgut in aller Menschenwelt.Es ist Saat von Gott gesät,am Tage der Ernte zu reifen.Und seine Ehre ist Eure Ehre.Er schaut auf Euch wie Jhr auf ihn und in der Liebe bleibt Jhr ewig ungeschieden,in Euren Herzen lebt er weiter.

Und ewig lebt er im Herzen des Volkes,für das er sein junges Leben opferte.Aus Liebe zu Frau und Kindern,Heimat und Herd gab er sein Bestes,sein Höchstes,sein Blut.Damit erfüllte auch er das Gebot der Liebe,das Christus uns gab und nach dem er selber gehandelt.Von solchem Sterben kündet der Apostel:"Wir wissen,daß wir aus dem Tode in das Leben gekommen sind,denn wir lieben die Brüder!" Weil er sein Leben der Liebe geweiht,aus Liebe sein Leben dahingegeben hat,darum ist er nach der Verheißung aus dem Tode ins ewige Leben gekommen.Er ist nicht einfach vergangen,ausgegossen ins All.Er ist auch nicht nur eingegangen ins größere Leben des Volkes,sondern er hat ein neues,ein eigenes Leben erlangt bei Gott.Durch Tod und Sterben ist er verwandelt,zu neuem Dasein erwacht,und wandelt nun im Reiche Seiner himmlischen Gnade.Denn "Gott ist Liebe,und wer in der Liebe bleibt,der bleibt in Gott und Gott in ihm." Nun ist er dem Dunkel der Zeiten entwachsen,nun steht er im ewigen Lichte der seligen Geister als friedvoll Verklärter in der Gnade der alles umfassenden Liebe des himmlischen Vaters.

Das aber ist die Liebe der Brüder,die ihr leben gegeben für uns: daß sie nicht Tod noch schmerzen scheuten,auf daß das Reich von neuem geboren werde.Und das ist Gottes ewige Liebe,daß er niemand,der in der wahrhaftigen Liebe bleibt,dem Tode überläßt,nicht unsern Kameraden Dr.Machemer,der auf dem Felde der Ehre geblieben,und auch nicht uns,wenn wir zu gleichem Opfer und gleicher Liebe bereit sind.Wir wer=

werden alle, ob Lebende, ob Tote, umfaßt und umfangen von dem Einen Reiche der großen unsichtbaren Gottesliebe. Hier herrscht nicht der Tod, hier herrscht nur das Leben. So ist auch Jhr Gatte, unser Kamerad, nur eingegangen in ein anderes Leben, um dort weiterzuwirken fürs unsichtbare Vaterland. Er bleibt im ewgen Leben uns guter Kamerad, wird nun erst recht ein Stück von uns und wir ein Stück von Ihm. Er ist nicht tot, sondern er marschiert im Geiste weiter mit uns dem Siege, dem Leben entgegen; denn auch über seinem Sterben steht als ewige göttliche Verheißung: "Wir wissen, daß wir aus dem Tode in das Leben gekommen sind, denn wir lieben die Brüder."

Wohl wissen wir, liebe Leidtragende, daß solche Gedanken vom Leben und Sterben den großen Schmerz des herben Verlustes, den Jhr erlitten habt, nicht wegnehmen können und daß auch unser aller Teilnahme, die Euch nicht nur in dieser Stunde gilt, Eure Seele doch nicht so ganz mit Trost zu füllen vermag, daß sie wieder stille wird und Frieden in sie einkehrt. Dazu ist Euer Herzeleid zu groß und die Wunde zu tief und zu frisch. Helfen kann allein der Vater im Himmel. Nur er kann die Wunden heilen, weil er sie geschlagen, nur er vermag die Tränen zu trocknen, die er fließen gemacht. Darum wollen wir ihn für Euch in dieser Stunde bitten, daß er Euch Kraft zum Tragen und Stärke zum Überwinden geben möge. ER segne Euch in Eurem Leid, und schenke Euren trauernden Herzen seinen Trost und seinen Frieden. Uns allen aber sei der Heldentod unseres Kameraden Dr. Helmut Machemer eine heilige Verpflichtung, nicht nachzulassen in dem Kampf, der uns verordnet ist, bis der Tag kommt, wo der Endsieg unser ist und die Sonne eines gerechten Friedens über Deutschland und der ganzen Welt scheint. Der Allmächtige wolle uns bereit machen zu der gleichen Liebe und Treue und Opferbereitschaft, daß wir unseres gefallenen Kameraden und aller Toten dieses Krieges würdig werden. Dann wird der Herrgott uns seinen Segen nicht versagen. Jhn bitten wir um den Sieg und den Frieden!

REGISTER